Michaela Glöckler, Jaap van der Wal (Hg.)

Dynamische Morphologie und Entwicklung der menschlichen Gestalt

Spirituelle Schulungsmotive für Physiotherapeuten

Arbeitsergebnisse der 1. Internationalen Tagung für Physiotherapeuten in der Medizinischen Sektion am Goetheanum

Verlag am Goetheanum

Internationaler Initiativkreis für anthroposophische Physiotherapie in der Medizinischen Sektion am Goetheanum (Dornach):
Margrit Beier, Suse Belloni-Filippi, Angela Dutson, Alexander Eckhart, Fromuthe Eckhart, Jacobus A. Gelaudie, Joukje Ghysen, Marie-Jose Gijsberts, Bert van der Hart, Hubertus Hewel, Harald Isenmann, Henny Kerkhof-Lambooy, Christa Maier, Irmgard Marbach, Jaimen McMillan, Siegtraud Michahelles, Unda Niedermann, Christine S. Runge, Gert Siebes, Frank Sloot, Margarethe Voegele, Chris Vree, Anneke Welsink, Roswitha Willmann

Jaap van der Wal, Michaela Glöckler u. a.

www.goetheanum-verlag.ch

Umschlaggestaltung von Wolfram Schildt, Berlin, unter Verwendung des Bildes «L'Homme anatomique» der Brüder von Limburg (Paul, Johan und Herman) Wikimedia Commons, lizenziert unter CreativeCommons-Lizenz by-sa-2.0-de, URL: http://creativecommons.org/licenses/by-sa/2.0/de/legalcode

5. Auflage 2024

Satz: Höpcke, Hamburg
Druck und Bindung: Majuskel Medienproduktion GmbH, Wetzlar

ISBN 978-3-7235-1552-5

Inhalt

Vorbemerkung zur 4. Auflage

Es ist sehr erfreulich, dass das Interesse an den Inhalten der 1. Internationalen Physiotherapie-Tagung am Goetheanum jetzt bereits Anlass für die vierte Auflage ist. Inzwischen hat sich die Berufsgemeinschaft anthroposophischer Physiotherapeuten weiter entwickelt. Elma Pressel, Koordinatorin für diesen Fachbereich in der Medizinischen Sektion, berichtet in einem neu hinzugefügten Kapitel darüber.

Im Übrigen sind die Texte nur wenig geändert worden, da es sich um bewährte Grundlagen für die Körperarbeit handelt.

Wir freuen uns über Fragen und Anregungen aus dem Leserkreis.

Dr. med. Michaela Glöckler
Medizinische Sektion am Goetheanum
Oktober 2015

Geleitwort

Mit diesem Band «Bausteine einer anthroposophischen Physiotherapie» werden die Arbeitsergebnisse der 1. internationalen Physiotherapie-Tagung am Goetheanum zusammengefasst – gerade noch rechtzeitig, um sie den Teilnehmern der zweiten Tagung im Mai 1999 für die Weiterarbeit zur Verfügung zu stellen.

Dass dieses möglich wurde, ist nicht nur den Referenten und Arbeitsgruppenleitern zu verdanken, die bereit waren, die Nachschriften von den Vorträgen und Gesprächsprotokollen zu bearbeiten. Zu danken ist hier vor allem denjenigen Mitarbeitern aus dem Initiativkreis für anthroposophische Physiotherapie, die bereit waren, die Manuskripte zu erstellen, die Korrekturen einzuarbeiten und das Manuskript für den Druck vorzubereiten. Und so sei insbesondere Unda Niedermann, Margarethe Voegele und Harald Isenmann sehr herzlich für ihre Arbeit gedankt, die sie neben der vollen Berufstätigkeit geleistet haben. Dass dann zu guter Letzt anstelle eines photokopierten Manuskriptes ein handlicher Persephone-Studienband entstehen konnte, ist Gabriele und Matthias Glas zu verdanken, die sich spontan entschlossen haben, das Manuskript auf Buchformat umzuformatieren und die Herausgabe innerhalb der Persephone-Studienreihe zu besorgen.

Diese Studienreihe hat nicht das Ziel, ausgereifte wissenschaftliche Ergebnisse zur Verfügung zu stellen, sondern Arbeitsergebnisse so zu vermitteln, wie es sich aus der individuellen Erkenntnisbemühung ergibt. Daher wird der Leser auch in diesem Band Beiträge unterschiedlicher Reife und Qualität vorfinden. Besonders hervorzuheben ist dabei die ausgezeichnete Bearbeitung der Vorträge zur dynamischen Morphologie und Entwicklung der menschlichen Gestalt von Jaap van der Wal neben knapp gefassten Berichten aus den Arbeitsgruppen. Alle Autoren hoffen jedoch, dass die hier wiedergegebenen Vortragsnachschriften und Arbeitsgruppenberichte mehr wie Gesprächsbeiträge aufgefasst werden, die mithelfen wollen, an den Grundlagen einer anthroposophischen Physiotherapie zu arbeiten und Ansätze zu deren Weiterentwicklung aufzuzeigen.

Da die Autoren auf ein Honorar verzichtet haben, werden eventuelle Einnahmen dieses Buches zur Vorbereitung des nächsten Bandes der «Bausteine» verwendet werden und damit die Arbeit der Medizinischen Sektion am Goetheanum unterstützen. Auch hierfür sei herzlichst gedankt.

Dr. med. Michaela Glöckler
Medizinische Sektion am Goetheanum
September 2003

Zum Werdegang dieses Arbeitsberichtes

Ita Wegman gründete 1921 das Klinisch-Therapeutische Institut in Arlesheim, wo sie mit tatkräftigen Mitarbeitern und in intensiver Zusammenarbeit mit Rudolf Steiner die durch Anthroposophie erweiterte Medizin in die praktische, klinische Tätigkeit umsetzte.

Zum 70-jährigen Bestehen dieses klinisch-therapeutischen Impulses fand im Herbst 1991 eine große Hochschultagung der Medizinischen Sektion am Goetheanum in Dornach statt. Die zentrale Aufgabe dieser Hochschultagung lag in der Besinnung auf die geleistete Arbeit einerseits und andererseits auf einem wachen Erkennen und mutigen Anpacken der noch zu leistenden Aufgaben für die Zukunft. Daher fühlten sich einige anwesende Physiotherapeuten aufgerufen, nach der gegenwärtigen und künftigen Stellung und Entwicklung der Physiotherapie innerhalb des medizinischen Impulses zu fragen. Mit diesem Anliegen wandten sie sich an Frau Dr. Michaela Glöckler als Leiterin der Medizinischen Sektion, welche diese Initiative positiv aufgriff und ihre Unterstützung zusagte. Somit war der Initiativkreis für anthroposophische Physiotherapie der Medizinischen Sektion geboren.

Aus den vielfältigen Fragestellungen innerhalb des physiotherapeutischen Gebietes ergab sich die Notwendigkeit, jeweils nur einen thematischen Schwerpunkt gemeinsam mit dem ganzen Initiativkreis zu bearbeiten und die anderen Themen in kleineren Gruppen zu vertiefen. Auch bestand seit Arbeitsbeginn der Wunsch, einen ganz weitgefächerten Kontakt mit allen Kolleginnen und Kollegen auf dem Gebiet der anthroposophischen Physiotherapie zu pflegen. Daraus entstand die Idee einer großen internationalen Tagung für anthroposophische Physiotherapie am Goetheanum in Dornach. Nach einer längeren intensiven Arbeitsphase konnte dann im Frühjahr 1997 eine solche Tagung mit dem Thema «Der physische Leib – Entwicklungsergebnis und Aufgabe am Beispiel von Genese, Bau und Funktion der Schulter- und Beckenregion» stattfinden. Die Themen, die in den kleineren Gruppen des Initiativkreises gearbeitet worden waren, fanden sich in den Arbeitsgruppen auf dieser Tagung wieder und finden nun als Arbeitsgruppenberichte in diesem Heft ihren schriftlichen Niederschlag.

Diese Berichte sind unmittelbar aus den Erlebnissen der Tagung entstanden ohne methodische Aufarbeitung des Inhaltes der jeweiligen Arbeitsgruppe. Das methodisch-rationelle Erarbeiten anthroposophisch-physiotherapeutischer Grundelemente bis in die schriftliche Darstellung hinein ist noch eine künftig zu leistende Aufgabe. So sollen diese Berichte einen spontanen, fragmentarischen Eindruck vermitteln und zum Weiterarbeiten anregen.

Das zentrale Thema der Tagung «Der physische Leib – Entwicklungsergebnis und Aufgabe ...» hat Dr. Jaap van der Wal, anatomischer Embryologe, in sechs inhaltlich kompakten Vorträgen dargestellt. Seine Darstellungen der embryonalen Formqualitäten und -entwicklungen auf dem geisteswissenschaftlichen Hintergrund bildeten die Grundlage für ein Verständnis der Schulter- und Beckenregion, an die auch in den Arbeitsgruppen immer wieder angeknüpft wurde.

Eingebettet wurde die Tagung durch zwei Vorträge von Frau Dr. Michaela Glöckler. Am Anfang standen die allgemeinen Grundlagen für eine anthroposophische Physiotherapie als ein Arbeitsgerüst. Zum Schluss zeigte Frau Glöckler individuelle Entwicklungsmöglichkeiten des Therapeuten durch Schulungsmotive auf dem Gebiet der Physiotherapie auf.

Beide Vortragenden haben ihre Ausführungen für die schriftliche Veröffentlichung überarbeitet und uns zur Verfügung gestellt, wofür wir ganz herzlich danken. Auf diese Weise kann nun der Inhalt der 1. Internationalen Tagung für anthroposophische Physiotherapie in diesem Heft nachgelesen und hoffentlich weiter bewegt und vertieft werden.

Für den Initiativkreis
Fromuthe und Alexander Eckhart
April 1999

Anthroposophische Physiotherapie – Grundlagen und Perspektiven

Die Schöpfung ist ein Buch, wer's weislich lesen kann,
dem wird darin gar fein der Schöpfer kundgetan.
Angelus Silesius

Die anthroposophische Physiotherapie geht auf Dr. Ita Wegman (1876–1943) zurück, die – selbst in Schwedischer Massage nach Per Henrik Ling ausgebildet – in ihrem 1921 begründeten Klinisch-Therapeutischen Institut in Arlesheim/Schweiz der Behandlung durch Bäder, äußere Anwendungen, Organeinreibungen und Massage eine hohe Bedeutung beimaß. Seither wird im Bereich vieler krankengymnastischer und physiotherapeutischer Verfahren daran gearbeitet, die angewandten Techniken auf der Grundlage des anthroposophischen Menschenbildes neu zu durchdenken und in der Praxis zu erforschen. Dabei stellen sich auch sehr elementare Fragen wie zum Beispiel die: Was ist eigentlich Bewegung? Was ist das Wesen des Wassers, worauf beruht seine heilende Wirkung? Wie muss Physiotherapie ausgeübt werden, damit Seele und Geist des Menschen besser vom physischen Leib Besitz ergreifen können?

Es gibt im Wesentlichen drei große Gebiete, durch die die Anthroposophie die Physiotherapie erweitern kann:

1. *Durch ihre differenzierte Menschenkunde (1)*
2. *Durch die Kosmologie (2)*

Eine Erkenntnis vom Sternenhimmel, vom Weltall, die über das Astronomische hinausgeht und bestrebt ist, zu den Himmelsbewegungen, die wir astronomisch heute erforschen können, die spirituellen Gesichtspunkte dazuzufügen. Ein großes Gebiet, das zu einem neuen Verständnis der Embryologie und Leibbildung führt.

3. *Durch die Erforschung von Reinkarnation und Karma.*

Dieses dritte Gebiet ermöglicht es, zu einem vertieften Verständnis von Krankheit zu kommen. Denn in jedem Menschen, der krank ist, schlummert die Frage «Warum?». Auch wenn er sie nicht stellt, lebt sie in ihm. Gerade bei Kindern ist es so. Sie bekommen ja häufig Physiotherapie und Krankengymnastik im ersten Lebensjahr und leiden manchmal an schweren, angeborenen Behinderungen. Da ist es so, dass es für Eltern, wenn sie diesen Gedanken von Reinkarnation und Karma nicht haben, im Grunde kaum zu verarbeiten ist, warum ihr unschuldiges kleines Kind in einen so gekränkten behinderten Leib hinein geboren ist. Da kann es eine große Hilfe sein, wenn der Physiotherapeut sich mit diesen Fragen beschäftigt und dann unter Umständen auch mit den Eltern über mögliche Hintergründe, was da Sinn der Krankheit sein kann, ins Gespräch kommt.

Anthroposophische Grundlagen der Physiotherapie wären also:

Eine vertiefte Menschenkunde
Ein kosmologisches Verständnis von Erde und Mensch
Ein Verständnis von Krankheit und Heilung auf dem Hintergrund von Reinkarnation und Karma.

Zu den heute bereits entwickelten anthroposophischen Physiotherapieverfahren gehören verschiedene Bäder, Massage-Techniken, aber auch die Loheland-Gymnastik und die Bothmer-Gymnastik und deren Ergänzungen in Form von Spacial Dynamics u.a. Und es gehört in gewisser Weise auch die Heileurythmie in den Bereich der Physiotherapie, obwohl sie eine Sonderstellung hat, weil sie aus der Kunsteurythmie hervorgegangen ist. Gerade deshalb ist die Zusammenarbeit zwischen Physiotherapeuten und Heileurythmisten so fruchtbar und sollte aber viel mehr als bisher gefördert werden. Denn der Bau des menschlichen Leibes ist ein Kunstwerk der Natur und kann mit künstlerisch geschultem Auge und künstlerisch geübter Hand besser verstanden und bearbeitet werden.

Es gehört dies zu dem ganz Neuen, was wir Rudolf Steiners Menschenkunde verdanken, dass er uns genauestens dargestellt hat, welche Gesetzmäßigkeiten zu dem, was wir aus der Vererbungs- und Milieutheorie her kennen, noch hinzukommt, um den Bau und die Funktion des menschlichen Organismus besser zu verstehen. Es sind dies eben die Gesetzmäßigkeiten der Kunst.

Diese Gesetzmäßigkeiten – also ein Kapitel Menschenkunde – möchte ich jetzt gerne darstellen, in aller gebotenen Kürze.

Wenn wir den Bau des menschlichen Organismus anschauen, dann haben wir da bestimmte Formelemente: die Rundung, das Oval, die Streckung, die Möglichkeit, Dreiecke und rechte Winkel zu bilden, und wenn wir die Knochen anschauen, haben wir zusätzlich noch Strukturelemente z. B. am Schlüsselbein, am Schulterblatt, aber auch am Oberschenkelknochen, was man die zweifach gebogene Fläche nennt. Also Formelemente, die Sie beispielsweise an unserem Goetheanum an den Bauformen studieren können. Es ist interessant, dass dieser physische Leib von der Geometrie beherrscht wird, und dass es kein architektonisches Bauwerk gibt seit Menschengedenken, das nicht aus Projektionen geometrischer Urformen des menschlichen Organismus entstand. Rudolf Steiner hat das erkannt und beschrieben und hat gesagt, die Architektur als Kunst, die Baukunst, sei eine Projektion der Gesetzmäßigkeiten des physischen Leibes, wo es um Tragen und Lasten, um Schwere und um Kräfte, die der Schwere entgegenwirken, geht und Druck und Zug, um Statik und Dynamik (3). Das sind die Gesetze, mit denen man in der Baukunst künstlerisch umgeht, wo man aber sagen muss, der perfekteste Architekt steckt in uns selbst. Das ist der Architekt des physischen Leibes, der sämtliche möglichen Bauformen in die Gestalt integriert hat. Also, der physische Leib als System physischer Gesetzmäßigkeiten ist ein Integrator von Bauformen. Es sind Gesetze der Geometrie und der Kristallisation. Diese physischen Gesetze werden durchzogen von den Gesetzen des Lebens. Dass dieser physische Leib belebt ist und sich selbst organisieren kann, verdankt er dem Gesetzzusammenhang des Lebendigen, der in der anthroposophischen Menschenkunde Ätherleib genannt wird.

Alle Formen des menschlichen Organismus bilden sich aus Flüssigkeitsströmungen heraus. Das heißt, dass jede Form eine zur Ruhe gekommene plastisch-bildnerische Bewegung ist. Daher ist auch die Plastik geeignet, alles Lebendige in Skulpturen nachzubilden. Unser Leib ist gebildet nach den Gesetzmäßigkeiten, die in der gesamten Bildenden Kunst gehandhabt werden.

Dann gibt es ein drittes System von Gesetzen, die können wir in der Malerei beobachten, wo es aus dem Raum herausgeht in die Fläche, wo Kompositionen erscheinen. Da kommt bereits ein musikalischer Einschlag. Wir sprechen von Farbklängen, von einer Bildkomposition. Und trotzdem ist es eben zunächst einmal projiziert und man sieht, es ist die Malerei der Bildenden Kunst verwandt, manche Bilder sind gezeichnet oder fast wie gemalte Skulpturen, Skizzen oder andere Bilder sind reine Farbklänge. Also die Malerei vermittelt zwischen der Musik und der Bildenden Kunst.

Die musikalischen Gesetze aber sind reine Zahlengesetze. Es handelt sich um Proportionen, Intervalle, Schwingungszahlen, die die Töne und Klänge beschreiben. Da geht es auch aus der Fläche heraus herein in die Zeit und den reinen Prozess. Da spricht das Seelenleben unmittelbar drauf an, ja wir erleben unsere Gefühle als Klänge, als Harmonie, als Disharmonie, als Anspannung, als Entspannung. Und jeder Ton erklingt ja nur bei einer entsprechenden Spannung der Saite. Bis hin zum Muskeltonus haben wir ja noch diesen Anklang. Und alles, was am Leib in Zahlenverhältnissen, in Proportionen und in bestimmten Differenzierungen erscheint, sind Zusammenklänge (z. B. einer bestimmten Head'schen Zone mit seinem Organ), wo räumlich Auseinanderliegendes doch verbunden ist, sowie zwischen zwei Tönen ein Intervall erklingt. Das sind Gesetzmäßigkeiten, die uns durch und durch «komponieren».

So haben wir in der rechten Körperhälfte drei Lungenlappen, in der linken zwei, und damit das Verhältnis 2 : 3, d. h. die Quinte. Oder wir haben am Herzen das Zahlenverhältnis von 5 : 6 bei den Taschenklappen (Corten- bzw. Pulmonalklappen): die Moll-Terz, im Verhältnis zu Segelklappen (Mitral- und Tricuspidalklappen). So können wir überall, wo wir in die Anatomie einsteigen, bei den Muskeln, die mehrere Köpfe haben, und so weiter immer auf Zahlenverhältnisse stoßen (4). Hier ist die Brücke zur Kosmologie schon deutlich. Auch die Planetenbewegungen sind durch bestimmte Zahlenverhältnisse einander zugeordnet.

Nun kommen wir zur Sprach- und Dichtkunst und ihren Gesetzen. Auch diese sind unmittelbar an der Leibbildung beteiligt.

Der Leib hat nicht nur Architektur, ist künstlerisch gebildet und geformt, hat Farbe und Komposition, hat Zahlenverhältnisse, nein er spricht auch. Körpersprache nennen wir das. Und was sagt z. B. die aufrechte Haltung? Sie spricht davon, dass der Hals, die Schultern, die Arme, das Herz, der Magen, die Unterleibsorgane, der Darm, die Beine bis hin zu den Füßen dem Kopf unter-geordnet sind. Das ist die Aussage.

Aber das ist nicht Menschensprache. Es ist die Sprache unseres Leibes. Sie spricht von der menschlichen Vollkommenheit – es ist die Sprache Gottes, nach dessen Bild wir geschaffen sind: «Die Schöpfung ist ein Buch, wer's weislich lesen kann, dem wird darin gar fein der Schöpfer kundgetan.» Wenn man die Körpersprache anfängt zu lesen, begegnet man Gott. Wir selber können reden, was wir wollen. Aber hin und wieder können wir uns anschauen und merken, wie wir eigentlich gemeint sind. Wir stehen auf eigenen Füßen, wir haben ein ungebrochenes Rückgrat. Die Hände, ja wovon sprechen die Hände? Dass sie auf nichts hin spezialisiert sind. Dass ich sie erheben muss in die Freiheit des Spielraums für mein Bewegungsspiel, wenn ich etwas tun will. Philosophisch lässt sich die Freiheit bezweifeln. Ein Physiotherapeut, der die Leibessprache, die Körpersprache versteht, kann nur sagen: Schau dir die Hände an, da siehst du die Freiheit, denn anatomisch, wenn wir die Hände nur so benutzen würden, wie sie anatomisch gewachsen sind, hängend an der aufrechten Gestalt, eignen sie sich nur zum Koffertragen und natürlich zum Einkaufstaschentragen. Das ist das Einzige, wozu wir «von der Natur» aus bestimmt sind. Das ist die anatomisch naturgegebene Grundhaltung. Da kann ich etwas daran hängen, sonst aber nichts. Alles andere, was ich tue, ist vom Denken, vom Fühlen oder aus meinen tiefersitzenden unbewussten Emotionen und Trieben heraus beabsichtigt – und ich diene mit meiner Hand diesen Absichten, mehr oder weniger voll bewusst und damit frei. Alles ist eben dem Kopf untergeordnet. Ich weiß, was ich tue, ob ich schlage oder streichle. Die Hände sprechen von der Freiheit. Die Füße sprechen von der Gebundenheit an die Erde, sie sprechen vom Karma, vom Schicksal. Oft weiß ich erst hinterher, warum ich dahin gehen musste und warum ich das angetroffen habe oder warum ich dem gerade nicht begegnet bin. So bin ich unter Umständen froh oder ein Leben lang traurig. Das gestaltet das Schicksal, wohin mich meine Füße tragen und was ich dann am Ort aus und mit der Freiheit meiner Hände tue. So kann man anfangen, diese menschliche Gestalt zu sich sprechen zu lassen, und man wird merken, dass alles Sinn hat, dass alles zusammenstimmt.

Nun ist die Frage: Wie arbeiten diese Gesetze? Was sind denn die Gesetze der Musik? Was verbirgt sich in den Gesetzen der Skulptur, der Architektur? Es verbirgt sich der physische Leib hinter den Gesetzen der Baukunst. Er ist ein Organismus von Geometrie, Statik und Dynamik, mit den entsprechenden Gesetzen der Statik und Dynamik. Es verbirgt sich hinter den Gesetzmäßigkeiten der Skulptur, der Bildenden Kunst der Ätherleib oder der Lebensbildekräfteleib. Es verbirgt sich hinter den Gesetzen der Malerei, hinter Licht und Finsternis der Astralleib mit seinen Gesetzen. Und es verbirgt sich hinter der Musik und ihren Gesetzen die Ich-Organisation als Träger des menschlichen Ich-Wesenskern. Deswegen sind wir auch im Ich so bis in die tiefsten Tiefen angerührt, wenn wir z. B. eine Bruckner'sche Sinfonie hören, ja wir können es wie eine Einweihung erleben, in ganz anderen Erlebnisdimensionen, in inneren Zusammenbrüchen und Aufrichtungen. Unser Ich erlebt sich sehr stark selbst in der Musik.

Diesen Wesensgliedern aber verdanken wir nicht nur die Leibbildung. Pflanzen werden auch gebildet, Tiere haben auch Bewegung, Malerisches, die wundervollen Zahlenverhältnisse der Musik. Aber zwischen diesen Naturwesen und dem Menschen ist ein radikaler Unterschied. Mineral, Pflanze und Tier sind so gebaut, dass die weisheitsvollen Gesetze, die sie strukturieren und bilden, vollkommen in der physisch sinnlichen Erscheinung, d. h. im Körper aufgehen. Deswegen sind Tiere, Pflanzen und Mineralien vollkommen gebildet und sind mit sich selbst eins. Inneres und äußeres Verhalten sind identisch. Natur, Leben und Seele sind kongruent. Das ist beim Menschen nicht der Fall. Bei ihm liegen große Instinkt- und Verhaltensdefizite vor, die durch Lernprozesse ausgeglichen werden müssen. Womit aber lernen wir? Welche Kräfte handhaben wir, wenn wir Denken, Fühlen und Wollen betätigen?

Es sind dieselben Gesetze und Kräfte der Wesensglieder, die den Leib mit seiner weisheitsvollen Gesetzlichkeit aufgebaut haben. Nur die Gesetze des physischen Leibes selbst gehen restlos in der physischen Daseinsverwirklichung auf. Von den höheren Wesensgliedern, von Ätherleib, Astralleib und Ich bleibt ein Rest bzw. ist eine über die Arbeit am physischen Leib hinausgehende Tätigkeit im Überschuss vorhanden. Würde dieser Rest, diese Überschusskraft sich ebenfalls ganz dem physischen Leib widmen, so wären wir wie die Tiere durch Instinkte, Triebe und Begierde geleitet, ohne die Möglichkeit, ein eigenes, freies Seelen- und Geistesleben zu entfalten. Wären wir physisch ganz fertig, so wäre unser Sozialverhalten genauso perfekt, Gott ebenbildlich, wie unser physischer Leib. Aber so wie man den Händen die Freiheit ansieht, ist auch der physische Leib abhängig davon, wofür wir ihn in den Dienst nehmen. Das ist unsere Größe als Mensch, aber auch unser Problem. Denn damit ist es auch gegeben, dass wir Fehler machen. Deswegen können wir auch krank werden – und heilen. Es ist die Menschenbildekraft nicht ganz im Körper realisiert. Wir Ärzte leben davon, dass die Menschen nicht einmal so natürliche Dinge instinktiv richtig machen wie Ernährung, Schlafen und Fortpflanzen. Nicht einmal die natürlichsten Dinge können wir «von Natur aus». Viele Menschen müssen schlafen lernen, immer wieder. Und von der Fortpflanzung wissen wir alle, dass ganze Berufsgruppen davon leben, dass wir Beziehungsprobleme auf sexueller Ebene haben und es nicht spontan richtig miteinander machen, so wie z. B. Hunde das können. Wir müssen lernen, mit unseren Gedanken, Gefühlen und Handlungen menschenwürdig umzugehen. Das heißt, wir haben den Überschuss an ätherischer Bildekraft als Gedankenvermögen zur Verfügung. Wir fühlen rein seelisch mit dem Überschuss an astralischer Bildetätigkeit und wir betätigen unseren Willen mit der im physischen Leib nicht voll verwirklichten Ich-Kraft.

Weil es dieselben Gesetze sind, die den Körper bilden, mit denen wir auch seelisch-geistig umgehen, wird verständlich, warum es so viele erfolgreiche Körpertherapien gibt, die beim Denken und Fühlen, die beim Seelischen und Geistigen des Menschen ansetzen und sozusagen von innen versuchen, am Leib zu arbeiten. Wenn das nicht dieselben Gesetze wären, könnte das gar nicht zur Heilung beitragen. So kann man aber verstehen, dass man von außen und von innen, wenn man mit diesen Gesetzen arbeitet, an den Menschen, an den physischen Leib des Menschen herankommt.

Unser Persönlichkeitskern, das menschliche Ich, arbeitet nun an und mit den Seelenkräften von Denken, Fühlen und Wollen. Dadurch entsteht etwas, das wir gewöhnt sind, in der anthroposophischen Menschenkunde das Geistselbst zu nennen. Wir können aber auch sagen, es ist ein Teil durch das Ich umgewandelter, bewusst gewordener Astralleib. Denn der Astralleib ist es, der als Träger von Denken, Fühlen und Wollen diese Seelenfähigkeiten bewusst macht. Er ist unser Seelenorganismus so, wie der Ätherleib Träger der Lebenstätigkeit ist. Und eine solche Bewusstheit eines durch und durch vom Ich ergriffenen Astralleibes, eine solche Bewusstheit tragen wir in der Weisheit unserer Sprache. Rudolf Steiner führt es in seinen Vorträgen für die Heilpädagogen (5) aus, dass es dieses Geistselbst ist, welches sich in den Gesetzen der Sprache äußert.

Wer an seinem ätherischen Organismus arbeitet, entwickelt den Lebensgeist. Es sind die Gesetze des Lebensgeistes, dieses ganz vom Ich durchgearbeiteten Ätherleibes, die wir in der Eurythmie haben.

Und dann haben wir noch die Möglichkeit, an unserem physischen Leib direkt vom Ich aus zu arbeiten, das ist das Schwerste, das braucht die längsten Zeiträume. Und das, was wir ganz bewusst durch und durch mit dem Ich ergriffen haben an physischer Gesetzmäßigkeit, das ist das, was wir dann geistig zur Verfügung haben als Geistesmensch oder – in der Sprache des Christentums – als Auferstehungsleib, der physisch ist und doch zugleich rein geistig-ewig.

Das sind Gesetzmäßigkeiten, die wir in unserer körperlichen Bildung auffinden, und die natürlich je nach Technik, die wir anwenden, für die Physiotherapie von eminenter Bedeutung sind. Sie machen aber auch eines deutlich: Alles, was mit der leiblichen Bildung zusammenhängt – einschließlich der künstlerischen Tätigkeit –, macht Freude. Es ist das schöpferische Vermögen, mit dem wir in der Körpertherapie arbeiten.

Ich habe mich in Hinblick auf unsere Tagung gefragt: Wo ist eigentlich das Urphänomen der Physiotherapie. Wo sehe ich den Quell der gesundenden Bewegung? Und was muss da von außen passieren? Wo ist sozusagen das Urbild der Physiotherapie? Da ist mir ein Bild ins Bewusstsein gekommen, das mich überzeugt hat: Ein Säugling von vier oder fünf Monaten, er liegt auf dem Wickeltisch, gut abgesichert, die Mutter holt irgendwas und tritt wieder vor das Kind. Wenn die Mutter weggeht, dann ist das für den Säugling so, wie wenn die Sonne weggeht. Es verlangsamen sich seine Bewegungen, kommen unter Umständen zur Ruhe, wenn es keine Sinnesreize gibt und es still ist im Zimmer. Kommt dann die Mutter wieder an den Wickeltisch, sieht man, wie die Freude des Wiedersehens in den Augen aufleuchtet. Ein Strahlen geht über das Gesicht und ein Bewegungsimpuls schießt in die Glieder, ja in den ganzen Leib des Säuglings hinein, manchmal so stark, dass er mit beiden Beinen auf die Unterlage schlägt (wenn er schon sechs Monate alt ist). Das ist für mein Empfinden das Urphänomen, wie man durch Freude das Ich des anderen wie hereinzieht in seinen physischen Körper und sich durch den physischen Körper äußern lässt. Es gibt nichts Grässlicheres anzusehen als lustlose Bewegung, als freudeloses Laufen oder Hantieren, wenn man die Sachen ohne wirkliche Ich-Beteiligung macht und im wahrsten Sinne des Wortes «erledigt». Wenn die Bewegung Ausdruck der Persönlichkeit ist, dann ist sie freudig. Ist das Ich abwesend, so beherrschen astrale Impulse oder gewohnheitsmäßige Routine des Ätherleibes das Bewegungsspiel. Der Physiotherapeut muss sein Handwerkszeug beherrschen, das ist das eine. Aber der Erfolg der Therapie hängt davon ab, ob es ihm gelingt, den Kranken an die Peripherie zu bringen, ob es gelingt, sich so dem Kranken gegenüberzustellen, dass dieser sich freut, sich diesem Engagement nicht entziehen will, selbst wenn es weh tut. Schon die Stimme des Therapeuten muss so sein, dass er sich nicht entziehen will, weil sie animierend, erfrischend ist! Davon hängt der Erfolg ab.

Das Ich ist seinem Wesen nach,
wenn es sich physisch äußert, reine Daseinsfreude,
wenn es sich seelisch äußert, ist es Liebe;
wenn es sich in der Handlung äußert, ist es Freiheit;
wenn es sich im Denken äußert, ist es Wahrheit.

Deswegen heißt es auch an Weihnachten, wo es um die Geburt des physischen Leibes, des Gottessohnes geht – «Freuet euch». Das ist das Fest des physischen Leibes.

Wie kann man die Bildung des physischen Leibes aus der Freude des Schöpferischen unterstützen? Wie kann man als Physiotherapeut, der sich dieser Gesetzmäßigkeiten bewusst ist, so Hand anlegen, dass man genügend realisiert, an welchem Werkzeug des Ich man gerade arbeitet? Durch die Erkenntnisse aus der anthroposophischen Menschenkunde kann die Motivation des Physiotherapeuten enorm gesteigert werden. Insbesondere wenn die Menschenkunde noch kosmologisch vertieft wird.

Unsere Frage ist: Woher kommt und wie bildet sich der physische Leib? Nach heutiger Auffassung sind es Vererbung und Umwelt, ergänzt durch etwas sehr Wesentliches. Es gibt ein Buch, von einem Verhaltensgenetiker und einer Psychotherapeutin gemeinsam geschrieben, von Robert Plomin und Judy Dunn, «Warum Geschwister so verschieden sind», Stuttgart 1996. Sie weisen mit den modernsten Mitteln der heutigen Genetik und Verhaltensforschung nach, dass, wenn nur Vererbung und Milieu auf den Menschen wirken würden, die Menschen, die in demselben Milieu aufwachsen und auch ein entsprechend verwandtes Erbgut haben, viel ähnlicher sein müssten, als sie es sind. Was uns – auch als Geschwister – so verschieden werden lässt, sind auch die unterschiedlichen Beziehungen, die wir untereinander haben. So haben Plomin und Dunn herausgefunden, dass, wenn man Kinder aus einer Familie befragt: «Wie hast du deine Mama erlebt?», «Wie hast du deine Lehrer erlebt?», man sehr verschiedene Antworten bekommt. Wenn z.B. drei Kinder in derselben Familie aufwachsen, so können sie Vater und Mutter so verschieden beschreiben, als wären sie bei verschiedenen Familien aufgewachsen. Das eine Kind sagt, meine Mutter war immer geduldig mit mir, das andere sagt, meine Mutter macht immer Druck, quasi das Gegenteil. Demnach kann die Mutter tatsächlich ihrer Aussage gemäß ihre Kinder «gleich» behandeln. Nur *erleben* es die Kinder unterschiedlich.

Was am allerstärksten wirkt, ist der Kontakt von Ich zu Ich, das ist das, was im Schicksal von zwei Menschen liegt. Da kann ein und derselbe Mensch ganz verschieden auf seinen Umkreis wirken durch die individuelle Art der Beziehungsgestaltung, dass es eigentlich nicht vergleichbar ist. Deswegen bedeutet auch die Therapeuten-Patient-Beziehung so viel, weil die Art, wie wir in Beziehung kommen, beim einen die größte Motivation und beim anderen nur ein lahmes Mitmachen auslöst, je nachdem, wie der Funke überspringt. Da haben wir nun den Zusammenhang aller wirksamen Faktoren für den physischen Leib und seine Bildung gegeben. Einschließlich in der Beziehung des Ich zu den Menschen, zu den Dingen, zur Welt und damit auch zum Kosmos.

Wie steht nun der Leib in Beziehung zum Kosmos, zu dem, was wir an Fixsternen, an Planeten, an Erde, was wir als ganzen Kosmos um uns haben?

Wir kennen z.B. die Kepler'schen Gesetze. Das erste besagt: «Alle Planetenbahnen sind Ellipsen, in deren Brennpunkt die Sonne steht.» Also ähnliche Raumformen, Bewegungsgestalten, Urphänomene der Bewegung. Wir sehen sie nicht auf der Erde, sondern am Himmel, in den uns umkreisenden Gestirnen, den Wandelsternen.

2. Kepler'sches Gesetz: «Der Fahrstrahl eines Planeten überstreicht in gleichen Zeiten (T1 =T2) gleiche Flächen.» D.h. der eine Weg braucht dieselbe Zeit, obwohl er kürzer ist. Es geht die Planetenbewegung dann langsamer. Die Zeiten, in denen die Planeten in Sonnennähe weilen, gehen mit größerer Laufgeschwindigkeit einher als in Sonnenferne (Aphel).

Das dritte Gesetz betrifft den Raum: «Die großen Kuben über den großen Halbachsen zweier Planetenbahnellipsen – z.B. Mars und Venus – verhalten sich wie das Verhältnis der Quadrate der Umlaufzeiten zueinander.» Die Umlaufzeit des einen Planeten, gemessen oder geteilt durch die Umlaufzeit des anderen Planeten, zeigt, dass dies genau der Umlaufzeit des anderen Planeten entspricht, geteilt durch die des einen mit der entsprechenden Zeitbeziehung. Also:

$$\frac{a_{\text{♂}}^{3}}{a_{\text{♀}}^{3}} = \frac{\overleftarrow{t_{\text{♂}}}}{\frac{t_{\text{♂}}}{t_{\text{♀}}}} = \frac{t_{\text{♀}} \cdot t_{\text{♀}}}{t_{\text{♂}} \cdot t_{\text{♂}}} = \frac{t_{\text{♀}}^{2}}{t_{\text{♂}}^{2}}$$

Und dies gilt für alle Planetenbeziehungen – für jeden mit jedem. Alle Planeten stehen in einem zeitlich und räumlich exakt geordneten Wechselverhältnis zueinander. Was heißt dies? Das heißt, dass wir bei den Bewegungen der Planeten am Himmel gesetzmäßige Ordnungen vor uns haben, wie wir sie sonst nur beim lebendigen Organismus finden. Nur da sind alle Prozesse zyklisch aufeinander räumlich-zeitlich abgestimmt und miteinander in Rückkopplung bzw. Wechselbeziehung. Alle Lebensprozesse verlaufen zyklisch, verlaufen in Kreisen bzw. in Ellipsen, haben eine zyklisch wiederkehrende Rhythmik. Alle Lebensvorgänge haben Geschwindigkeitsmaxima und -minima und hängen im gesunden Organismus harmonisch geordnet zusammen. Wir finden also in den Planetenbewegungen urbildhaft die Gesetze des Lebendigen.

Nun blicken wir auf den Tierkreis. Wie hängt er mit der Menschengestalt zusammen? Aus alten Überlieferungen kennen wir die Zuordnung:

Schädel	Widder
Kehlkopf	Stier
Schultergürtel	Zwilling
Herz	Löwe
Brustkorb	Krebs
Leib	Jungfrau
Beckenschaufel	Waage
Fortpflanzungsorgane	Skorpion
Oberschenkel	Schützen
Knie	Steinbock
Waden	Wassermann
Füße	Fische

Wie aber lässt sich das verstehen? Ich lege nun zwei Schädelbilder hin. Aus verschiedenen Regionen beginnen die Bildeimpulse und die Schädelteile wachsen zusammen in eine gemeinsame Architektur. Schauen wir die drei Sterne des Widders an, so zeigen sie drei wesentliche Anhaltspunkte, die die Form des Hauptes skizzieren (6).

Sie kennen den Stier, sein Bild ist wesentlich komplizierter am Himmel.

Er sieht aus wie ein kleiner Tannenbaum, der so ein bisschen schief steht. Dieser Mittelteil des Stiers, wenn man sich vom tierischen Namen löst, sind die Grundgestaltungselemente unseres Kehlkopfes. Hier haben Sie diesen wundervollen Winkel beim Schildknorpel – er entspricht dem Winkel dieses Tannenbäumchens. Die großen entfernteren Sterne, die Sie hier sehen, entsprechen den Eckpunkten des Zungenbeins. Es sind die Anhaltspunkte für die Bildung unseres Kehlkopfes.

Wenn Sie sich die Zwillinge am Himmel anschauen, so sehen Sie wundervoll Castor und Pollux, entsprechend den beiden Händen und verbunden mit der Sterngruppe, die den breiter auslaufenden Schultergürtel markiert.

Schauen Sie sich den Himmel in einer südlichen Gegend bei Neumond an und erleben Sie sich nicht beengt durch verzerrte Zeichnungen oder Bildfestlegungen aus der griechischen Mythologie. Dann haben wir hier das zarte Sternbild des Krebses und wir sehen förmlich einen Brustkorb vor uns, der durch diese Sterne markiert wird. Hier der Löwe, mit dem Regulus im Bereich der

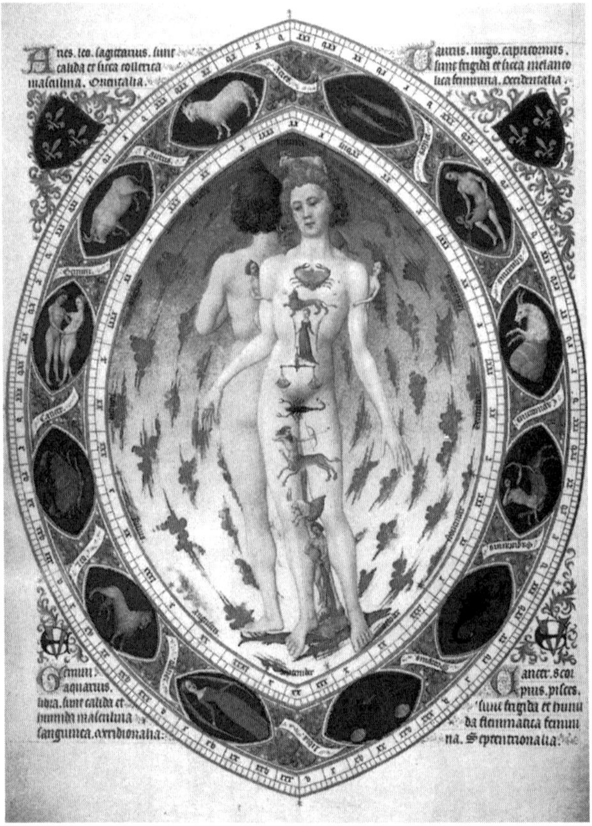

Der anatomische Mensch: Einfluss der Sternenbilder auf den Menschen. Man findet diese Abbildungen auf rosenkreuzerischen und alchymischen Darstellungen des Mittelalters.

venösen Einstrombahn in das Herz, wo die Lungenvenen einmünden. Hier an der Herzspitze der andere prominente Stern und dazwischen die anderen Sterne des großen Sternbilds Löwe, den man im Winter so besonders klar sieht.

Das langgezogene Sternbild der Jungfrau mit der Spica hier an charakteristischer Stelle am Beckenkamm. Ein großes Sternbild, das den Unterleib einschließlich die das Becken erfüllenden Organe bezeichnet. Bei der Waage sieht es ganz besonders signifikant aus. Da haben Sie diese vier sichtbaren Punkte, das Viereck mit den Hauptanhaltspunkten für die Bildung des Beckens und den Oberschenkelansatz. Dann der Skorpion mit diesem wundervollen schlangenförmigen S mit diesem Stachel, wo man auf Anhieb sieht, was mit unseren Fortpflanzungsorganen zusammenhängt, vor allem mit dem männlichen (der Samenzelle mit ihrem schönen Schweif). Aber auch an den weiblichen Genitalien kann man diese S-Form in der Art, wie die Tuben gebildet und geschwungen sind, ganz wundervoll sehen. Dann haben wir den Schützen, wo die Form des Oberschenkelkopfes, des Halses, des Trochanter, mit seinem Übergang in den Schaft zu sehen ist.

Wie eine Schale zeigt sich der Steinbock am Himmel. Da sehen Sie einen zarten Strahlenkranz, der ausgefüllt ist mit vielen zarten kleinen Sternen. Das gebeugte Knie ist so gebildet, hat diese Schalenform.

Dann haben wir das groß gestreckte Sternbild des Wassermanns, wo man sehr schön die beiden langgestreckten Waden in ihrer Parallelität ausmachen kann.

Und dann als letztes das Sternbild der Fische, mit diesen beiden fein skizzierten Füßen. So steht es am Himmel mit zwei eindrucksvollen Füßen und dem Band, womit sie verbunden sind. Wir sehen, das, was R. Steiner in seinem Zyklus «Entsprechungen zwischen Makrokosmos und Mikrokosmos» beschreibt, ist gar nicht so fernliegend. Es deckt sich in den Knotenpunkten mit der Sinnesanschauung. Der Tierkreis ergibt das Bild der Gestaltungsimpulse, sozusagen in Form von «Anhaltspunkten». Es ist ganz bestürzend, dass es so offensichtlich ist. Ich glaube, dass einem diese Evidenz wirklich erst aufgeht, wenn man sich mit den Bildegesetzen beschäftigt und dann in Ruhe einmal die Tierkreis-Sternbilder anschaut.

Wir haben die Urbilder für die menschliche Gestalt im Tierkreis, die Urphänomene des Lebendigen und der Organbildung in den Bewegungen der Planeten, und wir haben auf der Erde die Möglichkeit, mit Hilfe dieser Gesetzmäßigkeiten die Erdensubstanz, das Irdische zu bearbeiten, zu verwandeln. Der physische Leib ist wirklich aus diesen Formgesetzen und Bewegungsgesetzen des Weltalls gebildet und das menschliche Ich ist ein Künstler, der mit diesen Weltgesetzen sein eigenes mikrokosmisches, menschliches, physisches Wesen aufbaut.

Jetzt sei noch das dritte Motiv angesprochen: «Reinkarnation und Karma». Und zwar von einem Aspekt der Schulung aus. Denn es hängen unser Schicksal und die Bedingungen der Wiederverkörperung in hohem Maße davon ab, wie wir uns entwickeln, was wir aus uns machen. Unser Leib ist sprechend im Sinne seiner Abbildlichkeit vom Sternenhimmel. Aber wir wissen auch, wie die Bewegungsimpulse, die uns vom Denken, Fühlen und Wollen aus treiben, auch im Körper ihren Ausdruck finden. Das Ziel können wir nur gedanklich fassen. Das kann auch nicht anders sein, denn der physische Leib ist «nicht fertig», ist instinktunsicher. So kann er uns das Ziel nicht geben. Wir müssen es mit der Überschusskraft, die in unserer seelisch-geistigen Natur liegt, erfassen. Wir müssen unsere geistig-seelische Konzeption selber fassen, selbst entscheiden, wie wir uns entwickeln wollen. Ohne ein solches stetiges Ziel können wir unsere Selbstentwicklung nicht in die Hand nehmen, so wie eine Physiotherapie ohne Ziel, ohne Motivation nicht gelingt. Dieses Ziel, diese Motivation sind Gedanken und Gefühle, Vorstellungen, was man erreichen möchte. Und so lebt in diesem physischen Leib unsere spirituelle Zielsetzung, die wir, wenn wir diesen Leib studieren, vom Ansatz her auffinden können und dann bewusst vollenden müssen. Wir sehen an den kommenden beiden Abendstunden, im Anschluss an den Vortrag jeweils hier, zum Thema Tierkreis, die sogenannten *12 Stimmungen* von R. Steiner eurythmisch dargestellt. Die Künstler haben sehr gebeten zu sagen, dass diese eine Werkstattaufführung ist, denn normalerweise wird das auf einer großen Bühne mit Musik und Beleuchtung gezeigt. Wir werden da vom Widder bis zu den Fischen durch ganz bestimmte Seelen- und Geistesstimmungen hindurchgeführt.

Als Brücke von heute zu morgen möchte ich jetzt gerne noch anführen, was sowohl mit der eben skizzierten kosmischen Gestaltung zusammenhängt als auch mit dem Ziel, was erst in der Folge vieler Schicksalsverläufe erreicht werden kann. Es hängt dies aber auch mit diesen 12 Tierkreis-Stimmungen zusammen, wie Sie bald sehen werden. Es ist tatsächlich so, dass jede dieser Stimmungen eine reale Beziehung nicht nur zu dem Tierkreisbild, sondern auch zu den angeführten Regionen des menschlichen Körpers hat, die mit dem entsprechenden Tierkreisbild zusammenhängt: z.B. das Haupt mit dem Widder. Und da gibt es eine Charaktereigenschaft, ein Menschenziel, die Tugend, die nötig ist und von der auch abhängt, wie weit unsere Hauptes-Tätigkeit, d.h. wie weit unser Denken reicht. Das ist beim Haupt als dem Träger des bewussten Denkens die Tugend der Devotion oder der Verehrung. Wenn ich etwas nicht verehren kann, wenn ich vor etwas nicht staunend zurücktreten kann und es wirklich anschauen kann, kann es sich mir nicht offenbaren. Und wenn ich die Wahrheit nicht verehren kann, vor ihr keinen Respekt habe, dann werde ich es auf dem Erkenntnisweg nicht weit bringen. Also die Tugend der Verehrung ist die Qualität, die vom Geistigen her, von der Ich-Anlage her, die Bildung der Hauptregion und der Gehirnfunktion unterstützt.

Und so gibt es auch eine Tugend, die das Sprechenlernen unterstützt. Wann kann ein Mensch im richtigen Augenblick das Richtige sagen? Nur wenn er zuhören kann, wenn er angemessen auf eine Situation reagieren kann. Was ist dazu aber nötig, dass ich zuhören kann, um angemessen auf eine Situation zu reagieren? Das kann ich nur, wenn ich meine eigenen Intentionen zur Ruhe bringe und ganz offen bin für das, was der andere sagen möchte, was in ihm lebt. Dazu muss ich meine Seele ins Gleichgewicht bringen. Und ohne dass ich mich ins Gleichgewicht bringe, kann ich nicht zuhören. Ein Mensch, der seelisch nicht im Gleichgewicht ist, kann nicht zuhören oder hört nur das, was er will. So ist die Tugend, die diese Region pflegt, seelisches Gleichgewicht, man denke nur an Schilddrüsenerkrankungen, wie man da seelisch aus dem Gleichgewicht gerät. Und wie umgekehrt die Arbeit am seelischen Gleichgewicht die Schilddrüse entlastet und harmonisiert.

Dann gibt es eine Veranlagung unseres Ich, das die Schulter-, Arm- und Handregion pflegt und unterstützt. Das ist die Tugend der Ausdauer. Die Hände wollen, wenn sie sich recht betätigen, das, was sie angefangen haben, auch fertig machen. Ohne Ausdauer sind eigentlich die Arme sinnlos. Wenn ich jemandem die Hand gegeben habe und damit meine Verbindlichkeit zeige, erwartet der andere, dass ich zu diesem Händedruck, zu diesem Handschlag stehe. Dann hat eine Beziehung begonnen, die dauert, die hat einen Anfang und hat Folge.

Und entsprechend ist es, wenn wir in die Brustkorbregion des Krebses kommen. Die Eigenschaft, die den Brustraum unterstützt in seiner Bildung, in seiner Gesundheit, ist die Selbstlosigkeit. Wie können wir entspannen, seelisch loslassen? Wenn wir jedem Ding, jedem Menschen sein Wesen gönnen und loslassen können. In einem selbstlosen Mensch kann die ganze Welt zu Hause sein, da ist Platz für alles, da wird es weit und groß.

Nun gehen wir zur Region des Löwen, zum Herzen. Da gibt es auch eine Zieleigenschaft, die wir uns erarbeiten müssen und die zugleich unsere Herzregion belebt und unterstützt. Das ist das Mitleid, die echte Herzlichkeit.

Es folgt der Bereich der Jungfrau, der Verdauungsorgane, der verborgene weisheitsvolle Verarbeitungsbereich. Es gibt eine Eigenschaft, die dieses Reifen und Verarbeiten in der Stille unterstützt. Das ist die richtig verstandene Höflichkeit. Da wo man nach Außen geschlossen ist und im Innern mit größter Wachheit arbeitet und wo man dem anderen zeigt, dass man auch mit Menschen freundlich sein kann, mit denen man vielleicht Differenzen hat. Da merkt man, wie das Ich wirklich hereinrückt und wie innere Verdauungsprozesse in Gang kommen, so dass die Höflichkeit nicht Phrase ist, sondern ehrliche Ich-Aussage, Ich-Qualität.

Danach kommen wir in die Region der Waage, die Beckenregion. Was sich dort alles ablädt, das gehört ja zum Spezialgebiet dieser Tagung. Die Tugend, die diese Region pflegt, heißt Zufriedenheit. Wenn man studiert, von wo Fehlhaltungen in diesem unteren Rücken- und Beckenbereich herrühren, so kommt man oft auf Einseitigkeiten, auf ein «Hin- und Hergerissen sein» und nicht wirklich im Lot Stehen. Man braucht schon ein gewisses Maß an Selbstsicherheit und Zufriedenheit, um so zu stehen, dass diese Gleichgewichtsregion sich nicht nach der einen oder anderen Seite hin verschiebt. Die Lebenszufriedenheit lässt uns aufrecht stehen.

Welche Tugend nun kann die Region des Skorpions pflegen und stärken und unser Fortpflanzungsverhalten vermenschlichen helfen? Das ist die Tugend der Geduld. Die Geduld hat man bei den Monatstugenden immer dem Skorpion zugeschrieben. Geduld ist nicht so angenehm, sie sticht irgendwie, man muss sich überwinden. Diese Charaktereigenschaft fördert jedoch die Vermenschlichung gerade dieser Körperregion. Entsprechend gab es früher die Regel, eine Verlobungszeit einzuhalten, bevor man heiratete.

Dann kommt der Schütze, die Region der Oberschenkel, wo wir die Kraft herholen für die Schritte, die wir gehen. Die Qualität, die Tugend, die uns hilft, unsere Ziele so zu fassen, dass unsere Kraft, unsere Anspannung und das Maß unserer Schritte angemessen sind, ist die Gedankenkontrolle. Durch sie weiß ich, was ich will und wofür ich meine Schritte einsetze, wohin ich sie lenke. Was bedeutet es, wenn ich an einer Gliedmaße arbeite? Dieses Wissen hilft, die Arbeit viel bewusster, viel motivierter und damit wirksamer vorzunehmen. Wenn man die Ich-Qualität kennt, die eine solche Region pflegt, hat man andere Möglichkeiten, sich auf die Arbeit einzustellen, und wenn der Patient mit einem darüber sprechen will, kann man ihm sagen, was er zu dem noch tun kann, um durch die Pflege der betreffenden Tierkreistugend Besserung zu erzielen.

Für den Steinbock, die Knieregion, gibt es auch eine wunderbare Eigenschaft zur Pflege. Das Knie, das der Aufrichte als Stabilisator dient, kann nur zweierlei: Beugen und Strecken. Treu ist es da eingeschaltet zwischen den Füßen und dem Becken. Was können wir damit tun? Wir können knien. Welche Qualität brauchen wir, um uns einem Höheren gegenüber zu verneigen, um Fehler zuzugeben, uns zu entschuldigen, uns zu beugen? Dazu braucht es Mut. Demut ist eine Qualität, die nur auf dem Hintergrund und auf der Basis des Mutes entwickelt werden kann. Die vielen Knieleiden, die wir heute haben, können zum Anlass werden, an einer neuen Kultur von Mut und Demut zu arbeiten.

Dann die Waden. Wer sie massiert, kann viel über den betreffenden Menschen erfahren. Nicht nur der Rücken, sondern besonders die Waden erzählen einem viele Leidensgeschichten. Was wird dort alles abgeladen in den Waden mit ihren Verspannungen und Verhärtungen und auch Weichheiten? Da gibt es eine Tugend, die hilft, dass sich auf diese Waden nicht zu viel Unverarbeitetes ablädt, das ist die Tugend der Verschwiegenheit. Das daran Arbeiten, die Dinge wirklich bei sich zu halten, zu bewegen, zu vertiefen, so dass sie bewusst absinken können und in der Stille im Innern verarbeitet werden, darauf kommt es an.

Bei den Fischen, der Fußregion, gibt es auch eine Veranlagung des Ich, die wir ausbilden können zur Charakterstärke, eine Tugend, die die Füße pflegt: Großmut. Ein elastisch ausgreifender Schritt – fest auf eigenen Füßen stehen – lässt nicht ängstlich und geizig sein, sondern großmütig.

Das, was wir aus der Anthroposophie als die 12 Monatstugenden kennen, ist jeweils die Ich-Qualität, aus der heraus unsere Körperregion konzipiert ist:

Widder	Haupt	Devotion
Stier	Kehlkopf	Seelisches Gleichgewicht
Zwillinge	Schultergürtel	Ausdauer
Krebs	Brustkorb	Selbstlosigkeit
Löwe	Herz	Mitleid
Jungfrau	Leib	Höflichkeit
Waage	Becken	Zufriedenheit
Skorpion	Fortpflanzungsorgane	Geduld
Schütze	Oberschenkel	Gedankenkontrolle
Steinbock	Knie	Demut
Wassermann	Wade	Verschwiegenheit
Fische	Füße	Großmut

Wenn Sie die *12 Stimmungen* von R. Steiner lesen, so haben Sie zugleich auch eine durch die Zeilen sich erhellende Beschreibung dieser 12 Tugenden. Es gehen uns völlig neue Seiten der Evolution auf, wenn wir verstehen, was die Widder-Strophe bedeutet:

«Erstehe o Lichtesschein, Erfasse das Werde-Wesen.»

Ehrfurcht vor dem Lebendigen, vor dem Licht der Welt, so fängt es an. Wir können durch Kenntnis der *12 Stimmungen* diese Monatstugenden unendlich vertiefen. Dann haben wir daraus zugleich auch ein spirituelles Verständnis des physischen Leibes errungen.

Das waren einige Grundmotive, Grundlagen anthroposophischer Physiotherapie. Zu den Perspektiven will ich zwei Gesichtspunkte nennen. Eine Perspektive der Physiotherapie ist ganz sicher die, dass wir immer mit der Frage leben: Was muss ich tun, wie muss ich es anfassen, wie muss ich mich verhalten, dass das Ich des Patienten / des Klienten wieder Freude an seinem Leib bekommt, dass es ihn ergreifen und sich in ihm inkarnieren will. Wir ziehen durch Physiotherapie gleichsam das Ich herein. Das aber kann noch gesteigert werden, daran ist zu arbeiten. Das andere hängt mit dem zusammen, was ich zuletzt angesprochen habe. Es ist der physische Leib der Ort, wo das Ich das Bewusstsein seiner selbst entwickeln lernt. Wir brauchen den physischen Leib. Und wenn immer wieder gefragt wird: was ist eigentlich Bewegung?, so kann man einfach auch einmal ganz schlicht sagen: Das Ich dürstet nach

Bewegung. Es will sich bewegen, geistig, seelisch, leiblich, weil es sich entwickeln will, weil es an sich arbeiten will, das geht nur mit Bewegung. Die Bewegung wurzelt im Entwicklungswillen des Ich. Das wirklich zu erfassen und an solch einer Entwicklungsperspektive zu arbeiten, das scheint mir ein ganz begeisterndes perspektivisches Ziel für dieses sehr heterogene und noch in vielen Bereichen nicht genügend im Zusammenhang gesehene Fachgebiet der Physiotherapie.

Michaela Glöckler

Der Mensch als Embryo zwischen Himmel und Erde

Dynamische Morphologie und Entwicklung der menschlichen Gestalt

Sechs Vorträge, gehalten am 2. und 3. Mai 1997 in Dornach anlässlich der ersten internationalen Arbeitstagung der Physiotherapeuten von

Dr. med. Jaap van der Wal PhD

Vorwort

Die vorliegende Veröffentlichung ist die schriftliche Wiedergabe von sechs Vorträgen, die während der ersten internationalen Arbeitstagung für Physiotherapeuten in Dornach im Mai 1997 von mir gehalten worden sind. Die Vorträge wurden auf Tonband aufgenommen und von Frau Margarethe Voegele niedergeschrieben. Der auf diese Weise entstandene Text wurde von mir bearbeitet und einer kleinen Auswahl von Bildern angepasst. Im Wesentlichen aber sind die Vorträge unverändert gelassen, wodurch der Charakter des gesprochenen Wortes deutlich erkennbar bleibt. Was die Worte ‹unhörbar› begleitet, ergänzt und lebendig gemacht hat, kann jedoch dieser Text in nur sehr eingeschränktem Maße wiedergeben. So ließen sich von der Fülle der in den Vorträgen verwendeten Bilder und Diapositive leider bei Weitem nicht alle veröffentlichen. Die große Auswahl an Bildern gab mir die Möglichkeit, viele Dinge visuell und ohne Worte zu erklären und verständlich zu machen.

Der Mangel an Bildern wiegt jedoch weniger schwer als das Fehlen des Gebärdenspieles, das natürlicherweise bei dieser Wiedergabe ganz entfallen muss. Mit dem Gebärdenspiel sind all jene

Bewegungen und Gesten gemeint, mit denen ich beim Reden die Form- und Wachstumsbewegungen des Embryos für den Zuhörer nachgestaltet und ausgedrückt habe. Auf diese Weise war es mir möglich, weit über jede Beschreibung hinaus, viele morphodynamische Prinzipien und Entwicklungsbewegungen des Embryos umfassender zum Erlebnis wie zum Verständnis zu bringen. Auf diesen Mangel wollte ich den Leser besonders hinweisen, zumal es sich um phänomenologische Betrachtungen handelt. Die oben charakterisierte Methode bevorzugt der Phänomenologe nämlich als ein Erkenntnisinstrument, durch das er sich in die ihn umgebenden Dinge und Wesen hineinlebt, fühlt und denkt. Möge der Leser sich des Fehlens der Bewegungsgebärden (Gebärdensprache) als Erklärungsmittel bewusst werden!

Dennoch hoffe ich, dass etwas von der ehrfürchtigen Haltung des Phänomenologen durchklingt, in der er die wunderbare Schönheit der Embryowesenheit miterlebt und über sie gesprochen hat.

Zur Vorbereitung der Tagung wurde damals eine englische Zusammenfassung zur Verfügung gestellt. Diese Texte sind übersetzt und in Kurzfassung den Vorträgen beigefügt worden. Im Anhang jedes Kapitels, d.h. des Vortrages, ist das englische Original zu finden. In den Text sind auch sogenannte Intermezzos aufgenommen, die als Zwischenbemerkungen oder Zitate in die Vorträge eingestreut waren.

Außerordentlichen Dank schulde ich Frau Margarethe Voegele, die nicht nur genau die Tonbandaufnahmen schriftlich wiedergegeben, sondern auch meine unbeholfenen Sätze bearbeitet und in richtiges Deutsch gesetzt hat. Dabei hat sie die Bedeutung meiner manchmal nur gestammelten Aussagen in ihrer Essenz erfasst und ausgedrückt.

Dr. med. Jaap van der Wal

Über den Redner

Dr. med. Jaap van der Wal PhD. J. C. van der Wal. Geboren: 17.2.1947. Medizinstudium vollendet im Jahre 1973. Nach meinem medizinischen Staatsexamen habe ich von 1973 bis 2012 als Dozent und Forscher am anatomischen und embryologischen Institut der Universitäten von Utrecht bzw. Maastricht gearbeitet.

Ich habe mich auf die Anatomie und die Entwicklung des Propriozepsis spezialisiert, d. h. auf die Sinne, die der Wahrnehmung, der Haltung und Bewegung dienen. In meiner Habilitationsschrift habe ich mich dafür ausgesprochen, dass die klassische, topographische Anatomie von Knochen, Bändern und Muskeln uns eher behindert, die Organisation des Bewegungssinnes zu verstehen, und dass ganz andere ‹Einheiten› bzw. Zusammenhänge der Bewegung und des Bewegungssystems zu betrachten und zu erforschen sind. Seit 2009 wird diese Arbeit mehr und mehr anerkannt und integriert in Sichtweisen über die sog. Faszie.

Meine wissenschaftliche Leidenschaft aber ist und bleibt die Embryologie! Beide Bereiche sind verknüpft durch die Begriffe von Bewegung und Form. Auf diesem Gebiet bin ich auch der Anthroposophie begegnet. Die goetheanistische Phänomenologie ermöglichte mir, die Brücke zu schlagen zwischen der ‹regulären› Wissenschaft und der durch Geisteswissenschaft erweiterten Wissenschaft, und führte mich zu der dynamischen Morphologie. Durch die dynamische Morphologie habe ich auch wieder eine Verbindung zwischen Wissenschaft und Spiritualität bzw. Religion finden können.

Ich bin gebeten worden, während dieser Tagung Ihre Aufmerksamkeit auf das Bild des Menschen und der Natur zu lenken, auf dem wir u. a. mit unserer therapeutischen Haltung fußen. Ich hoffe, Ihnen zeigen zu können, dass der sich im Mutterleib entwickelnde Mensch einen überraschenden Ausblick auf den Menschen gibt, wie er seinem inneren Wesen nach gemeint oder gedacht ist. Es ist sehr wichtig, dass jeder über sein Menschenbild nachdenkt, weil meiner Meinung nach die nähere Zukunft unserer Gesellschaft, Medizin und Wissenschaft mehr von unserer Gesinnung bestimmt werden wird als von Technik und Technologie.

Zum Zeitpunkt der Bearbeitung dieser Ausgabe (Sommer 2015) bin ich (seit 2011) im Ruhestand. Bis 2011 habe ich gearbeitet als Privatdozent für Anatomie und Embryologie an der Universität von Maastricht, Holland. Seitdem bin ich tätig als Vertreter des (Privat-)Projekts Dynamension. Unter dem Dach dieser Gesellschaft veranstalte ich jetzt in Europa und Amerika Kurse, Seminare, Vorträge über das Thema *Der Mensch als Embryo – Der Embryo in uns*. Es handelt sich hier um phänomenologische und dynamische Embryologie und Morphologie, die unterrichtet wird für diejenigen Profis und Therapeuten, die ihr Handeln und Betrachten wenigstens gründen wollen in einem spirituelleren Menschenbild.

Adresse des Verfassers: J. C. van der Wal, Dynamension, P. O. Box 1157, NL-6201 BD Maastricht, Holland.

E-Mail: jaapvanderwal@embryo.nl. Website: www.embryo.nl

Dr. med. Jaap van der Wal PhD

I. Vortrag
Am Anfang – Himmel und Erde

Praxis oder Theorie

Zusammenfassung

In dieser (Arbeits)tagung sind die Morgenvorträge dazu gedacht, sich den sog. theoretischen Aspekten des Arbeitsthemas zu widmen, während die Nachmittage der praktischen Arbeit in den verschiedenen Workshops vorbehalten sind, um Arbeitsansätze und Techniken, aber auch Ideen und Erfahrungen gegenseitig auszutauschen. Ich bin überzeugt, dass in Theorien, Konzepten und Modellen und somit auch in der Praxis, häufig stillschweigend oder seltener auch deutlich ausgesprochen, das Bild vom Menschen und der Natur eingeschlossen ist, welches die Leute in sich tragen.

Was immer Sie auch als Therapeut, Praktiker tun, Sie richten Ihre Arbeits- oder Vorgehensweise nach dem Bild, das Sie sich vom Menschen und der Natur gebildet haben. Ihre Praxis ist also bestimmt von dem, wie Sie über die Dinge denken. Wenn wir nur die praktischen Anwendungen ins Auge fassen, z.B. diejenigen, die aus der Anthroposophie hervorgegangen sind, riskieren wir, nur eine alternative Praxis zu entwickeln ohne die damit verbundene und notwendige Sinnesänderung. Die ‹Mission›, Berufung oder der Auftrag, neue Vorstellungen über Menschen und Natur zu entwickeln, ist ebenso wichtig, wie neue Praxismethoden und Wege auf dem Feld der Physiotherapie zur Sprache zu bringen.

Bei meiner Arbeit an der Genetik wie an der Genforschung entdeckte ich, dass die Zukunft unserer Gesellschaft viel mehr von unseren Ideen, unseren Gedanken, bestimmt sein wird als von unserem praktischen Tun. Deshalb: Eine gute Theorie ist immer noch die beste Praxis.

Denken Sie nicht, dass diese Vorträge fernab von jeder Wirklichkeit der praktischen Tätigkeit in Ihrer Praxis liegen. Die Gesinnung, d.h., wie über die Dinge gedacht und empfunden wird, zu ändern, ist ebenfalls wichtig. Das ist die alte Prophetie Johannes' des Täufers: «Metanoeite» (Ändert Euren Sinn und Euer Denken).

Die deutsche Sprache ist, wie Sie bemerken werden, nicht meine Muttersprache. Das bereitet sowohl Ihnen als auch mir Schwierigkeiten. Das geringste Problem ist dabei die Grammatik. Wenn mir die Worte fehlen, werde ich meine Landsleute, die Holländer, unter den Zuhörern bitten, mir mit dem fehlenden deutschen Wort auszuhelfen. Bestehen bleibt als größeres und ernsteres Problem das der Verständigung. Das hat weniger mit der Schwierigkeit zu tun, sich in einer Sprache, die nicht die Muttersprache ist, verständlich auszudrücken, sondern vielmehr damit, dass ich in den nächsten Stunden phänomenologische Betrachtungen anstellen werde. Der Phänomenologe spricht nämlich aus dem Herzen. Aber wenn jemand aus dem Herzen spricht und versucht, mit Worten zu malen, dann hat er auch die Sprache auf der Zunge, die seinem Herzen nahe ist, und das ist die Muttersprache. Wenn Sie die deutsche Sprache nicht gut verstehen, wie ich, oder wenn Sie sie besser beherrschen als ich, kann es zu Verständnisschwierigkeiten kommen. Doch mit Hilfe der Körpersprache und der Verwendung vieler Bilder wird uns die Verständigung sicher gelingen. Außerdem spricht man mit dem Herzen sowieso international. Das werden wir wenigstens versuchen.

In der Phänomenologie handelt es sich darum, die Gesten und Gebärden der Erscheinungswelt sprechen zu lassen. Um eine Gestik zu erfassen, bedarf es auch des Fühlens als Wahrnehmungsinstrument. Deshalb genügen Worte oft nicht, um das Wahrgenommene zu übermitteln und nahezubringen, es muss mitvollzogen, sozusagen mitbewegt werden. Schon der Philosoph Pascal unterschied eine Wirklichkeit der reinen Erfahrung von der des bloßen Denkens. Was in seinem Ausspruch enthalten ist: «On le sent, plus qu'on le voit» («man fühlt es mehr, als dass man es sieht»), gilt auch für die Embryologie, die wir in den nächsten Tagen bearbeiten möchten.

Ich bin Anatom und Embryologe. Anatomie ist mein Fachbereich und Embryologie meine Passion. Deshalb bin ich froh, dass ich die Gelegenheit habe, hier mit Ihnen über Embryologie in Sinne von *Embryosophie* reden zu können. Die Embryologie und die Fakten der menschlichen Embryonalentwicklung sind in meinen Vorträgen aber nicht das didaktische Ziel, sondern sie dienen uns als Mittel, um den Menschen und menschlichen Körper zu verstehen. Es bereitet mir große Freude, Sie miterleben zu lassen, welche reiche Quelle der Embryo demjenigen bietet, der nach einem Verständnis des Menschenwesens sucht. Vor sehr vielen Jahren hat Rudolf Steiner in diesem Raum, in der Schreinerei am Goetheanum, sich bemüht, die Anthroposophie nicht in die Köpfe, sondern in die Herzen der Menschen zu pflanzen. Damit ist gemeint, dass Anthroposophie nicht nur als ein Rahmenkonzept oder eine Idee zu verstehen ist. Anthroposophie ist eine Betrachtungsweise des Menschen, wie er in der Welt steht, wie er sie sieht und anschaut und wie er hinter den sichtbaren Dingen andere Wesenheiten wirkend denken oder fühlen kann. Deshalb bin ich auch ein wenig stolz darauf, dass ich gerade in diesem Raum zu Ihnen sprechen darf, um zu versuchen, den Embryo auch ‹in Ihre Herzen zu pflanzen›.

Ich bin aber auch gespannt, weil Sie alle Praktiker sind und die Praktiker schon seit 25 Jahren in gewissem Sinne als meine ‹Opponenten› gelten, weil sie immer fragen, welchen Nutzen sie für die Praxis daraus ziehen können. Der Anatom, der Morphologe, wird oft als ein Produzent gesehen, der die grundlegenden Tatsachen und Begriffe der Anatomie zu liefern hat, damit sie die Praktiker nutzbar machen und funktionell verwenden können. Immer wieder fragen mich die Praktiker, seien es Ärzte oder Physiotherapeuten: «Was sollen wir mit der Anatomie machen? Wozu nützt diese Kenntnis?» Immer wollen sie direkt etwas damit ‹machen›. Sie scheinen nicht an den Tatsachen und Konzepten selbst interessiert zu sein, sondern nur an ihrer Anwendung.

Ich bin mir bewusst, dass ich nur über den Menschen im theoretischen Sinne in Bildern und Gesten reden kann. Sie, liebe Zuhörer, sind diejenigen, die meine Ausführungen ins Praktische übersetzen und übertragen müssen. Das kann und darf ich als Anatom niemals tun. Das muss die Aufgabe der Praktiker sein und bleiben. Am Ende können wir vielleicht übereinstimmend sagen: «Ja, dieses Bild des Menschen ist wichtig. Es kann, ins Therapeutische übersetzt, helfen, mit erkrankten oder gelähmten Menschen usw. zu arbeiten.» Das ist mir vielleicht eine beruhigende Entschuldigung. Es kommt mir jedoch mehr auf die Gesinnung an. Ich bin der Meinung, dass es vielleicht wichtiger für die Zukunft überhaupt sein wird, wie wir **denken**, nicht nur, wie wir handeln oder was wir ‹anwenden› werden. Durch mein Interesse wie durch meine Arbeit in der Genetik und in der Genforschung ist mir aufgegangen, dass es für das nächste Jahrhundert wahrscheinlich von gleichrangiger Bedeutung sein wird, in welcher inneren Haltung und von welchem Menschenbild ausgehend wir über unsere Erblichkeit denken, wie das, was wir mit unseren Genen tun werden. Die Gesinnung, mit der wir auf den Menschen und die Welt in Zukunft zugehen werden, ist insofern wichtiger als das Handeln, weil das Denken immer dem Handeln vorausgeht oder zumindest vorausgehen sollte.

Der **Fachbereich** der Vorträge ist die Embryologie oder *Embryosophie.* Dass ich die Embryologie gewählt habe, hängt natürlich mit meiner Biographie zusammen. Sie ist, wie bereits erwähnt, meine Leidenschaft. Ich beschäftige mich schon seit 25 Jahren mit ihr. Es sei noch einmal betont, dass es mir, hier und jetzt, nicht um die Embryologie als Wissenschaft geht. Die Embryologie ist nur ein Mittel, um die Gestalt des Menschen, diesen Bewegungsmenschen, zu verstehen. Deshalb heißt der Titel der Vorträge: Der Mensch **als Embryo** zwischen Himmel und Erde. Denn eines der vielen Geheimnisse des Menschen ist es, Embryo zu bleiben! Das werde ich später weiter ausführen. Ich wende bei meinen Ausführungen **die Methode** der goetheanistischen Phänomenologie an. Der Phänomenologe bemüht sich immer, ein ‹Mittätiger› zu sein. Er versucht die Formen, die Bewegungen, die Gestaltungen innerlich nachzuvollziehen, um dadurch die Gebärde oder die Gestik, die dahinter wirkt, zu verstehen.

Teilnehmer oder Zuschauer?

Zusammenfassung

Der phänomenologische Ansatz bzw. die phänomenologische Betrachtungsweise erfordert, dass Sie ernst nehmen, was Sie über Ihre Sinne wahrnehmen. Haben Sie Vertrauen in Ihre Erfahrungen, die sich Ihnen an Welt und Wirklichkeit enthüllen, wenn Sie daran teilnehmen und zulassen, dass der reine Zuschauer in Ihnen nicht die Oberhand gewinnt. In diesen Vorträgen werden wir uns beschäftigen mit einer Embryologie und Morphologie, an der wir der Teilnehmer (Partizipant) sind. Wir halten nicht nach den Ursachen oder kausalen Erklärungen, sondern nach der Bedeutung und dem Verständnis der Dinge Ausschau. Wir suchen nach Gebärden, nach dem, was sich durch sie als ein ihnen innewohnendes Bild offenbart. Was ist für Sie Wirklichkeit? Ist es z. B. das, was Sie als Ihr Körpergewicht (die unvermeidlichen 60–70 kg) auf die Waage bringen, oder ist es das, wie Sie Ihr Gewicht, Ihre Schwere ***erleben****? Wie schwer fühlt sich ein Toter, ein hilfloser Kranker oder ein schlafendes Kind an? Wie leicht erlebt sich dagegen ein Tanzender, ein Glücklicher oder ein Liebender? Zur Erfahrung der Wirklichkeit des ‹teilnehmenden Beobachters› gehört die Schwere wie die Leichtigkeit! Moderne, materialistisch ausgerichtete Philosophie schließt den ‹Faktor Mensch›, den erlebenden Menschen, aus. Erinnern Sie sich, dass nur der anthropozentrische oder auch geozentrische Gesichtspunkt, der vom Menschen und der Erde ausgeht oder diese einschließt, uns die Wirklichkeit eines Sonnenauf- oder -unterganges oder der sich bewegenden Planeten und Sterne im Verhältnis zueinander enthüllt. Nirgends sonst im Universum und bei niemandem Anderen kann dieser Ausgangspunkt, von dem aus sich die Wirklichkeit enthüllt, gefunden werden!*

Die Menschenform ist eine Form,
die aus der Bewegung hervorgegangen ist.
Rudolf Steiner (Theosophie)

Frau Dr. Glöckler hat in ihrem Einleitungsvortrag für die Tagung auch davon gesprochen, dass der Mensch eine äußere Form hat, die aus der Bewegung hervorgegangen ist. Der Phänomenologe bleibt nicht bei der Form stehen. Er versucht, die Bewegung, die hinter ihr wirkt, mitzuerleben. Er versucht, die Grenze des ‹Sinnlich-Übersinnlichen› zu überschreiten und so die dahinterliegende Gestik zu erfassen. Er versucht zu **verstehen**, nicht in erster Linie zu **erklären**. Wichtig ist auch, dass die Phänomenologie von dem Menschen ausgeht. Die reguläre Wissenschaft, die ich durch mein Studium und meine Forschungen gut kenne (da ich auch auf sie vereidigt bin, habilitiert habe und über sämtliche wissenschaftlichen Nachweise und Dokumente verfüge), hält den Menschen *(the human factor)* aus den Dingen heraus, mehr noch, sie treibt ihn in ihrer Suche nach sog. Objektivität regelrecht heraus. Durch die reguläre Wissenschaft werden wir immer aufgefordert, uns nur rein als **Beobachter** zu verhalten und den Dingen, wie uns selber, zuzuschauen. Der Phänomenologe hingegen bemüht sich, immer an den Dingen teilzunehmen, ihr Werden mitzuvollziehen (innerlich nachvollziehen). Deshalb sucht er sich die Tatsachen der Welt durch seine Sinne aufzuschließen, um an ihnen Anteil zu nehmen. Er will sich mit entsprechender Zurückhaltung, aber mit vollem Bewusstsein, mit den Dingen vereinen. Das heißt: zu ihnen ‹bezogen sein und doch Distanz bewahren›. Deshalb ist es bei der phänomenologischen Betrachtung so wichtig, dass «Sie das für wahr halten, was Sie ‹wahr›-nehmen». Wenn Sie heute Abend die Sonne untergehen sehen, so können Sie davon überzeugt sein, dass die Sonne sich bewegt und nicht die Erde! Der Phänomenologe ist sozusagen prinzipiell *anthropozentrisch* ausgerichtet, indem er die **Erfahrung** der Wirklichkeit ernst nimmt. Das soll nicht bedeuten, dass er die andere Wirklichkeit, nämlich die gedachte und objektivierte (d. h. zugeschaute) Wirklichkeit, bei der die Erde sich um die Sonne dreht, verneint! Die schließt er sozusagen mit ein.

Fassen wir das Gesagte zusammen: indem wir für ‹wahr› halten, was wir ‹wahr›-nehmen, erleben wir unsere Sinneswahrnehmungen als die primäre Wirklichkeit. Die jedoch sucht die reguläre Wissenschaft als subjektiv auszuschließen. Sie setzt an die Stelle des Menschen etwas ‹Objektives›, z. B. ein Messgerät, und schiebt damit den Menschen aus seinem (subjektiven) Erlebnisfeld auf den Beobachtungsposten, so dass er mit dem eigentlichen Geschehen nichts mehr zu tun hat. Der Phänomenologe erlebt den Menschen nicht nur im Aktionsfeld seiner gesteigerten Wahrnehmungen, sondern er wählt ihn zu seinem Ausgangspunkt, von dem aus er die Welt betrachtet. Er geht, wie ich es nannte, ‹anthropozentrisch› vor. Einige Beispiele mögen das noch verdeutlichen. Wenn ich die Medizinstudenten in den Seziersaal einführe, versuche ich ihnen immer bewusst zu machen, wie schwer ein Toter ist und dass ein Toter so viel schwerer ist als ein Lebender. Meine Frage, wie schwer ein Toter ist, verstehen sie oft nicht. Erst wenn ich sie bitte, sich vorzustellen, sie würden das eine Mal z. B. zu viert einen Toten in einen Sarg legen oder sie müssten einen Schwerkranken aufrichten und betten oder sie würden ein schlafendes Kind auf ihren Armen tragen oder einen geliebten Menschen hochheben oder wie sie ihr Gewicht spüren, wenn sie glücklich sind und tanzen oder wenn sie traurig und todmüde sind, dann erst verstehen die Studenten, worauf ich hinaus will. All diese Gewichte erleben wir unterschiedlich, den Toten bleischwer, den Tanzenden federleicht usw. Ich kann auch Ihnen, liebe Zuhörer, die Frage stellen, was erleben Sie von Ihrem Gewicht, jetzt, indem Sie mir zuhören, wenn Sie arbeiten oder spazieren gehen? Was erfahren Sie also von Ihren Kilos, wenn Sie als lebendiger Mensch an ihrem Leib **teilhaben**? Vielleicht lässt sich sagen, dass Inkarnation levitiert, den Körper leicht macht. Das entgeht einer Waage vollkommen. Sie wird immer das gleiche Gewicht anzeigen, unabhängig davon, wie Sie es wahrnehmen und erleben. Die Waage kann über die Wirklichkeit der vom Menschen unterschiedlich erlebten Gewichte keine Auskunft geben. Verstehen Sie, dass der Waage diese Erlebniswirklichkeit entgeht, dass das sog. objektive Instrumentarium des materialistisch gesinnten Zuschauers eine ganze Wirklichkeit nicht erfassen kann? Somit deckt der phänomenologisch-anthropozentrische Standpunkt eine Wirklichkeit auf, die dem objektiven Messen und Wiegen verborgen bleibt! Deshalb begegne ich als Phänomenologe dem Embryo als anteilnehmender Partner.

Ecce Homo?

Was haben Sie für ein Bild von der für den Menschen typischen Haltung? Also, in welcher Haltung stellen Sie sich den Menschen vor?

In der klassischen, anatomischen Position, die die eines ‹koffertragenden› Menschen ist, und sehen Sie dabei den Menschen so vor sich, dass die Aufrechte, die Vertikale, von Kopf bis Fuß im Vordergrund steht? Oder vielleicht so, wie ihn Leonardo da Vinci gezeichnet hat, mit erhobenen, ausgebreiteten Armen, wo der Kopf nicht länger das Zentrum ist und wo die Menschengestalt sozusagen einen fünfstrahligen Stern bildet mit dem Herzen im Mittelpunkt? Oder sehen Sie den Menschen noch in einer ganz anderen Weise vor sich, z. B. dass er mit der einen Hand von hinten oben etwas nimmt und mit der anderen Hand von unten das Genommene sozusagen zur Tat führt und es verwirklicht? Wie Rudolf Steiner den Menschheitsrepräsentanten abgebildet hat? Dies alles ist möglich! Gibt es vielleicht gar keine anatomische Position oder die anatomische Haltung? Wir werden alle Haltungen, die ich jetzt beschrieben habe, beim Embryo wiederfinden. Für die Therapie haben Sie die freie Wahl, von welcher Haltung Sie ausgehen bzw. welche Haltung Sie benutzen wollen. Vielleicht sind alle drei der hier erwähnten Haltungen als die wahrhaft menschlichen anzusehen, vom Kopf bis zum Fuß, vom Herzen bis in die Hände und als ‹Wirkende›, was von hinten nach vorn führt und umgekehrt?

Embryologie und dynamische Morphologie

Zusammenfassung

In dieser Darstellung will ich die Gebärden und Bewegungen, die hinter den Formen der Gliedmaßen und der ihnen zugehörigen Gürtel wirksam sind, erläutern. Wenn wir die Vorgänge (Prozesse) aufsuchen, die zu den Formen führen, wird es uns helfen, die Gesetzmäßigkeiten der Form und Funktion von Schulter- und Beckengürtel zu verstehen. Wenn wir die Gebärden verstehen, werden wir hinter den Gebärden ihre Ideenbilder durchscheinen sehen. Wir mögen hierdurch in das Gebiet des ‹Sinnlich-Übersinnlichen› (Goethe) gelangen. Da «die Urbilder Schöpferwesen und Kräfte verkörpern» (Rudolf Steiner, Theosophie), mögen wir mehr oder minder dem Wesenhaften oder dem Seienden selbst begegnen, welches auf seine Weise in den Formen und Gesten wirkt. Wie ich vorher schon deutlich gemacht habe, ist nicht der Embryo das Ziel dieser Vorträge. Sie sind dazu gedacht, einen Weg zu eröffnen, der es ermöglicht, in das Innere einer dynamischen Morphologie einzudringen. Ich bin mir bewusst, dass es auch noch andere Wege gibt, dieses klarzulegen. Ich habe den Embryo als Einstieg genommen, weil es ein Gesetz ist, dass alle Wesen nur durch ihr Werden verstanden werden können (Haeckel) und dass «die Menschenform eine Form ist, die aus der Bewegung hervorgegangen ist» (Rudolf Steiner). Und dieses Prinzip gilt für alle Lebensformen: Formen (Strukturen) kommen immer aus einer Bewegung (Prozess) hervor und nicht anders herum (wenigstens in der lebendigen Natur).

Als wichtigste Methode werde ich Polarisierungen und Kontrastierungen einsetzen. Obwohl meistens anders gedacht wird, führt das Denken in Polaritäten nicht zu Dualismus und Trennung und Spaltung, sondern zu einem monistischen oder auch supradualistischen Verständnis, d.h. Polaritäten gehören und erfüllen einander: Zwei-Einheit. Beim Studieren polarer Verhältnisse enthüllen sich Zusammenhänge. Aus diesem Grund hat man es immer mit einem Zusammenhang zu tun. In der Hauptsache will ich das ‹Lemniskatoskop› als Instrument benutzen, welches sehr viel mit einem Makroskop zu tun hat. Dabei ist es günstig, sich den Ratschlag Goethes zu vergegenwärtigen, Einzelheiten immer im Zusammenhang des Ganzen zu betrachten, und sich bewusst zu machen, welcher geistige Gesichtskreis, welcher Gesichtspunkt dafür zutrifft.

Weshalb beschäftigen wir uns mit Embryologie? Von Rudolf Steiner gibt es die Aussage, dass «der erweiterte Goetheanismus die Urbilder hinter den Formen zu ermitteln sucht». Der Goetheanist findet zu diesen Urbildern und ihren Gebärden, wenn er die Dinge mit den Geistesaugen seines Herzens anschaut. «Die Urbilder», so stellt Rudolf Steiner fest, «sind schaffende Wesenheiten.» Wenn wir versuchen, hinter dem Embryo Kräfte und Urbilder wirksam zu sehen, dann nähern wir uns der Welt der schaffenden Wesenheiten! Der Mensch ist eine Erscheinung! Der Embryo kann uns so gut dabei helfen, den Menschen zu verstehen, weil im Embryonalstadium der Mensch noch ganz damit beschäftigt ist, seine körperliche Bildung im Raum hervorzubringen. Das Werden der Formen in der menschlichen Gestalt ist da noch so klar und offenbar zu ‹lesen›. Der Biologe Haeckel hat gesagt: «Jedes Sein wird uns nur durch sein Werden erkannt.» Sie werden bemerken, dass bei der Gestaltung unseres Leibes der Embryo helfen kann, schon die Gebärden zu sehen, die später in der Physiologie und Psychologie sich offenbaren wollen. Der Unterschied zwischen Seele und Körper, zwischen Lebensgestaltung, Körpergestaltung und seelischer Bewegung darf eigentlich gar nicht gemacht werden, so dass man auch sagen kann: «Alles, was der Mensch im Seelischen, im Lebendigen, auch im Denken usw. vollzieht, ist zurückzuführen auf organische, körperlich-leibliche Gebärden.» Das alles wird später noch näher erklärt werden. Das ist das Schöne, dass uns Gott dies alles im Embryo offenbart!

Ich möchte an dieser Stelle den Begriff des ‹*Lemniskatoskopes*› einführen und diesen für den Begriff der Umstülpung anwenden, der in der Embryonalentwicklung eine wesentliche Rolle spielt. Mit dem *Lemniskatoskop* suche ich den hinter den sichtbaren Formen wirkenden Kräften nachzuspüren. Dabei ist die Umstülpung, der Umstülpungsvorgang, das Wesentliche, was bedeutet, dass wir in den Gegenraum kommen. Der ‹Gegenraum› ist aber der geistige Raum. Das ist so einfach, dass man das auch in einem regulären Hörsaal sagen kann: «Wenn es eine geistige Welt gibt, so ist eines sicher, dass sie völlig anders, geradezu gegensätzlich zu der gegenständlich-materiellen Welt ist, die wir mit unseren physischen Sinnen erkennen können.» Die geistige Welt ist wenigstens zu denken als die umgestülpte Welt, die Gegenwelt. So kann ich mit meinem *Lemniskatoskop* das, was im Embryo geschieht, umdenken. Das unterscheidet sich grundsätzlich von dem, was *homolog* genannt wird. Auf diesen Unterschied möchte ich hinweisen. Homolog sind z. B. Arme und Beine, indem sie einander ähnlich sind. Zwei Dinge also, die homolog sind, haben einen äußeren Bezug zueinander – sie unterscheiden sich aber funktionell voneinander. Was der Phänomenologe sucht, ist nicht die Homologie, also das, was sich ähnelt, sondern er sucht das ‹Gegenräumliche›, das heißt: er sucht nach demjenigen, was hinter den Dingen an verborgenen Kräften wirkt, sozusagen nach einer ‹*Meta-logie*›. Wenn wir z. B. Arme und Beine in ihrem Zusammenhang verstehen wollen, so sind sie zwar von außen betrachtet homolog, aber wir können, bei Übereinstimmung der Kräfte hinter Armen und Beinen, Gebärden und Gesten entdecken, die sich in Armen und Beinen entgegengesetzt, d. h. ‹polar›, äußern. Wenn wir ‹hinter den Formen› Übereinstimmung und Bezug zu Gebärde und Bewegung (als seelische Äußerung) suchen, dann beschäftigen wir uns mit dem, was ich als *Meta-logie* bezeichne. Diesen, jetzt vielleicht noch ziemlich abstrakten, methodischen Bemerkungen werden später noch viele erläuternde Beispiele zugefügt.

Befruchtung

Zusammenfassung

«Im Anfang schuf Gott die Himmeln und die Erde.» Niemals habe ich ein kraftvolleres Abbild dieser gewaltigen Schöpferworte angetroffen als in diesen Ereignissen, die sich während der Konzeption zwischen Samenzelle und Eizelle im sog. Präkonzeptionellen Attraktionskomplex abspielen. Das ist die Ausgestaltung eines ein paar Stunden andauernden dynamischen Gleichgewichtes zwischen den einander polaren Geschlechtszellen. Zwei entgegengesetzte Qualitäten, ja Welten treten in ein schöpferisches Gleich-

gewicht zwischen Begegnung und Entgegnung ein. Es treffen aufeinander zwei Welten, von Zentrum und Peripherie, von Langgezogenem (Radialem) und Kreisförmigem, von Zusammenziehendem (Konzentration) und Versprühendem, von Zellkernhaftem und Zellleibmäßigem, von Form und Prozess, von einem Sich-Öffnen und einem Sich-Abschließen usw., ja, in der Tat von Himmeln und Erde. Wir haben es zu tun mit den grundlegendsten Gegensätzen, die wir je erfahren und uns vorstellen können, dem Hier und dem Dort, dem Ich und der Welt. In diesen angesprochenen Stunden wird das gewöhnliche biologische Gefüge umgekrempelt, indem eine Art von ‹De-Biologisierung› stattfindet. Biologische Materie, Stoffliches wird der entgegengesetzten Welt, dem Geistigen geöffnet. Empfängnis ist nicht eine Mischung von zwei Qualitäten, es ist eine Steigerung von beiden! Und da, in dem Moment der Begegnung von Samenzellen und Eizelle (oder besser und mehr phänomenologisch gesagt: von ‹Samenzelligkeit› und ‹Eizelligkeit›, also nicht als Zellen, sondern als Qualitäten oder Gebärden betrachtet), lodert Materie hinaus und Geist flammt herein. Das ist wiederum ein Beispiel für den Grundsatz, dass Geist niemals die Ereignisse in der Materie bestimmt oder zwingt. Die Materie wird sozusagen aufgefordert, sich zu öffnen und dem Geist stattzugeben, den höheren Hierarchien zu willfahren.

Von Anfang an ist der Mensch ein menschliches Wesen. Die ‹befruchtete Eizelle› ist bzw. stellt nicht weniger einen ganzen Menschen dar, als ein Embryo oder ein Neugeborenes oder ein Erwachsener oder ein Greis es tun. Besser gesagt: die Zygote ist ein «ungeteilter, d.h. individueller menschlicher Körper» (O.J. Hartmann, Dynamische Morphologie).[1]

Nun möchte ich eigentlich damit beginnen, womit der Embryologe immer anfängt, d.h. mit der Befruchtung, mit der Konzeption. Die Embryologie ist wenigstens ein richtiges Fach, das einen Beginn hat! Der Anatom oder der Physiologe kann irgendwo beginnen. Der Embryologe jedoch fängt immer von vorne an. Es würde den zeitlichen Rahmen dieser Vorträge sprengen, wenn ich darstellen würde, was bei der Befruchtung eigentlich geschieht. Deshalb kann ich die Dinge nur andeuten und weniges herausgreifen. Mir ist es aus dem Grunde so wichtig, wenigstens etwas von dem Befruchtungsvorgang zu schildern, weil wir dadurch schon eine Ahnung erhalten, was Umstülpung und ‹Lemniskatoskopie› bedeutet.

Normalerweise denkt der Mensch heute, dass Befruchtung eine Verschmelzung zweier Arten von Zellen sei, der Samenzelle und der Eizelle. Das ist aber so nicht der Fall! In der Konzeption entsteht für wenige Stunden ein ‹Gebäude›, ein Bildezusammenhang, ein Geschehen, welches nur sehr zart und labil ist und sich nur kurze Zeit in der Erscheinung halten kann. In diesem sog. *Präkonzeptionellen Attraktionskomplex* sehen wir, wie hunderte von Samenzellen sich, wie magisch angezogen, der Eizelle von allen Seiten nähern und ihre Köpfe an sie ankleben. Was da entsteht und ein paar Stunden unverändert andauert, ist ein strahlenartiges, sonnengleiches Gebilde mit der runden Eizelle im Zentrum, zu dem sich die langgezogenen Samenzellen wie periphere Strahlen ausrichten (siehe *Abbildung 1*, Seite 50) und das, so wird angenommen, anfängt zu rotieren.

Die Entstehung dieses ‹Gebäudes› hängt mit der Polarität von Samenzelle und Eizelle zusammen, die eine wahrhafte Ur-Polarität verkörpert. Stünde mir mehr Zeit zur Verfügung, könnte ich Sie besser nachvollziehen lassen, durch was sich diese Urpolarität äußert. Hier kann ich nur beispielhaft einige Aspekte herausgreifen. Betrachtet man die Entwicklung und Reifung einer Samenzelle, so kann man zunächst verfolgen, wie aus einer rundlichen Zelle eine langgezogene wird und zugleich eine vielfältigste Vermehrung der Zellen stattfindet. Dabei vollzieht die Samenzelle eine zusammenziehende Geste, die sie völlig durchgeformt und durchstrukturiert erscheinen lässt. Sie reduziert und verkleinert ihr Inneres dabei sozusagen zu einer ‹Nur-DNS-Formel›. In dieser Entwicklungsgebärde schließt sie sich vollkommen ab, wird unbeeinflussbar von dem, was um sie herum geschieht, und erwirbt sich so die ihr eigene Unabhängigkeit von der Außenwelt. Gegensätzlich dazu verhält sich die Eizelle in ihrer Entwicklung. Sie macht eine Gebärde des Öffnens. Sie grenzt sich zwar durch ihre Hüllen von ihrer Umgebung ab, aber in ihrem Wachstumsverhalten wie in ihrer bestehen bleibenden kugeligen Form liegt das Ausbreiten und das Sich-in-Hingabe-an-die-Welt-zu-Öffnen als Hauptgebärde beschlossen. Mit dieser ausweitenden, öffnenden Gebärde geht einher, dass die Eizelle eine verletzbare und für Umwelteinflüsse empfängliche Zelle ist, ganz im Gegensatz zur Samenzelle, die man manipulieren, tief einfrieren, zentrifugieren usw. kann! Die Eizelle aber scheint dazu bestimmt, in dauernder Wechselwirkung mit der Umwelt zu leben. In der Dynamik ihrer Gestik liegt ein Sich-Öffnen anstelle eines Sich-Abschließens wie bei der Samenzelle.

Die sich in ihrem Wachstum allseitig ausweitende Eizelle bietet sich in einer grenzenlos anmutenden Öffnungsgebärde der Peripherie dar. Dabei schwillt ihr Zellleib zugunsten des Zellkernes, indem sie reich wird an Zytoplasma und innerer Dynamik. Ganz anders ist es bei der Samenzelle. Alles lebensvolle Schwellen, jede innere Dynamik schwindet in dem Maße, wie sich Form und Struktur in ihr ausprägen. Zeigt sich in der Eizelle quellendes, formauflösendes Leben, so in der Samenzelle ein Zurückziehen desselben, ein Ersterben und Erstarren in der Form. Das sind nur zwei von den mannigfachen Formgebärden, die diesen urpolaren Zellen innewohnen. Ich müsste Ihnen noch viel mehr Anregungen und Hinweise geben, um das, was hier als Umstülpungsqualität zum Vorschein kommt, hinreichend zu verdeutlichen. Das so weit Ausgeführte kann, unter anderem, mit der phänomenologischen Schlussfolgerung zusammengefasst werden: Die Eizelle vollzieht die ‹Zytoplasma-Gebärde› zusammen mit einer ‹allumfassenden› Kugelgeste. Die Samenzelle enthält die ‹Zellkerngebärde› in ihrer zusammengezogenen und langgestreckten Form, die zum ‹Alldurchdringen› geschaffen ist. Ist die eine ruhende Kugel, innerlich bewegt und regsam, ist die andere ein bewegender Strahl, innerlich erstarrt zu toter Struktur. Innerlich beweglich und äußerlich bewegend, versprühend und zusammenziehend sind konträre, polare Eigenschaften dieser beiden Zellen.

Beispiele

Wie wird eine Eizelle zur Eizelle? Die Eizelle macht die Gebärde der Ausweitung und möchte das sozusagen endlos fortsetzen. Dann aber kommt der Moment, in dem sie aus dem Eierstock (Ovar) herausgeht und sich teilen soll (das hat mit genetischen Bedingungen zu tun, tatsächlich mit der Reduktion der Chromosomen). Eine Eizelle jedoch ‹will› sich eigentlich gar nicht teilen, weil es der inneren Dynamik ihrer Ausweitungsgebärde zunächst zuwiderläuft und Ganzheit aufbewahren ‹will›. Es gehört sozusagen weder zu ihrer Dynamik noch Gestalt. Doch teilen muss sie sich, und so stößt sie auf dem Höhepunkt ihrer

Ausweitung eine winzig kleine Zelle ab (das Polkörperchen), und eine riesengroße Zelle bleibt übrig (Oozyt). Der Vorgang kann auch so betrachtet werden, dass in dem beschriebenen Moment die Eizelle die ‹Samenzelligkeit› abschnürt und dadurch Eizelle bleiben kann, weil sie die Samenzelligkeit von sich absetzt. Die Eizelle lebt sozusagen in Einheit oder Einheitlichkeit, ‹Samenzelligkeit› repräsentiert Vielheit oder Vielfältigkeit (‹Zellularität›).

Eine Samenzelle versinnbildlicht Konzentration und das gerade, das gestreckte, das radiale oder strahlige Prinzip. Eine Samenzelle hat mit dem Licht zu tun, sie leuchtet sozusagen. Sie ist nur Oberfläche, worin das Licht zurückgeworfen wird. Die Eizelle hingegen nimmt das Licht auf, schluckt es gewissermaßen.

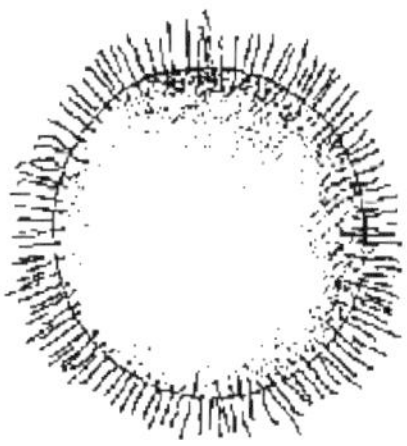

Abbildung 1. Eizelle und Samenzellen in einem Präkonzeptionellen Attraktionskomplex. Quelle: Dr. med. Kaspar Appenzeller: *Die Genesis im Lichte der menschlichen Embryonalentwicklung,* Zbinden Verlag, Basel 1976, Tafel II (bearbeitet vom Hg.).

Kehren wir zurück und greifen den Präkonzeptionellen Attraktionskomplex noch einmal auf. Was machen nun die beiden Zellen, wenn sie zusammenkommen? Gerne würde ich Ihnen in einer ausführlichen phänomenologischen Betrachtung darlegen, was in der tiefgreifenden Polarität dieser beiden Zellen alles enthalten und aufzufinden ist. Eizelle und Samenzellen komponieren bei ihrem Zusammentreffen im Hin- und Widerspiel einen Zustand der Ausgewogenheit miteinander. Dieser Bildezusammenhang dauert wenige Stunden an, ohne dass sich offensichtlich etwas anderes ereignet. Es wird abgewogen, was geschehen darf oder kann, was nicht. Eine lange Weile bleibt es in der Schwebe, nichts ist bestimmt, alles kann eintreten oder auch gar nichts.

Es ist wie ein Atemanhalten. Von beiden Seiten werden in gegenseitiger Wechselwirkung die Bedingungen für eine Befruchtung (d.h. die Zusammenschmelzung der Eizelle und Samenzelle) vorbereitet, damit sie eintreten könne, sich aber nicht ereignen muss. Dieses labile, dynamische Gleichgewicht schwingt um die Voraussetzungen einer möglichen Begegnung wie um diejenige einer möglichen Entgegnung, d.h. eines Nicht-Begegnens. Hier bilden gleichermaßen Eizelle und Samenzelle nicht nur ein gemeinsames Gebäude, sondern es arbeiten zwei polare Prozesskräfte, die der ‹Eizelligkeit› und die der ‹Samenzelligkeit›, für die Konzeption zusammen. So gesehen ist Konzeption keine Mischung von Samenzelle(n-Prozess) und Eizelle(n-Prozess), sondern es handelt sich hier im goetheanistischen Sinne um eine Überhöhung, um **Steigerung**. Dadurch wird der Moment ‹bereitet›, in dem etwas Neues entstehen darf und kann! Wie der Dichter das so schön sagt: *«Geworden, erschaffen, in dem Augenblick, da ich Du war und Du warst Ich. Wir waren einander und wurden der Andere.»* Was hier geschieht, hat nichts mit Reproduktion (Wiederholung des Gleichen) zu tun. Hier wird Raum geschaffen für die Dimension des Anderen, des Dritten!

In *Abbildung 1* ist die physische Erscheinung des Komplexes angedeutet. Wie kann man das Gebilde phänomenologisch interpretieren? Deshalb, weil diese beiden Zellen, die ‹Samenzelligkeit› und die ‹Eizelligkeit›, sich auf eine andere Ebene begeben haben, bieten sie sozusagen ihre Fähigkeiten und Qualitäten an und bringen da etwas hervor, was man anschauen kann wie eine ‹Verkehrung› der normalen biologischen Verhältnisse! Um das zu verstehen, schlagen Sie bitte die erste Seite Ihres Biologiebuches auf! Dort ist meistens ‹**Die Zelle**› abgebildet. Die Zelle wird in der regulären Biologie als die ‹Lebenseinheit› interpretiert und meistens als ein kleiner Baustein bzw. als eine fundamentale Erscheinung des Lebens. Das stimmt, genauer gesehen, zwar nicht, aber im Allgemeinen wird das so angenommen (und klappt es auch: ‹Die Zelle› als Prinzip der lebendigen Natur, ja, als Baustein von Organismen, nein). Da ist also die Zelle mit ihrem Kern, umgeben von Zytoplasma. Schauen wir uns an, was die beiden Zellen jetzt miteinander tun. Weil sich die Samenzelle in Richtung des Kernes vereinseitigt hat, hat sie sich, phänomenologisch betrachtet, die Kerngebärde angeeignet. Sie ist nur Kern, nur Struktur, nur Zentrum, nur Formel und besitzt keine innere Dynamik usw. Die Eizelle hingegen geht sozusagen in der Gebärde des Zytoplasmas auf. Sie gibt sich ganz hinein in die Bewegung des Öffnens, in den Stoffwechsel, in das Verletzbar-Sein. Sie ist bereit zu kommunizieren. Die beiden Zellen haben sich also spezialisiert, die Eizelle sozusagen zum ‹Zytoplasma-Werden›, die Samenzelle zum ‹Kern-Sein›. Und jetzt bemerken Sie, wie hier eine umgekehrte Welt erscheint. Man findet hier lauter Umkehrungen, Verkehrungen der geschilderten Merkmale und Qualitäten von Samenzelle und Eizelle: Das, was im Zentrum sein sollte, ist in der Peripherie. Was da im Zentrum in Ruhe sein sollte, ist jetzt in Bewegung. Was konzentriert im Zentrum sein sollte, ist jetzt radiiert, ausgestrahlt, peripherisiert sozusagen. Was in der Umgebung, in der Peripherie mit Dynamik sich abspielen sollte, ist jetzt im Zentrum. Was dynamisch-beweglich sich ausbreiten sollte, ist jetzt ruhend im Zentrum. Es ist, als ob die übliche ‹Zelle›, der ‹Baustein des Lebens›, in das Gegenteil verwandelt wäre. Können Sie sich vorstellen, dass diese beiden Zellen eine solche Verwandlung durchmachen, indem die eine zu dem wird, was Wesen der anderen eigentlich ist, und umgekehrt? Das, was hier gebildet, gestaltet, aufgerichtet wird, darf als *Umstülpung* bezeichnet werden und ist in Wahrheit ein Zustand der Umkehrung, in den Geistiges oder Gegenräumliches treffen und eingreifen kann. Es kann auch so gesagt werden: Hier in diesem Moment, in diesem Komplex, werden die ‹irdischen› und ‹üblichen› Gesetzmäßigkeiten der Biologie *‹ent-biologisiert›* und neuen, ‹nicht-irdischen› Verhältnissen geöffnet. In diesem Geschehen ist die Welt für einige Stunden empfänglich für den Einzug eines anderen Reiches. Vielleicht kann sich dabei Geist herniedersenken und sagen: «Dort will ich sein, da ist die Materie und die Biologie, die sich für mich eignet und öffnet.» So wirkt das Lemniskatoskop und das ist ‹Umstülpungs-Denken›. Um die Embryologie, ja um überhaupt Polaritäten zu verstehen, brauchen wir dieses Umstülpungsdenken, um uns ein ‹Umstülpungs-Bild› zu schaffen.[2]

Zeichenübung (siehe *Abbildung 2*, Seite 54)

Hier wird eine ganz einfache Übung dargestellt, die das Umstülpungsprinzip erläutert. Stellen Sie sich vor, wir haben ein Dreieck. Als Erstes beginnen wir damit, dieses Dreieck in der Gebärde der Samenzelle anzugehen und zu verändern. ‹Samenzelligkeit› heißt ja unter anderem Konzentration. Nun beginnen wir, dieses Dreieck einzustülpen, und fangen an, die Gebärde der Konzentration durchzuführen. Wie Sie sehen, wird das Dreieck immer kleiner. Mehr und mehr konzentriert es sich und wird immer mehr einer Samenzelle ähnlich. Wir führen diese Konzentration immer weiter fort. Plötzlich passiert etwas Wunderliches oder Unerwartetes: Wir müssen wachsam sein, wenn wir jetzt weiterzeichnen, damit wir uns nicht verirren. Langsam und allmählich entsteht ein neues Dreieck. Es entsteht ein solches Dreieck, das nicht mehr eingezogene, konkave Seiten hat, sondern umgebogene, konvexe Seiten. Beim Zeichnen kommen wir irgendwann durch einen Punkt, bei dem die Krümmung in die Gegenkrümmung umbiegt oder umschlägt (Umstülpungspunkt oder Stillpunkt).

Wir erhalten ein Dreieck, welches sich nicht länger zusammenzieht, sondern ausdehnt und wächst. Man könnte an einer bestimmten Stelle denken, hier sei es zu Ende und aus der Samenzelle sei eine Eizelle geworden. Aber es ist nicht zu Ende! Wenn wir weiterzeichnen, werden wir in die Unendlichkeit, in den ‹unendlichen Raum›, weitergeführt. In der Unendlichkeit klappt das ‹Dreieck› sozusagen noch einmal um und kommt als unser Samenzellendreieck zurück. Wenn Sie das verstehen, verstehen Sie auch alles Weitere. Das ist ein geometrischer und logischer Vorgang, der durch die Projektive Geometrie dargestellt und erhellt werden kann. Wir treffen sozusagen auf zwei Punkte oder Stellen, bei denen sich die uns vertraute Wirklichkeit mit ihren räumlichen Verhältnissen ändert. Der erste dieser Punkte, durch den ein Umschlag oder eine Umstülpung geschieht, liegt noch in der Endlichkeit (der Nullpunkt), aber er führt in die Unendlichkeit. Dort liegt sozusagen der zweite Umschlagspunkt, wo sich das Dreieck ein zweites Mal umdreht und mit geänderten Verhältnissen, in umgekehrt polarischem Sinne, in die Endlichkeit, in die Wirklichkeit, von der wir ausgegangen sind, zurückkehrt. Wie gesagt, mit Hilfe der Projektiven Geometrie lässt sich diese Idee der doppelten, polarisierten Umstülpung auf ihre Richtigkeit hin überprüfen.

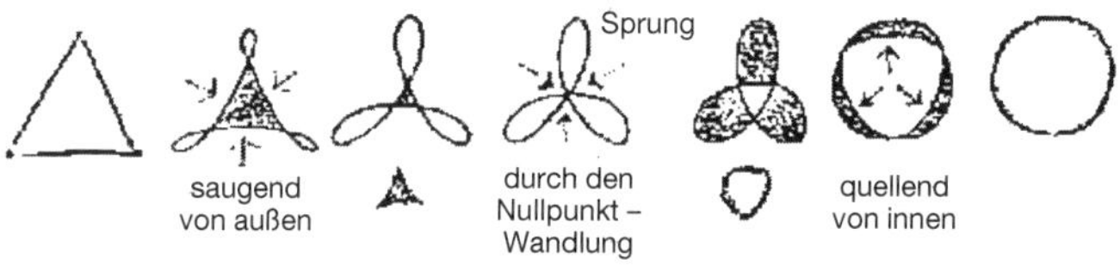

Abbildung 2. Umstülpung eines Dreiecks von ‹Samenzelle› zu ‹Eizelle›. Quelle: Karlheinz Flau (Hg.): *Urbild und Wandlung II,* Mappe mit Zeichnungsblättern, Ottersberg 1983, Blatt Metamorphosen.

Die angegebene Übung (siehe *Abbildung 2)* mit den Bildern dient dazu, besser verstehen und mitvollziehen zu können, was sich in einer Entsprechung bei der Konzeption abspielt. Da wird die Welt ebenfalls umgedreht, wodurch das Geistige ein ‹Schlupfloch› findet, um mit der Materie in eine Beziehung treten zu können. Das bedeutet auch – und das ist sehr wesentlich –, dass dieser Vorgang sich nicht unabdingbar vollziehen muss, dass hier sozusagen nichts gezwungen wird, sondern offen bleibt, was geschehen wird. Es ist vielleicht rebellisch, wenn ich sage: «Geist kann nicht zwingen!» Das Geistige ist abhängig von den Bedingungen, die in diesem Fall in der Biologie, im Lebenszusammenhang (der Konzeption) gegeben sind. Geist kann eingeladen werden und seinerseits versuchen, die Materie ‹in seinen Bereich hereinzubitten› und heraufzuheben. Aber immer muss der Geist sich mit den Gesetzmäßigkeiten der Biologie, der Materie **auseinandersetzen.** Diese Tatsache ist wichtig, um später zum Beispiel den aufrechten Gang des Menschen verstehen zu können. Es muss sozusagen immer der Widerstand gebraucht und benutzt werden, um eine Leistung und Tat zu vollbringen. Die Materie bzw. der physische Leib ist der Widerstand, gegen den wir die geistigen Bewegungen ausführen können. Mein Inspirator, der große Embryologe Erich Blechschmidt, sagt auch: «Keine Leistung ohne Widerstand.» Das ist ein Grundgesetz der Embryologie und gilt auch entsprechend für die geistige Anschauung des Menschen. So ist auch die Konzeption als der Moment anzusehen, in dem die Materie für den Geist die Bedingungen, den Widerstand geschaffen hat, die der Geist benutzen kann, um einzugreifen und auf eine höhere Stufe zu heben, was ihm von der Biologie her dargeboten wird. Zwischen beiden besteht ein **Oppositions**verhältnis, indem sie sich zunächst einander widersprechen bzw. gegenüberstehen. Geistiges und Materielles sind Gegensätze. Schon die unterste Stufe des Geistigen, das Lebendige (oder das Ätherische), kommt nicht linear aus dem Prinzip der Materie hervor, sondern steht ihr als Gegensatz gegenüber.

Das zuletzt erwähnte Prinzip der Gegensätze ist wichtig zu erfassen, um später die Vorgänge im Embryo verstehen zu können. Es fordert auf, die Gebärden vom Lebendigen, vom Seelischen und vom Geistigen (Ich) nicht einfach als etwas zu betrachten, was aufeinandergesetzt ist. Immer muss das Lebendige, das Ätherische sich mit dem Physischen auseinandersetzen. Das Astralische wiederum ist nicht die Weiterführung des Ätherischen, sondern steht in einem Gegensatz dazu. Das Astralische kann sich nur entwickeln und äußern, wenn es die Bedingungen, die das Lebendige anbietet, in seine Richtung umbildet und das Lebendige abbaut. Auch das Ich kann niemals aus dem astralischen oder tierischen Prinzip des Menschen hervorgehen! Niemals kommt aus der Pflanze ein Tier hervor, das wissen auch die heutigen Biologen. Wie weit man auch die Pflanze führen kann, niemals erscheint das Tierische: das Lebendige, das Vegetative (‹Pflanze›) führt nicht schwellenlos zum Seelischen, zum Animalischen (‹Tier›). Wie weit man auch wieder das Tierisch-Seelische führt, niemals geht das Menschen-Geistige daraus hervor. Hier gilt deshalb nicht das Gesetz der Fortentwicklung im üblichen Sinne, sondern das der Auseinandersetzung von Gegensätzen und ihre gegenseitige Überhöhung. Immer muss von einer anderen Seite, von einem Gegenüberliegenden her, das Andere, das Neue entgegentreten. Wir werden auch in der menschlichen Embryonalentwicklung sehen, wie es da vier zu unterscheidende Abschnitte der Entwicklung gibt mit ebenso deutlichen Schwellen oder ‹Umkehrpunkten›. Erst lebt der Embryo im Mineralischen, im Physischen. Dann kommt etwas anderes dazu, so dass das ätherische Prinzip eingreifen und wirken kann. Wieder ereignet sich eine nächste Umstülpung, durch die das Astralische zur Wirksamkeit gelangt. Und durch eine letzte Opposition tritt am Schluss sozusagen das Menschliche, das Ich-Wesen in Erscheinung. Ist zu verstehen, dass ich auch das Umstülpungs-Denken benutze, um die Übergänge vom Ätherischen zum Astralischen usw. deutlich zu machen? Das alles wird später in diesen Vorträgen noch erklärt. Nehmen Sie dies alles wenigstens wie Möglichkeiten und Bilder, insofern ‹Wahrheit› noch eine zu starke Behauptung ist.

Die Erschaffung Adams von Michelangelo

Wer kennt nicht den berühmten Finger von Gott und Adam im Gemälde von Michelangelo an der Decke der Sixtinischen Kapelle? Ich denke, dass Michelangelo mit Absicht die Hände von Gottvater und Adam verschieden gemalt und polarisiert hat. Gott ist nicht allein. Er ist umgeben von der Wolke und seinen Engelscharen und unter ‹Donnergetöse› zeigt er mit kräftig gestrecktem Finger auf Adam. Adam hingegen sitzt allein an einem Stein und schläft oder träumt. Er bietet seine hängende, gelöste Hand Gott an. Michelangelo hat die Hände von Gottvater und Adam sich nicht berühren lassen! Das ist das Geheimnis. Etwas soll von Gott zu Adam herüberkommen, ein Funke möchte überspringen. In dieser Weise ereignet sich auch die Konzeption! Alle Bedingungen sind da. Die Samenzellen nähern sich der Eizelle so wie der Finger Gottes Adam. Zur Berührung kommt es im ersten Moment nicht.

Die Situation bleibt offen, ob sich etwas ereignen wird oder nicht. Soll etwas geschehen, dann springt der Funke über und die Flamme des Geistes schlägt nach unten (zur Mutter Erde), wie im ersten Satz der Bibel eine Flamme aus der Polarität zwischen Himmel und Erde emporschießt: «B'reschit bara älohim et hascha ma'jim w'et haa'räz» (siehe **B'reschit**).

B'reschit

Der Embryologe, der ‹Embryosoph›, lebt und arbeitet sozusagen mit dem Ur-Grunde. Er darf die Schöpfung, die Urgebärden von Mensch und Welt in ihren Tiefen nachvollziehen und in das Licht des Verstehens heben: «B'reschit bara älohim et hascha ma'jim w'et haa'räz.» Das bedeutet auf Deutsch: «Im Anfang schuf Gott Himmel (in Mehrzahl!) und Erde.» Haben Sie das in diesem Samen-Eizellen-Komplex wahrgenommen, wie «Im Anfang» das Himmlische und das Irdische gegenwärtig sind? Was dabei Samenzelle, was Eizelle ist, das spielt keine Rolle, da bei einer richtigen Polarität beide Pole ‹umkehrbar› sind. Haben Sie auch bemerkt, dass mit diesem biblischen Text nicht nur die Zeit gemeint sein kann? Vielleicht heißt oder bedeutet «Im Anfang» auch dasjenige, von dem ausgegangen wird oder was die Grundlage schafft. «Im Anfang» gibt es das Zentrum und die Peripherie, das Hier und das Dort, usw., gibt es die grundlegend polaren Prinzipien. Das sind die elementarsten Gegensätze, die es überhaupt gibt und die wir als Mensch erleben können. Es gibt ein Hier und ein Dort, es gibt ein Ich und ein Du. Deshalb heißen die Worte der Schöpfung: «Im Anfang schuf Gott die Himmel (in Mehrzahl!) und die Erde (in Einzahl!).» Die Samenzelle hat mit der Vielheit (‹Zellularität›) zu tun und die Eizelle mit der Einheit (‹Ganzheit›, Organismus). Das sind für mich die Bilder, die ich im Embryo finden kann. Es sind Urbilder; und Urbilder sind schaffende Wesenheiten. Lassen Sie uns anfangen, die schaffenden Wesenheiten kennenzulernen!

Embryonales Sein

Zusammenfassung

O. J. Hartmann verweist darauf, dass ein Erwachsener eine grundlegend andere Perspektive, ja sogar einen umgekehrten Ausblick als ein Embryo hat. Beim Erwachsenen wächst das geistige Menschenwesen sozusagen zentrifugal in die Welt hinaus. Sein Ziel ist die Welt und seine Umgebung. Hingegen schläft im Embryo sozusagen das geistige Menschenwesen zentripetal in den Leib hinein (siehe Abbildung 3, Seite 59). Hier ist das Ziel die Ausbildung der anatomischen Organisation seines Körpers selbst. Heutzutage sind wir so sehr an die Meinung gewöhnt, dass Geist und Bewusstsein synonym, also ein und dasselbe sind. Nur neigen wir dazu, bei der zweiten Auffassung, Geist sei Bewusstsein, die erste Auffassung, nämlich den Geist, zu vergessen. Das wird in der Embryonalentwicklung offenbar. Auch im schlafenden Bewusstsein des Embryos ist Geist wirksam.

Von dem bekannten deutschen Embryologen Erich Blechschmidt (1904–1992) möchte ich drei Prinzipien oder Gesetze der embryologischen Entwicklung anführen: «Das Seelische übt sich voraus», «Entwicklungsbewegungen sind (Verhalten und) Leistungen» und «Keine Leistung ohne Widerstand».

Es ist sehr einfach, diese Gesetze im Zusammenhang mit dem ätherischen Leib verständlich zu machen. Lange bevor wir unseren ersten Atemzug gemacht, das erste Mal nach dem Finger unse-

rer Mutter gegriffen, unseren ersten Schritt getan haben, haben wir diese Bewegungen als Wachstumsbewegungen oder Entwicklungsgesten, sozusagen als seelische Leistungen geübt. Atmen, greifen, gehen sind ***nicht das Ergebnis*** *einer körperlichen Organisation, sondern sind Erscheinungen menschlichen Verhaltens auf funktionell-physiologischer Ebene, ‹Vorübungen› sozusagen. Sind atmen, etwas nehmen oder wegstoßen nicht ebenso seelische (astralische) Gesten? Am Ende dieser Vorträge werden wir entdeckt haben, dass aufstehen und aufrichten eher geistige Bewegungen, d. h. Bewegungen des Ichs zu nennen sind, als dass sie sich aus den anatomischen und physiologischen Verrichtungen ergeben. Sehr wichtig ist die Auffassung, dass eine Verrichtung nur gegen einen Widerstand ausgeführt werden kann. Keine Wirkung kann ohne Gegenwirkung erfolgen. Wo eine Reaktion auftaucht, muss auch eine Tätigkeit vorausgegangen sein. Mit den Worten von E. Blechschmidt, aber auch vom anthroposophischen Standpunkt aus, könnte festgestellt werden:* ***Bewegung hat (wenigstens im Lebendigen) keine Ursache, sie ist die Ursache selbst.***

In *Abbildung 3* wird schematisch der Unterschied zwischen einem erwachsenen und einem embryonalen Menschen gezeigt. Ein Erwachsener ist bis in seinen Leib hinein Ausdruck seiner Wesenheit. In ihm wacht das seelisch-geistige Menschenwesen zentrifugal in die Welt hinaus. Für den Erwachsenen ist die Welt das Ziel. Unser Leib und Körper ist ein Ausdrucks-Instrument. Im Embryo ist das noch umgekehrt. Dort ist der Mensch noch beschäftigt mit dem Leib selber, dieser steht im Zentrum. Das Ziel ist nicht die Welt, sondern der im Werden begriffene Leib. Der Embryo schläft tief unbewusst das seelisch-geistige Menschenwesen zentripetal in den Leib hinein. Das bedeutet, dass in der **Wachstumsgestik**, in der sich der Embryo wachsend benimmt, ‹Menschen-Werde-Gebärden›, d. h. Entwicklungsgebärden zum Menschsein, sich äußern. Später, wenn die Arbeit des Formens und Gestaltens in der Entwicklung bis zur Anatomie eines Erwachsenen mehr oder weniger zur Ruhe oder gar zu Ende gekommen ist – was aber nicht überall im Menschenleib in gleichem Maß geschieht –, werden für diesen Ausdrucksmenschen, für diesen peripheren Menschen die Kräfte frei! In dem, was eben geschildert wurde, erscheinen erwachsener und embryonaler Mensch als Polarität. Wurde der eine als Ausdruckswesen geschildert, das die Welt zu ihrem Ziele hat, könnte der andere als Eindrucks-Wesen bezeichnet werden, welches aus der umgebenden, kosmischen Welt sein Wesen in seinen werdenden Leib eindrückt bzw. einprägt.

Betrachtet man zwischen dem erwachsenen Menschen und dem Embryo ein vier Monate altes Kind, so sieht man, dass es noch immer sehr beschäftigt ist mit sich selber, es ‹trinkt nur› und es ‹isst nur›. Aber man sieht schon, dass etwas zum Vorschein kommen will, was allmählich immer wichtiger und wichtiger wird, bis sozusagen der Mensch durch seine Körperlichkeit erscheint.

Wenn wir in der Embryonalentwicklung nach Bewegungen suchen, können wir **Wachstums-Gebärden** und **Entwicklungs-Bewegungen** auffinden. Diese Entwicklungsbewegungen sind **Leistungen** des Embryos und deshalb auch menschliches Benehmen! Wenn ich jetzt ein Glas Wasser trinken will, so habe ich einen Arm, um das Glas zu heben und zu meinem Mund zu führen. Der anatomische Bau meines Armes ist dadurch für die Funktion des Greifens geeignet, dass diese schon embryonal in ihm veranlagt wird. Ein fünf Wochen alter Embryo hat noch keinen Arm. Aber sobald sich die Arme zu entwickeln beginnen, wachsen sie in einer Entwicklungsbewegung, die sicherlich etwas mit dem Greifen zu tun hat. Wir werden später sehen, wie gegensätzlich Arme und Beine herauswachsen. In der Wachstumsbewegung des Armes wird die greifende, zu sich nehmende Gebärde nachgeahmt, er

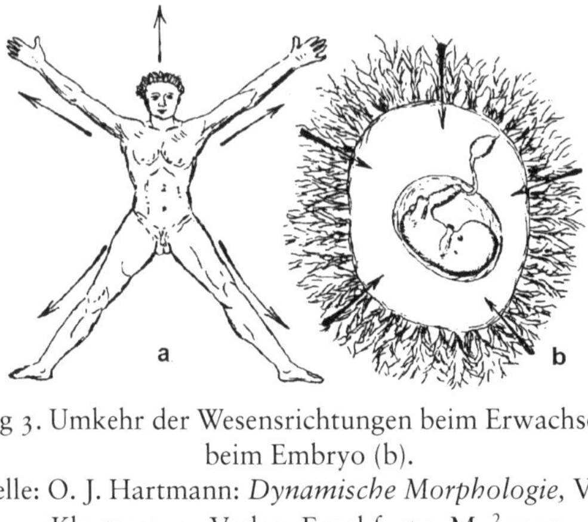

Abbildung 3. Umkehr der Wesensrichtungen beim Erwachsenen (a) und beim Embryo (b).
Quelle: O. J. Hartmann: *Dynamische Morphologie,* Vittorio Klostermann Verlag, Frankfurt a.M. ^{2}1959.

wächst in das Greifen hinein. Das Bein hingegen wächst in eine Gebärde des Stützens und des Laufens hinein. Atmung, greifen, laufen, aufrecht gehen, es sind keine ‹**Folgen**› der körperlichen Organisation. Es sind Äußerungen menschlicher Art und menschlichen Verhaltens, die während der Embryonalzeit im Körperlichen vorausgeübt werden, um später auf funktioneller und physiologischer Ebene zu erscheinen.

Der Embryo **übt** also **das Seelische voraus**, indem er den Widerstand des Physischen dafür benutzt. «Dieser Widerstand ist eine notwendige Bedingung für die Leistung, ohne die es keine Entwicklung gibt», so sagt E. Blechschmidt, der dieses Grundgesetz der Embryonalentwicklung formuliert hat.

In dem von Frau Dr. Glöckler gehaltenen Einführungsvortrag der Tagung wurde bereits hervorgehoben, dass beim Menschen Bewegung, ob sie im Physischen geschieht, ob sie sich im Lebendigen oder im Seelischen ereignet oder als Gedankenbewegung vollzogen wird, immer mit dem Geistigen zusammenhängt. Man könnte daher sagen, dass Bewegung ein Wesenszug des sich inkarnierenden Menschengeistes ist. Ein weiteres Merkmal ist mit dem Menschen und insofern auch mit Bewegung verknüpft, und das ist Entwicklung. Bewegung und Entwicklung gehören zusammen. Oder können Sie sich eine Entwicklung vorstellen, ohne dass sich etwas regt und bewegt? Zugleich sind Bewegung und Entwicklung Urbedürfnisse des Menschen. Es ist die Bewegung, die allem vorausgeht. Sie ist der Anfang jedes Werdens, jeder Veränderung, auch jeder Form. **Bewegung (Prozess) ist das Primäre, nicht die Form**. In ihr kommt Bewegung zur Ruhe und endet. Diese Phänomene lehrt uns der Embryo auf beste Weise zu verstehen, schon deshalb, weil hier alles im Werden und Gestalten begriffen ist. Blicken wir auf die Bewegungen und Gebärden, die die Formen der menschlichen Gestalt bewirken, so wird deutlich, dass sie geistiger Natur sind. Nehmen wir als Beispiel die Aufrichtung. Auch der Embryo richtet sich, wie wir später sehen werden, wachsend bereits auf! Die Aufrichtung steht nicht nur als eine wesentliche Entwicklungs- und Wachstumsgebärde hinter den verschiedenen Etappen embryonaler Entwicklung, sondern kann uns in ihrer geistigen Kraft mit Erstaunen und Bewunderung besonders dann entgegentreten, wenn wir einem Menschen begegnen, der sich mit Hilfe seines durch Krankheit (oder auch Unfall) entstellten oder verkrüppelten Körpers physisch gar nicht aufrichten kann, wie ich das an einem meiner Professoren in der Studienzeit erleben durfte. Was für eine Aufrichtung und Größe kann durch solch einen Menschen zum Vorschein kommen, trotz der Behinderung – oder vielleicht sogar gerade deswegen? Wir sollten uns besonders als Physiotherapeuten die Frage stellen, wo denn die Aufrichtung in einem solchen Fall steckt oder was die Aufrichtung im Wesentlichen ausmacht? Wieder kann ich nur darauf verweisen, wie wir an der Entwicklung des Embryos in den nächsten Stunden sehen lernen werden, welche geistigen Gebärden und Bewegungen an der menschlichen Gestalt arbeiten und zur Erscheinung kommen.

Vom Dort zum Hier, nicht umgekehrt

Zusammenfassung

In der ersten Woche menschlicher Entwicklung haben wir eine Art punktähnliches Dasein. Die befruchtete Eizelle unterzieht sich mehr und mehr dem formenden Einfluss des Samenzellen-Prinzips. Was vor der Befruchtung außerhalb der ‹Ei-Kugel› war, die immer noch als Form besteht, erscheint jetzt innerhalb derselben. Noch geschieht weder Wachstum noch Stoffwechsel, noch irgendeine Verwandlung. Selbst die Zeit scheint zu fehlen. Es ist eine Art von mineralischer Phase, die sich durch sich selbst beendet (und in vielen Fällen geschieht es auch so), wenn nicht etwas Neues, Umgekehrtes oder Gegenteiliges Platz greift. Die nächste Phase wird erreicht, wenn am Ende der ersten ‹Woche› zwei Sphären sich voneinander zu unterscheiden beginnen: eine Peripherie und ein Zentrum. Diese Polarität bleibt während des ganzen vorgeburtlichen Lebens bestehen. Bevor wir geboren werden, haben wir sozusagen zwei Körper: einen zentralen Leib und einen peripheren Leib.

Durch die Geburt tritt eine Teilung ein, indem das, was vorher verbunden war, voneinander getrennt wird. Im Deutschen wird dieser Vorgang auch mit Entbindung bezeichnet. Im Holländischen wird dieser Ausdruck für die Auflösung des Körpers nach dem Tode gebraucht, welche auch einen Moment der Trennung, eine ‹Ent-bindung›, darstellt. So ist die zentrale Geste während der vorgeburtlichen Entwicklung die Gebärde, von der Periphe-

rie, dem ‹Dort›, ausgehend ein Zentrum, das ‹Hier›, auszubilden. Unser peripherer Leib tritt als erster, unser ‹wirklicher› Leib als zweiter in Erscheinung! Entwicklung ist nicht eine fortlaufende oder lineare Aufeinanderfolge von Ereignissen, sondern ein Prinzip der Entfaltung und des Ausweitens, welches in der Peripherie wurzelt. Dann wird von dort die Geste der Sonderung und Individuation vollzogen, wobei in einer nächsten Stufe die Vorgänge des Umkreises hineingespiegelt werden.

Nachdem die Befruchtung eingetreten ist, halten sich in der Frucht zunächst zwei verschiedene Kräfte, die ich jetzt als ‹Umkreiskräfte› und ‹Zentrumskräfte› bezeichnen möchte, die Waage. Die Umkreiskräfte (‹Eizelligkeit›) wirken wie auflösend nach außen und dahin gehend, dass immer neue Oberflächen gleich Sphären oder Hüllen geschaffen werden, die geneigt sind, immer weitergreifend mit der Umgebung in Wechselbeziehung zu treten. Die Zentrumskräfte (‹Samenzelligkeit›) bewirken das Gegenteil, nämlich, dass sich aus dem Umkreis in zusammenziehender, abschließender Geste ein Zentrum hereinbildet, das nun mehr wie zu einem Mittelpunkt oder ‹Brennpunkt› des Geschehens wird. Das, was ich gerade zu charakterisieren suchte, sind die Prinzipien von Himmel und Erde, die sich als peripherisierende ‹Umkreiskräftigkeit› und konzentrierende ‹Zentrumskräftigkeit› äußern und in der Eizelle wie in der Samenzelle bzw. in dem werdenden Embryo tätig werden. Denkt man diese beiden Kraftrichtungen weiter, d. h. von einem Punkt ausgehend immer weiter in die Peripherie oder umgekehrt immer mehr zum Zentrum, so kommt man beide Male (was mit Hilfe der Projektiven Geometrie erklärt und bewiesen werden kann) aus dem Räumlichen hinaus in den sog. Gegenraum mit polaren Verhältnissen. Dieser Übergang könnte das eine Mal vielleicht als ‹Endlosigkeit›, das andere Mal als ‹Nichts› oder Nullpunkt erlebt werden, in welchem die Begegnung der Polaritäten als Steigerung erfolgen kann. Qualitativ betrachtet, drängt sich hier die Frage auf, ob wir es in der ‹befruchteten Eizelle› (*Zygote*) nicht mit einem solchen Geschehen zu tun haben.

Wenn die Samenzellen als Repräsentanten der aus der Peripherie einstrahlenden Zentrumskräfte angeschaut werden, darf man sagen, dass die Ereignisse während der ersten Woche der menschlichen Embryonalentwicklung dadurch gekennzeichnet sind, dass diese Kräfte, die bislang hauptsächlich in der Umgebung anzutreffen waren, jetzt sozusagen in der Frucht zu wirken beginnen und in Erscheinung treten. Jetzt fängt die *Zygote* (die also jetzt den menschlichen Körper repräsentiert!) an, sich zu teilen, in zwei, vier, acht, sechzehn und zweiunddreißig Zellen, um ein ‹Zellhaufen› *(Morula)* zu werden. Allmählich verhärtet die lebendige Zytoplasmakugel, die die Eizelle war. Sie differenziert sich in kleinere Teilchen; jedes hat seinen eigenen Kern und ist von Trennwänden umgeben. Man sieht, wie die Eizelle ganz allmählich ‹samenzellig›, d.h. strukturiert, geformt, mineralisch und immer lebloser wird. In diesem langsam sich verhärtenden räumlichen Gebilde findet kein Wachstum statt, es verwandelt sich nichts, es findet kein oder kaum noch Stoffwechsel, d.h. Interaktion mit der Umgebung statt. Da ist nur dieser Raum, der sich gliedert und unterteilt. Mit der Zeit sieht es so aus, als würde die Frucht sterben und den Tod finden. Dass es sich hier um Todes- oder Raumprozesse handelt, stimmt auch mit der Tatsache überein, dass in der ersten Woche sozusagen ‹die Zeit noch nicht da ist›. Die Phase der Hohlkugelbildung *(Blastulaphase)* am Ende der ersten Woche währt bei allen Säugetieren und beim Menschen immer ‹eine Woche›, unabhängig davon, wie lange die ganze Schwangerschaft dauert. Wachstum, Stoffwechsel mit der Umgebung, einige der üblichen Merkmale des Lebendigen sind noch nicht wahrnehmbar (siehe *Abbildung* 4 *und Abbildung* 5, Seite 64).

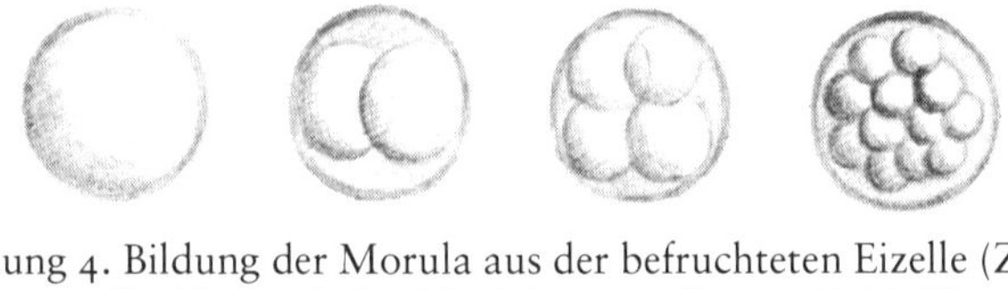

Abbildung 4. Bildung der Morula aus der befruchteten Eizelle (Zygote). Die zona pellucida ist als dunkler Ring angedeutet, die Zellkerne sind nicht gezeichnet. Nach Appenzeller.

Ich möchte Sie darauf aufmerksam machen, dass in *Abbildung* 5 zwar alles stärker vergrößert gezeichnet ist als in *Abbildung* 4, aber dass die Blastulakugel ihre Größe beibehalten, sich also nicht ausgedehnt hat, während sie sich unterteilt, gegliedert und allmählich strukturiert hat. All diese Ereignisse finden innerhalb der ‹Eizellen-Kugel› *(Konzeptus* oder Frucht) statt. Es sei noch einmal hervorgehoben, dass hier und zu dieser Zeit noch überhaupt kein

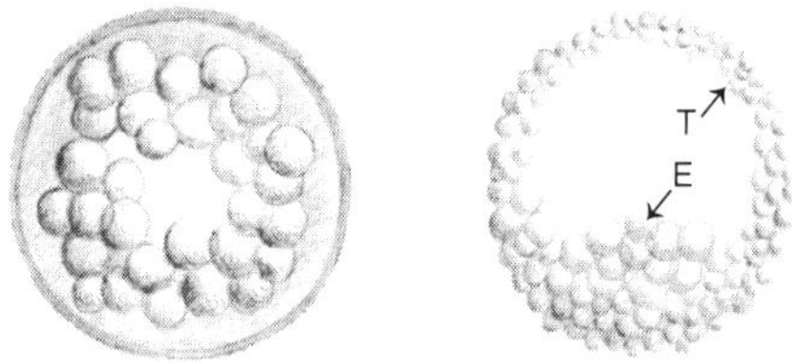

Abbildung 5. Bildung der Blastula. Im Innern der Morula bildet sich ein Hohlraum. Die zona pellucida hat sich aufgelöst. T = Trophoblast, E = Embryoblast (dem Trophoblasten anliegend). Nach Appenzeller.

Wachstum stattfindet. Am Ende der ersten Woche erscheint zum einen das Zentrum, der sog. *Embryoblast,* der später zum (sogenannten ‹eigentlichen›) Embryo wird, und zum anderen die Peripherie des Embryos, welche jetzt als *Trophoblast* bezeichnet wird und später die Plazenta und die Hüllen bildet. Wir sehen, dass aus der Einheit (Zygote), über die gleichmäßig unterteilte Vielheit der *Morula,* eine Zweiheit entsteht. Von jetzt an haben wir ein den Zentral- und Formkräften unterworfenes Zentrum, den Embryo, der offiziell *Embryoblast* heißt. Gleichzeitig und damit einhergehend entwickelt sich eine Peripherie, ein Äußeres, das sich umgekehrt verhält, indem es sich auf die Umwelt, auf die Peripherie, statt auf das Zentrum bezieht und grenzenlos wachsend in den Mutterleib hineinreicht, der sog. *Trophoblast (Abbildung 5).*

In der zweiten Woche erscheint die schon angedeutete Zweiheit noch klarer und kräftiger. Wichtig dabei ist, dass die Prozesse der ersten Woche sozusagen **überwunden** werden müssen. Damit ist schon angesprochen, dass es sich bei den Prozessen der zweiten Woche um ein neues, von Grund auf anderes Prinzip handelt, das im Gegensatz steht zu den Prozessen der ersten Woche, also die schon erwähnte **Opposition** bildet. Man muss sich vorstellen, dass die Phase der sich immer stärker gliedernden, sich unterteilenden und durchformenden Kugel mit immer mehr Kern- und DNS-Anteilen zu ihrem Ende kommt. Das kann sich auch nicht weiter fortsetzen, weil wir sonst sackweise DNS mit uns herumschleppen müssten! Wenn es an dieser Stelle nicht weitergeht, müsste auch die Embryonalzeit enden. Sie endet hier auch tatsächlich bei 30–40 % aller Befruchtungen. Da nun ein Ende erreicht ist, müssen eine Wende, ein Umschlag erfolgen und andere Bewegungen und ein anderes Prinzip Einzug halten. Das jetzt zur Wirkung kommende andere Prinzip ist das der Peripherisation, das Prinzip des ‹Sich-dem-Umkreis-Öffnens›, des Ausdehnens und des Austausches. Unter diesem Einfluss fängt der Embryo an zu wachsen, sich zu verwandeln und zu kommunizieren. Bislang war er noch eine geschlossene Kugel. Diese erste ‹Embryonalwoche› hat auch keine festgesetzte Dauer: Sie kann sich über nur vier, aber auch über zehn Tage ausdehnen. Sie ist sozusagen eine biblische Woche, die außerhalb der üblichen Zeit liegt. Es gibt auch Tiere, bei denen sich das erste Embryonalstadium über Monate hinzieht. Monatelang bleibt dann diese Kugel in der Gebärmutter. Sobald sie sich dann einnistet, vollzieht sich der Umbruch in die neue Phase, in die Ausweitung und Peripherisation, in der der ‹Außenleib› oder das, was wir *Trophoblast* nennen, tätig wird. Somit hat diese erste Embryonalwoche etwas Zeitloses an sich. Sie vollzieht sich außer der Zeit, die als solche noch nicht besteht, da sich alles noch im ‹Raum-Sein› zu erfüllen scheint. Die Zeit ist eigentlich noch nicht da, nur Raum ist da. Wohl lebt der Embryo, aber wie in einem mineralischen Sein, einem ‹Nur-Raum-Sein›, wie in einem ‹Reich der Dauer›.

In der zweiten Embryonalwoche treffen wir die Urpolaritäten des sich konzentrierenden, irdischen Prinzips und des sich ausweitenden, himmlischen Prinzips wieder ‹aufs Neue› an, jetzt aber in umgekehrter Wirkungsdynamik. Die ausweitenden Kräfte übernehmen die Regentschaft und werden besonders in der Peripherie der Keimesanlage tätig. In seinem ‹Umkreisleib›, dem Trophoblasten, beginnt sich der Embryo auszudehnen und auf funktioneller Ebene grenzenlos in den Mutterleib auszuweiten, auf den er einen tiefgreifenden Einfluss ausübt. Entsprechend zurückhaltend und wie sich nach innen konzentrierend, vollziehen sich von nun an die Vorgänge im Zentrum des Embryos.

Wir haben es also ab dem Ende der ersten Embryonalwoche sozusagen mit zwei Leibern zu tun (Trophoblast und Embryoblast), die nicht nur über die ganze Schwangerschaft bestehen bleiben und sich fortentwickeln, sondern die, wie bereits deutlich werden konnte, den beiden Urprinzipien eine ihnen gemäße Wohnstatt bieten, von der aus sie ihre Wirkungskreise entfalten können. Der jetzt noch winzige Zentralkörper (Embryoblast) wird einmal zu dem Leib, mit dem Sie jetzt auf dem Stuhl sitzen und mir zuhören oder mitschreiben. Der gegenüber dem Zentralleib riesige Peripherieleib wendet sich anatomisch-physiologisch nach außen. Er hat im ‹Dort› seine Wurzeln und pflegt mit dem Umkreis im weitesten Sinne Beziehung und Austausch. Der nach außen gewandte und der nach innen ‹zu sich selbst› gewandte Leib differenzieren sich – und das ist sehr wichtig – ab der zweiten Woche auseinander und stellen sich damit einander gegenüber. Es entsteht ein falsches Bild, wenn man die Hüllen des pränatalen Menschen als hinzugefügt oder sekundär bezeichnet[3], denn das Gegenteil ist der Fall: Unser ‹peripherer Körper› oder unser Außenleib entwickelt sich als erster und der ‹Zentralkörper› oder ‹Zentrumsleib› kommt aus ihm hervor.

Was ist also demzufolge die Hauptgebärde der Embryonalentwicklung? Um das zu verstehen, wollen wir im Überblick die weitere Embryonalzeit zusammenfassen. Die Entwicklung schreitet fort. Im Inneren ist noch immer der *Embryoblast* wie ein ruhendes Zentrum zu finden. Das riesenhafte ‹Außen›, die Peripherie *(Trophoblast)*, dehnt sich heraus *(Abbildung 6)* und pflanzt sich immer weiter fort. Aller Art Differenzierungen werden sichtbar, die uns jetzt hier nicht weiter zu interessieren brauchen. Als wesentliches Merkmal bleibt die charakterisierte Zweiheit bestehen. Nur die offiziellen Namen haben sich geändert – *Entozyst* (Innen-Ei) heißt jetzt der ‹Zentrumsleib› und *Ektozyst* (Außen-Ei) der ‹Peripherieleib›. Noch immer walten die Formkräfte im Inneren (Zentrum) und die Umkreiskräfte im Äußeren (Peripherie). Auch die Entwicklung der zweiten Woche muss zu einem Ende kommen und umschlagen. Es muss etwas Neues geschehen, sonst würden wir

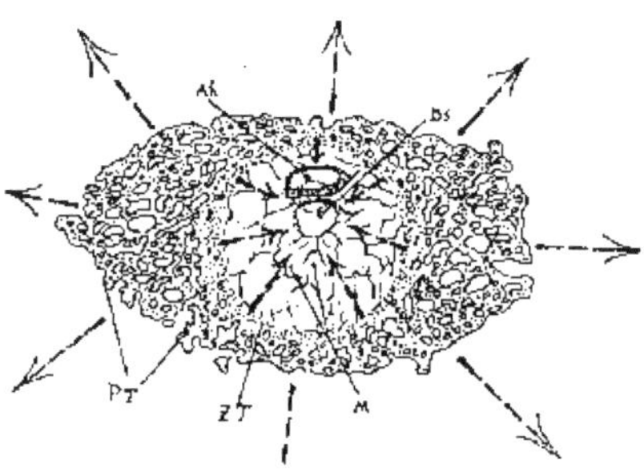

Abbildung 6. Embryo am Ende der zweiten Woche. Die Pfeile bezeichnen die zentrifugale vegetative Wucherungsrichtung (Peripherieleib) und die ihr entgegengesetzte, zentripetale Richtung der höheren Organgestaltung. Nach O. J. Hartmann.

ins Endlose weiterwachsen. Es gibt tatsächlich Schwangerschaften, die hier enden. Sie gehen in der Ausdehnung so weit, dass es nur zu einer Fruchtsackbildung kommt, aber zu keinem Embryo. Dann entsteht das sogenannte ‹Windei›, bei dem eine Schwangerschaft besteht, ohne dass ein Mensch ‹Einzug› hält. Dann bleibt der Mensch sozusagen zu sehr im ‹Dort›, obwohl er offensichtlich auch schon ein ‹Hier› hat. Deswegen ist es vorauszusehen, dass es zu einem Wendepunkt kommen muss, an dem sich die Wachstumsrichtung wieder umkehrt. Wie interessant dieser Wendepunkt, der ungefähr in der Mitte der dritten Woche stattfindet, auch ist in Hinsicht auf die Inkarnation (wovon wir später noch reden werden), jetzt interessiert uns nur, dass die ‹Zwei-Körperlichkeit› auch durch die zweite und dritte Woche hindurch und noch weiterhin bestehen bleibt.

In der vierten Woche wird das Zentrum und die Peripherie nicht mehr Embryoblast und Trophoblast und auch nicht mehr Entozyst und Ektozyst genannt, sondern jetzt heißt es *Embryo* und *Fruchtsack*. Die Gegebenheiten jedoch sind immer noch die gleichen, d.h. es handelt sich immer noch um den ‹Zentralleib› und den ‹Peripherieleib›. Selbst noch im dritten Monat und auch später noch hat diese Gesetzmäßigkeit weiterhin Bestand. Nur sprechen wir jetzt von einem *Fötus* (Zentralleib) mit seinen *Hüllen und der Plazenta* (peripherer Leib). Jetzt kann man sich die Frage stellen, was vollzieht sich denn durch die Geburt, oder was stellt überhaupt Embryonalentwicklung im Wesentlichen dar? Die Embryonalentwicklung äußert sich im Wesentlichen in der Gebärde, dass aus der Peripherie, in der der Embryo eigentlich wurzelt und urständet, ein Inneres (Zentrales) hervorkommt, das man sich mehr und mehr verselbständigen sieht, bis es sich endlich davon loslöst. **Wir sterben also, wenn wir geboren werden!** Unser sich abschließender Zentrumsleib, den wir jetzt unseren Körper nennen, war während seiner embryonalen Entwicklung geborgen in diesem Hüllenleib, den wir dem Umkreis geöffnet haben und in dem wir ganz zu Anfang die Himmel versinnbildlicht sahen. Mit der Abnabelung ‹sterben› wir aus den Sphären dieses Hüllenleibes.

In der deutschen Sprache heißt dieser Vorgang sehr bezeichnend *Entbindung*. Was verbunden war, wird entbunden. Für die Holländer findet Entbindung an der entgegengesetzten Seite des Lebens statt, nicht bei der Geburt, sondern beim Sterben. Sein Leichnam ‹ontbindt›, sagen die Holländer. Aber die Gebärden sind dieselben. In der vorgeburtlichen Entwicklung zeigt sich in einem großen Schritt das ‹Ent-Wickeln›, d. h. es wird etwas losgelöst, entbunden. Das bedeutet zugleich, dass die Hauptrichtung der Entwicklung von der Peripherie zum Zentrum führt. Das ist etwas ganz anderes als das, was üblicherweise angenommen und zu kleinen Kindern gesagt wird: «Ja, am Anfang warst du eine Eizelle von der Mutter und eine Samenzelle vom Vater. Die sind miteinander verschmolzen und sind dann gewachsen, immer größer, und immer mehr Organe sind entstanden, dann entstand ein Gehirn, dann Hände und Füße und immer so weiter. Und am Ende warst du da.» Da kann man nur sagen, vom materiellen Standpunkt aus ist der Mensch fertig (vollständig) und alles, was er jetzt tut, ist **Folge** des Vorherigen: Erst hat der Mensch ein Gehirn, dann bekommt er Arme und Beine und dann fängt er an zu sprechen und zu denken und zu handeln. Hier ist zu sehen, dass das von der dynamischen Morphologie aus ganz anders anzusehen ist. Die Morphologie zeigt, dass wir nicht von ‹Hier›, von der Erde, vom Zentrum stammen, sondern dass wir von ‹Dort›, von der Peripherie, von ‹den Himmeln›, kommen. Wir fassen uns von ‹Dort› einen Mikrokosmos zusammen und entbinden uns aus diesem Sein durch die Geburt, um dem ‹Dort›, den ‹Himmeln›, wieder entgegenzuleben. Deshalb ist auch so wichtig, was Rudolf Steiner darüber gesagt hat, nämlich, dass ‹Ent-Wicklung› wörtlich zu nehmen ist und tatsächlich mit Emanzipation, mit einer ‹Befreiung› zu tun hat, durch die sich etwas aus einer Einheit herauslöst und selbständig macht. Dieser die Einheit bildende ‹Peripherie- oder Außen-leib› ist zuerst da und der Körper, den wir jetzt an uns tragen, geht als sekundärer daraus hervor. Das ist keine bloße Idee oder eine Behauptung, sondern das sind Tatsachen! Wenn Sie es sehen wollen, so sehen Sie, dass der Mensch «aus den Himmeln» hierher auf die Erde kommt. Dieser Morphologe behauptet von einer phänomenologischen Betrachtungsweise aus, dass die Richtung des Mensch-Werdens nicht ein Aus-Wachsen, sondern ein Hinein-Wachsen, ein von Dort nach Hier gerichtetes Wachsen ist. Die Embryologie zeigt, dass es ein Dort und ein Hier gibt und dass das Dort nicht ein hinzugefügtes Sekundäres ist, sondern das Primäre überhaupt. Durch Spiegelung und Emanzipation usw., d. h. Freiwerden, verselbständigt sich das Innere. Jetzt können wir die Aussage von Rudolf Steiner sozusagen auch morphologisch bejahen, wenn er sagt:

«*Darauf beruht ja alle Entwicklung, dass erst aus dem Leben der Umgebung die selbständige Wesenheit sich absondert; dann im abgesonderten Wesen sich die Umgebung wie durch Spiegelung einprägt und dann dies abgesonderte Wesen sich selbständig weiterentwickelt.*»

Ist es nicht wunderbar, dass noch viel mehr Tatsachen aus der Embryonalentwicklung als die genannten diese *dynamisch-morphologische* Auslegung, d.h. Interpretation unterstützen? Embryoblast und Trophoblast sind nah beieinander gelegen und haben in der ersten Woche unmittelbar Kontakt miteinander. In der zweiten Woche werden Entozyst und Ektozyst schon von einem *Haftstiel* mit winzigen Blutgefäßen vermittelt und sind durch einen mit Gewebeflüssigkeit ausgefüllten Geweberaum (*Chorionhöhle*) voneinander getrennt. Später wird das ‹Zentrale› (Embryo, Fötus) durch das Fruchtwasser, welches eine klare, z.B. dem Gehirnwasser ähnliche Flüssigkeit ist, von der Peripherie (Fruchtsack, Hüllen, Plazenta) getrennt. Beide werden durch die Nabelschnur verbunden, bis auch diese Verbindung bei der Geburt unterbrochen wird. Die Entbindung ist nicht nur ein physiologisches Ereignis am Ende der Schwangerschaft, sie ist eine Wachstumsgebärde der ganzen pränatalen Entwicklung! Die seelische und physiologische Gebärde der Geburt übt sich als eine Wachstumsleistung voraus.

In Wirklichkeit reichen die Zusammenhänge noch weiter und tiefer, d.h. bis in die embryonale Entwicklungszeit des Mutterleibes. Um das zu erklären, lenken wir die Aufmerksamkeit zu der Reifung der Eizelle im Ovar. Die Eizelle liegt am Anfang unmittelbar im Gewebe des Ovars, in dem sie schon während der Embryonalzeit nach einer langen Reise durch den Embryo angekommen ist (Stadium 1). Dann sammeln sich aus der Umgebung der Eizelle sogenannte Mantelzellen, die um die Eizelle herum einen ‹Strahlenkranz› bilden (Stadium 2). Dieser Strahlenkranz ist eine zweireihige Schicht von Mantel- bzw. Nahrungs-Zellen. So wird die Eizelle vom Untergrund des Ovars schon ein wenig abgesondert; der Kontakt ist jetzt mittelbar geworden. Danach sammelt sich Wasser zwischen den Mantelzellen und es entsteht die sog. Eiblase mit einer noch immer zweischichtigen Zellwand,

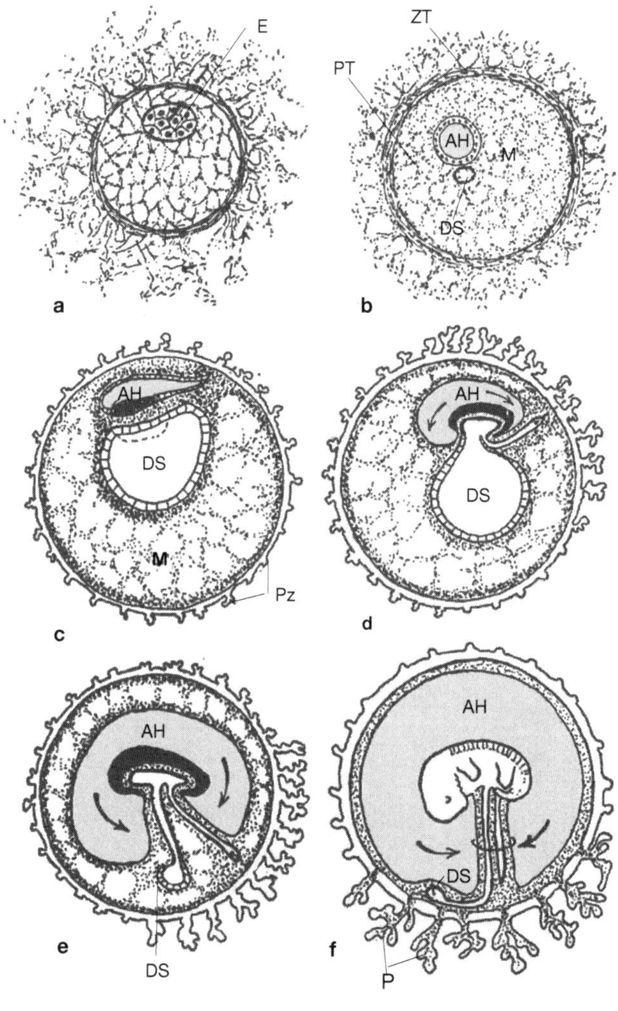

Abbildung 7. Stadien menschlicher Keimesentwicklung. a. etwa 11 Tage alt; b. etwa 15 Tage alt; c. etwa 18 Tage alt. Der punktierte Kreis umgibt das Gebiet der eigentlichen Embryonalanlage; d. etwa 19 Tage alt; e. und f. weitere Ausbildung des Embryos, der Amnionhöhle und des Nabelstranges. Nach O. J. Hartmann.
AH Amnionhöhle, DS Dottersack, E Embryoblast,
M Magma (Chorionhöhle), PT und ZT Trophoblast,
Pz und P Plazenta und Plazentarzotten.

einem Hohlraum und einem Zellhügel mit der Eizelle darinnen. Die Eizelle ist nur noch durch eine sehr schwache ‹Nabelschnur› mit dem Ovar (zwecks Nahrung) verbunden. Der übrige Raum ist Wasser (Stadium 3). Dann kommt der vierte Schritt, bei dem die Nabelschnur wie beim Embryo entbunden wird, die Eizelle frei wird und aus dem Ovar stirbt. Wenn die Eizelle freigekommen ist, muss sie sterben. Das klingt vielleicht furchtbar, aber es ist eine notwendige Bedingung für ihre ‹Be-fruchtbarkeit›. Das ist ja das Hauptgesetz aller Entwicklung: um der Zukunft durch Entwicklung, d.h. durch eine neue Bewegung begegnen zu können, muss ein Wesenhaftes aus einem Zusammenhang sterben. Können Sie die Ähnlichkeit dieser vier Phasen mit den oben beschriebenen vier Phasen der Ent-bindung, der Emanzipation im Selbständig-Werden des Embryos erkennen? *(Abbildung 7)*. Dann wird klar, dass auch hier die Morpho-Dynamik der Ent-Wicklung spielt!

Diejenigen unter Ihnen, die die Anthroposophie kennen, können hierin vielleicht eine Reminiszenz der Entwicklungsphasen der Erde erkennen, wie sie die Anthroposophie beschreibt, d.h. die Saturnphase (Stadium 1), die Sonnenphase (2) und die Mondphase (3), und schließlich kommt es zur Erde (4). Jetzt fehlt mir die Zeit, das genauer und mehr wissenschaftlich zu begründen, aber zu ahnen ist es jedenfalls. Die sog. Weltenphasen sind nicht nur Vergangenheit, sondern behalten ihre Aktualität! Es handelt sich um eine Entwicklungsdynamik, die offensichtlich so tief wirksam in Natur und Menschen ist, dass sie sozusagen überall für den phänomenologisch Betrachtenden offenbar wird. Die Erde ist als Ursprung zu betrachten, die aus dem Zusammenhang mit der göttlich-geistigen Welt zum Vorschein gekommen ist. Alle Gebärden und Bewegungen der Embryonalentwicklung haben, wie schon erwähnt, eines gemeinsam, dass wir aus dem Zusammenhang, aus der Peripherie heraus uns verselbständigend sterben – und wenn wir gestorben sind, fruchtbar oder befruchtbar werden. Wenn wir Menschen nicht geboren werden, können wir keine neue Begegnung mit der Welt angehen. Wir müssen aus einem Zusammenhang sterben, um von anderen Welten-Verhältnissen ‹neu befruchtet› werden zu können.

Weil sich heute alles umgekehrt hat, schließen wir diesen **Morgen** mit einem **Abend**spruch ab:

Vom Kopf bis zum Fuß
Bin ich Gottes Bild,
Vom Herzen bis in die Hände
Fühl ich Gottes Hauch
Spreche ich mit dem Mund,
Folg ich Gottes Willen.
Wenn ich Gott erblick'
Überall, in Mutter, Vater,
In allen lieben Menschen,
In Tier und Blume,
In Baum und Stein,
Gibt Furcht mir nichts;
Nur Liebe zu allem,
Was um mich ist.

Aus: Wahrspruchworte von Rudolf Steiner

ENGLISH SUMMARIES CHAPTER I

Theory or practice

In this working conference the morning lectures are meant to deal with so called 'theoretical aspects', while the afternoon sessions are reserved for workshop (practice), meant to exchange approaches, techniques, but also ideas and experiences. I am convinced however that in theories, concepts and models and therefore in practice of people implicitly (mostly) or explicitly (rarely) the paradigm or image of man and nature of those people is included. Whatever you do as a therapist, a practitioner, your handling is framed by your image of man and nature. How you practice is determined by 'how you think'. If we only focus on the practical applications of e.g. anthroposophy we risk developing alternative practice without the related and necessary change of mind. The 'mission' to generate new concepts on man and nature is as much important as bringing up new practice and approaches in the field of physiotherapy. Working in the field of the ethics of genetic engineering I discovered that the future of our society will much more be destined by our ideas, our thinking than by our practice. Therefore: the best practice still is a good theory. Don't think that those lectures stand beside the reality of practice and workshops. Change of mind is as much important. The old prophesy of John the Baptist: "Metanoeite (Change your mind)".

Participator or onlooker?

The phenomenological approach requires that you take your senses seriously. "Halten Sie für wahr, was Sie wahrnehmen!" Be faithful to your experience and to how the world, how reality is revealed to you when you participate in it and do not let prevail the reality of the onlooker' over that. In those lectures we will deal with a participatory embryology and morphology. What we are looking for, is not for the cause of things but for their meaning. We are looking for gestures (Gestik), for images (Bilder). What is reality? For example, how much weight do you have? The inevitable 60 or 70 kilos on the balance or the weight as you experience it? How heavy is the dead, the disabled patient, the sleeping child, how light the dancing, the happy, the beloved one? Not only gravitation, but also 'levitation' belong to the reality of the participating observer, of the experiencing. Modern materialistic philosophy expels the human factor. Remember that only the 'anthropocentric', earth-bound or earth-participating point of view reveals the reality of a rising or setting sun, of moving planets in interaction with each other and with the stars. Nowhere else in the universe and by no one else can the standpoint be found that reveals the reality of those observations, than by the human being himself.

Embryology and dynamic morphology

What I will try to elucidate in this presentation are the gestures (Gestik) that are working behind the forms of the extremities and the related girdles. If we may find the processes that have led to the form, this might help us to understand the principles of form and function of our shoulder and pelvic girdles. If we find and understand the gestures, we will 'see' the 'images' through or behind the gestures. We may reach the domain of the supersensible – 'Sinnlich-Übersinnliche' of Goethe – and since: "The archetypical images represent creating beings und principles" (Rudolf Steiner, Theosophy), we might, no more and no less, encounter the BEING that works his way through forms and gestures! As stated before, the embryo therefore is not the aim of those lectures, it is a mean to gain insight into dynamic morphology. I am aware that there exist other approaches to get this clear. I chose for the embryo because it is a 'law' that "All being may only be understood from its becoming" (Ernst Haeckel) and: "Der Mensch ist eine Form, die aus der Bewegung hervorgegangen ist" (Rudolf Steiner).

The most important method I will apply will be that of Polarizing and Contrasting. In spite of what people mainly think, thinking in polarities does not lead to dualism, but to 'monistic' or 'supra-dualistic' understanding. In studying polar relationships, coherence will be revealed. For that purpose one always has to deal with context. I will mainly apply the lemiscatoscope which 'instrument' is very much related to the macroscope. It is always good to realize the advice of Goethe to consider details always in a given context and to be aware which scope, which range of view is applied.

Fertilization

"In the beginning God created the heavens (plural!) and the earth." I have never met a more powerful image of those mighty words of creation than the preconceptional attraction complex. This is the figure of dynamic balance that exists for some hours between the two enormous polarities of egg cell and spermatozoa. Two polar qualities or dimensions for some hours in a creative balance of encounter (Be-gegnung, Ent-gegnung). The dimensions of centre and periphery, of radius and circle, of concentration and peripherization, of nucleus and cytoplasm, of form and process, of open and closed, and so on, and so on. Yes indeed: of 'heavens and earth'. We deal with the most essential polarity we may experience: here and there, Me and The world. And there in those few hours the normal dimensions of biology are turned

inside out, a kind of 'de-biologicalization' takes place: biological matter is opened for opposite dimensions of spirit. Conception is not a mixing of two qualities, it is Steigerung ('functional elevation') . There 'at that one moment of encounter' matter fires out and spirits flames in. Again an example of the principle that spirit never causes or forces the events of matter. Matter is so to say invited to 'open' and to give way to comply with higher hierarchies. "From the beginning on man is a human being. The fertilized egg is or represents not less than the embryo or the new born child or the adult or the old man do, a complete human being, or better: the undivided i.e. 'in-dividual body' of man" (O.J. Hartmann, Dynamische Morphologie).

Being embryo

Hartmann refers to the essential 'revolution' of perspective between embryo and the adult. "In the adult grows the spiritual human being so to say in a centrifugal orientation out into the world. Here the world, the environment is the aim. In the embryo however sleeps so to say the spiritual essence of man in centripetal orientation into his body. The aim here is the formation of the anatomical organization of the body itself." Nowadays we are so much used to the notion that spirit (mind) is synonymous with conscience, that by the latter secondary manifestation of spirit we tend to forget the former primary manifestation that manifests itself during embryonic life.

From the well-known German embryologist Erich Blechschmidt I quote three principles or 'laws' of embryonic development: "Das Seelische übt sich voraus" (The soul preludes the bodily formation), "Entwicklungsbewegungen sind Leistungen" (Developmental motions are actions) and "Keine Leistung ohne Widerstand" (There exists no performance without resistance).

It is very easy to make those principles understandable in the context of etheric body. Long before we ever took our first breath, grabbed the finger of our mother for the first time, made our first step, those 'movements' have been performed by us as motions or gestures of growth (developmental movements), so to say as gestured performances (Leistungen). Breathing, grabbing, walking are not the result of bodily organization, they are the appearance of human behaviour on the functional or physiological level that are so to say 'pre-exercised' (preluded in bodily form). And are breathing, taking something to you or pushing away something not also gestures of the soul (astral gestures)? In the end of those lectures we may discover that standing up or staying upright for example is a gesture of the spirit, of the I, rather than a result of anatomical or physiological performance. Have you ever met a friend (like I did), who had incomplete arms and legs (as result of being poisoned during pregnancy by the drug Thalidomid) but however gave me the impression that he walked and stood more upright in life than I (as 'healthy' and 'normal' person) ever might be able to? Very important also is the notion that performance only is possible if there exists a resistance against which the performance has to be performed, has to be de-veloped? No action without reaction or reaction without action. In words of Blechschmidt, but also in line with the anthroposophical point of view one could state: "Bewegung hat keine Ursache, sie ist Ur-sache" (Motion or movement have no cause, they are causes).

From there to here, not the reverse

In the first week of human development we exist in a point-like dimension. The fertilized egg cell more and more undergoes the influence of the structural tendencies of the 'spermatozoal principle'. What was outside before conception now appears within the globe we still are. No growth, no metabolism (literally), no metamorphosis is present yet. Even time seems to lack. A kind of mineral phase, which by itself will end up (and in many cases indeed ends here) unless a new, reverse or opposite, principle will manifest itself. The next phase is reached when at the end of the first 'week' two spheres become discernible: a periphery and a centre. It is this polarity that will remain during the complete prenatal life! Before we are born, we have two bodies so to say: a central one ('core') and a peripheral one.

By birth there is a separation; what was linked or united will be separated. In German it is called 'Ent-bindung' (undoing). In Dutch this latter expression is used for the de-composition of the body after dying! Also a moment of separation of 'Ent-

Bindung'. So the central gesture of prenatal development is to develop (Ent-wicklung); the gesture is from periphery ('there') to the centre ('here'). Our 'peripheral' body is the primary one, our 'real' body the secondary one! Development is not a serial or linear sequence of events, it is the principle of peripherization with rooting in the periphery, next the gesture of emancipation and individuation and from that stage on its turn mirroring the periphery.

II. Vortrag: Vom Himmel zur Erde – Verselbständigung

Vom ‹Mineralmenschen› zum ‹Pflanzenmenschen›

Zusammenfassung

Erst nach der Einnistung des Embryos in die Gebärmutter wird die mineralische Entwicklungsstufe zugunsten eines nächsten Entwicklungsschrittes mit einem neuen Prinzip überwunden. Der Embryo öffnet sich wieder seiner Umgebung und fängt in jeder, auch in physiologischer, Hinsicht an zu wachsen. Der periphere oder äußere Leib des Trophoblasten beginnt, ohne sich abzugrenzen, in die Umgebung hineinzureichen. Stoffwechsel, Wachstum und Verwandlung kennzeichnen diesen ‹Umkreisleib›, von dem der Embryo stammt. Im Inneren der Keimesanlage sind weiterhin die zentripetalen Kräfte am Werk. Allmählich setzt sich der zentrale oder innere Leib vom äußeren Leib ab und stellt sich dem äußeren gegenüber. Diese letzteren Ereignisse, besser noch Gesten, setzen nicht die Dynamik der ersten Woche fort, sondern ein neues Kraftfeld entfaltet seine Wirksamkeit. Es besteht ein gewisser Bruch (Diskontinuität) zwischen der ersten Woche und dem Beginn der zweiten, embryonalen Entwicklungswoche. Ein großer Prozentsatz der Schwangerschaften kann diesen Bruch nicht überwinden. Ist dieser Bruch ein Echo oder ein Überbleibsel des ‹Pralaya Zustandes› zwischen der mineralischen und der pflanzlichen Stufe der menschlichen Entwicklung?

Der ‹zentrale Leib› wächst kaum und zeigt viel weniger Tätigkeit. Er wird zu einer zweischichtigen Scheibe (Ektoderm und Entoderm), indem er sich mehr und mehr von dem ‹äußeren Leib› ablöst. Nur ein schmaler Stiel von mesodermalem Gewebe (Haftstiel) rettet, sozusagen unser Leben. Das Zentrum des menschlichen Organismus ist zu diesem Zeitpunkt eine zweidimensionale Scheibe. Es hat für sich selbst noch keinen inneren Gehalt, da noch ganz die Außenseite im Vordergrund steht. Wir scheinen es mit einem Menschen des Ausgebreitetseins und der Weite zu tun zu haben. Nur ein ‹Dort› besteht, während das ‹Hier› noch keine Bedeutung hat. Der Embryo ist noch nicht wirklich individualisiert. Diese Entwicklungsphase stellt sich wie ein ‹Pflanzensein› des Menschen dar, indem er sozusagen vorläufig nur als ‹Pflanzenmensch› anwesend ist. Sofern nichts Neues geschieht und kein Wendepunkt auftritt, wird sich die Embryonalentwicklung in dieser Außen- oder Sphärendimension erfüllt haben. ‹Windei›-Bildung wird dieser Zustand einer Schwangerschaft genannt, bei dem keine Kindes-Individualität zur Geburt kommt. Wie sich in der Evolution noch niemals eine Pflanze (durch Steigerung ihrer Art) zum Tier weiterentwickelt hat und fortentwickeln kann, so muss auch hier ein neues Prinzip ‹einschlagen›, das sich dem alten entgegenstellt. Wie bereits vorher erklärt, stehen das ätherische Sein und das astralische Werden im Gegensatz (Opposition) zueinander.

In *Abbildung* 7 des ersten Vortrages (Seite 70) sind die Entwicklungsgebärden des pränatalen Lebens des Menschen noch einmal zusammengefasst. Wie bereits deutlich geworden ist, bedeutet Entwicklung in diesem Fall eine Verselbständigung aus dem ‹Dort›, aus dem Umkreis, in das ‹Hier›, in das Zentrum. Am Anfang sind Äußeres und Inneres, ‹Außenleib› (‹Umkreisleib›) und ‹Innenleib› (‹Zentrumleib›) oder wie man das, was Trophoblast und Embryoblast genannt wird, auch immer bezeichnen mag, noch miteinander verbunden. In der zweiten Woche gehen Trophoblast und Embryoblast schon räumlich etwas auseinander. Eine Höhle *(Chorionhöhle)* entsteht, ein vermittelndes Gewebe wird veranlagt bzw. notwendig. Auf diese Weise bildet sich ein Mittelgewebe, das *Mesoderm (oder ‹Meso›)*. Darauf werde ich später noch etwas eingehen. Endlich umhüllt sich der Menschenembryo mit Wasser und macht sich von der Umgebung so weit frei, dass nur noch eine Entbindung in einen neuen Raum geschehen, d. h. die Geburt erfolgen kann. Man kann eigentlich sagen, dass die Entbindung der Nabelschnur schon als eine Körperbewegung bzw. Wachstumsbewegung bereits in diesem frühen Stadium begonnen und ‹vorgeübt› wird. In der vierten Embryonalwoche sind wir schon damit beschäftigt, eine ab- oder sich weg-krümmende Bewegung (die die Embryologen *Abfaltung* nennen) zu vollziehen, durch die wir anfangen, uns körperlich (wie auch seelisch) zu verselbständigen. Aber der Mensch fügt sozusagen noch einen vierten Schritt dazu. Das werde ich bei späteren Ausführungen noch weiter berücksichtigen.

Jetzt möchte ich in der Embryonalzeit noch einmal etwas zurückgehen und aufzeigen, wie die Entwicklung vom Mineraldasein, von dem ‹Mineral-Menschen› der ersten Woche – diesem zeitlosen Raumesmenschen – zum ‹Pflanzen-Menschen› weiterschreitet. Wir werden uns dabei ansehen, welche menschlichen Züge, welche Art von Menschlichkeit uns da schon entgegentritt. Wir können uns fragen, was zeigt sich unter diesem Gesichtspunkt schon in der ersten Woche? Welche Tendenz können wir hier wiedererkennen? Wir sehen, dass die ‹samenzellige Umkreiskräftigkeit[4] jetzt im Innenraum der ‹Eizelligkeit› erscheint und diesen Innenraum durcharbeitet und durchgestaltet. Ohne diese Einwirkung könnte der Embryo überhaupt keine Durchformung erhalten. Die Unterteilung, die Zersplitterung in Teilchen, das Auseinanderfallen, das die erste Embryonalwoche kennzeichnet, weist darauf hin, dass der Mensch aus einer ‹Ganzheit› hervorgeht und nicht aus verschiedenen Elementen aufgebaut ist, so wie das immer beim reduktionistischen Menschenbild aufgefasst wird (der Mensch sei ein Produkt von einzelnen Elementen). Im Gegenteil, der Mensch fällt in seine Elemente bzw. seine Zelle auseinander. Im Lebendigen, im Ätherischen walten die Kräfte, die die Zersplitterungstendenz des Mineralischen immer zu überwinden trachten, um den Zusammenhang zu bewahren. Schauen wir einmal darauf, was wir im vorigen Vortrag in dieser Beziehung gehört haben: In der ersten Woche ist die Neigung zur Zersplitterung noch ganz stark, so dass es zu diesem Auseinanderfallen in kleine Teilchen kommt.

O.J. Hartmann:[5] «In der Keimanlage ... wirken zentripetal nach innen gerichtete, höhere (animale und menschliche) Form- und Entwicklungskräfte und zentrifugal nach außen gerichtete, primitive (vegetativ-ätherische) Wucherungstendenzen ... die jede höhere Gestaltung vermissen lassen.»

Erst wenn sich das Ei einnistet *(Nidation),* fängt eine andere Bewegung an und eine andere Dynamik wird sichtbar. Es entsteht dieser neue Impuls, von dem schon gesprochen wurde. Es scheint, als ob die zentrifugale Tendenz des ‹Himmlischen› erneut wirksam wird und dem zentripetal gerichteten ‹Irdischen› widerstrebt und sich sozusagen daran wieder aufrichtet. Es ist, als ob das, was von außen in die Eizelle hineintaucht und in seiner Durchformungskraft wie eine Todestendenz wirkt, jetzt von innen aus überwunden wird. Die schon am Ende der ersten Woche differenzierte und anatomisch sich herausgestaltende ‹Zweikörperlichkeit› wird von nun ab auch prozessmäßig klar. Wir erhalten einen ‹himmlischen Leib› und einen ‹irdischen Leib› oder einen ‹Wachstums- oder Stoffwechsel-Leib› und einen ‹Formleib› oder wie man das auch immer bezeichnen kann. Wenn wir es anthroposophisch ausdrücken, können wir sagen, dass der periphere Leib unser unterer Pol (Stoffwechselpol) ist, der unseren Urgrund bildet. Das Verselbständigen des ‹eigentlichen› Embryos, von dem wir im vorigen Vortrag geredet haben, steht unter der Wirkung des oberen Poles (Kopfpoles). Eigentlich leben wir zu dieser Zeit noch mit unserer ‹Kopfigkeit› in unserer ‹Bauchigkeit›. Das macht vielleicht verständlich, dass wir in der Embryonalzeit noch in unserem Bewusstsein schlafen: da der Pol unseres wachenden Bewusstseins noch in den schlafenden Bereich ‹untergetaucht› ist.

Vorne und hinten – ventral und dorsal – als erste Raumesrichtung

In der zweiten Woche kommt noch etwas Weiteres hinzu. Wenn wir die morphodynamischen Ereignisse im Zentrum, im Embryoblasten, anschauen, sehen wir, dass wir sozusagen die Fläche erringen. Wie geschieht das? Das Äußere wächst und wächst und verliert dabei seine Formkraft. Man kann sagen, dass die sich jetzt offenbarenden Zentrifugalkräfte ‹form-verneinend› sind. Das ist das Wesen des ‹Ätherischen›. Das Ätherisch-Lebendige will immer umbilden, bei keiner Form bleiben, indem es die Geschehnisse immer zum Strömen bringt oder immer im Fluss hält. So ist an der Peripherie des Embryos zu sehen, wie eigentlich die Zellen miteinander verschmelzen und verschwinden.[6] Eigentlich herrscht dort eine Art Krebs. Krebskräfte, Wucherungskräfte leben dort in dieser Peripherie. Im Zentrum jedoch behält der Embryo seine Form und sein Gefüge. Dieses bestimmt die oben beschriebenen zwei Tendenzen, die jetzt im Embryo sichtlich wirksam werden. Zu Anfang gab es nur einen Innenraum, eine Höhle. Das war die ursprüngliche Höhle der *Blastula.* Jetzt kommt noch eine zweite kleinere Höhle, die sog. *Amnionhöhle,* dazu, die an der Gegenseite entsteht und den Embryoblasten vom Trophoblasten ablöst. Wenn sich dann auch noch der Embryoblast in zwei Schichten von verschiedener Gewebeart differenziert, nämlich in *Ektoderm* und *Entoderm,* wird der Embryo zu einer Scheibe zwischen zwei Höhlen *(Dottersack* und *Amnionhöhle).* Sehen Sie sich die *Abbildung 6* (Seite 66) an und achten Sie auf die Bezeichnung Ah *(Amnionhöhle)* und DS *(Dottersack).*

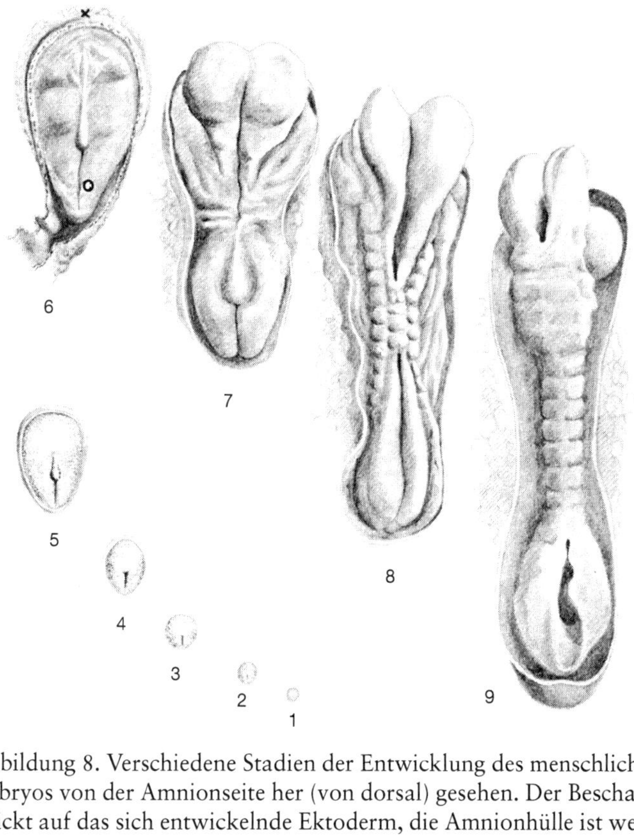

Abbildung 8. Verschiedene Stadien der Entwicklung des menschlichen Embryos von der Amnionseite her (von dorsal) gesehen. Der Beschauer blickt auf das sich entwickelnde Ektoderm, die Amnionhülle ist weggeschnitten. Nach Appenzeller. Fig. 1-5: Erste zwei Wochen, Fig. 6: 17. Tag, Fig. 7: 21. Tag, Fig. 8: 22. Tag, Fig. 9: 24. Tag. In allen Schemata ist oben der Kranialpol und unten der Steiß(Kaudal)pol mit Haftstiel dargestellt. X Herzanlage. O Primitivstreifen.

Aber wie ist der Embryo zu diesem Zeitpunkt räumlich ausgerichtet? Durch die Ausbildung der angeführten Keimscheibe mit der entstehenden zweiten, kleineren Höhle erhalten wir eine Vorderseite und eine Rückseite! Es ist vielleicht erstaunlich, dass als erste Raumesrichtung im Menschen nicht diejenige Achse zwischen oben und unten, zwischen Kopf und Steiß auftaucht, sondern die Achse zwischen hinten und vorn. Das hängt damit zusammen, dass der Embryo jetzt eine flache Scheibe bildet, ohne Arme, Beine und Kopf. An der Seite des späteren Rückens befindet sich die Amnionhöhle und an der Vorder- bzw. Bauchseite der Dottersack. Das bedeutet, dass das Gewebe der Ektodermschicht (dorsal) auf der zukünftigen Rückenseite an die Amnionhöhle grenzt, während dort, wo die Vorderseite zu entstehen beginnt, die Entodermschicht (ventral) die Höhle des Dottersackes säumt. Das Ektoderm steht mit dem oberen Pol des Menschen in Zusammenhang. Aus ihm entwickeln sich u.a. die Organe des Nerven-Sinnessystems. Entsprechend hat das Entoderm zum unteren Pol des Menschen Bezug. Aus ihm gehen u.a. die Schleimhäute der Organe des Stoffwechsels hervor.

Der Embryo ist in der beschriebenen Zeit ein ‹Flächenmensch› der Frontalebene. Wie Sie wissen, scheidet diese Raumesebene das Vorn von einem Hinten und dehnt sich zwischen oben und unten aus. Somit findet sich der Mensch als Erstes durch die Frontalebene in den irdischen Raum hineingestellt. Er erobert sich dadurch, gewissermaßen als Ausgangsdimension, seine Ausrichtung zwischen hinten und vorn, die einer Aufrichtung zwar ähnlich, aber doch noch keine Aufrichtung im eigentlichen Sinne ist. Wenn wir als Mensch in der Frontalebene zwischen vorn und hinten erscheinen, befinden wir uns bereits in der Ebene, in der wir später auch als aufgerichteter Mensch stehen. Denn die Frontalebene ist diejenige Ebene, die wir als aufgerichteter Mensch in uns tragen und durch die wir uns der Welt und dem Raum gegenüberstellen. Außerdem können wir unsere Vorderseite und unsere Rückseite zur Welt und zum Raum wenden, wie wir es wollen. So kann ich bestimmen, ob ich z.B. bei einer Vorlesung meinen Zuhörern statt meiner Front den Rücken zukehre. Jedoch, was dabei geschieht, ist etwas ganz anderes, denn die Rückenseite unterscheidet sich fundamental von der

Vorderseite. Durch die Vorderseite sind wir auf das Tagesbewusstsein, auf unsere Handlungen, auf unsere Bewegungen und den Stoffwechsel, auf unsere Arbeit und auf die Welt bezogen. Sie ist unsere Tagseite. An der Hinterseite verhüllt sich uns gewissermaßen die Welt. Wir tasten nach hinten, und was wir dort von der Welt erspüren, kommt uns nicht so deutlich ins Bewusstsein. Der Rücken ist unsere Nachtseite. Wende ich z.B. meinen Zuhörern bei einem Vortrag den Rücken zu, so weiß ich nie so genau, ob sie schon schlafen oder noch aufmerksam sind. Das Vorn und Hinten hat von Grund auf mit dem Menschen zu tun. Später werden wir sehen, wie der Mensch diese Ebene zunächst wieder verliert. Er verliert die Frontalebene, aber der Mensch ist das einzige Wesen der Welt, das sich durch die Aufrichtung bzw. durch seinen aufrechten Gang in diese Frontalebene wieder zurückfindet. Sie spüren, dass es ein ganz großer Unterschied ist, ob ein Wesen nicht anders sein kann, weil es so gewachsen ist wie z.B. das Tier, oder ob eine Daseinsform wie z.B. das Hineingestelltsein in die Frontalebene verloren gehen und wieder errungen werden muss. Letzteres ergibt eine ganz andere Möglichkeit der Bewusstseinsentwicklung. Ist ein Wesen in der Embryonalzeit so gewachsen, so ist es dazu bestimmt, auch so zu sein (Determinismus). Kann ein Wesen wählen, indem es ihm freigestellt ist, was es zu erringen gilt, so liegt darinnen die Möglichkeit, dass es sich seiner selbst bewusst werden kann. Wir können in dieser Phase der Embryonalentwicklung, in der wir die Frontalebene erreichen, voraussagen, dass wir sie erst wieder verlieren müssen, um sie uns zu einem späteren Zeitpunkt neu zu schaffen. Trotzdem ist sie die erste Ebene, die jetzt in der zweiten Woche erscheint. Noch richten wir uns nicht selbständig auf, denn wir sind an diese Ebene wie gefesselt, in sie hineingestreckt, und noch nicht in ihr aufgerichtet. Das alles wird später erklärt.

Machen Sie sich bewusst, dass alles, was hier über die Qualität der in Erscheinung tretenden Ebenen ausgesagt wurde, nur mit dem anthropozentrischen Standpunkt übereinstimmt! Mit der ‹objektiven› Geometrie hat dies alles nichts zu tun. Nur mit dem Bewusstsein eines teilnehmenden Menschen können diese Qualitäten erfasst werden.

Der Mensch ist noch nicht ‹da›!

Wie wir gesehen haben, ist der eigentliche Embryo, d.h. unser ‹Zentrumleib› in der zweiten Woche eine flache Scheibe, die aus zwei Epithel- oder auch Grenzgewebeschichten (Ektoderm und Entoderm) besteht. Zusammen mit der angrenzenden Amnionhöhle (dorsal) und dem Dottersack (ventral) wird der *Entozyst,* ein doppelblasiges Gebilde, geformt. Dieser beginnt sich von dem ehemaligen Trophoblasten, der jetzt *Ektozyst* genannt wird, abzutrennen und zu unterscheiden (siehe *Abbildung* 7, Seite 70). Bei diesem Vorgang entsteht noch ein neuer, den Entozysten umgebender Raum, die *Chorionhöhle,* die ihrerseits wieder von einer neuen Gewebeschicht, dem sog. *Mesenchym* bzw. *Mesoderm,* umwandet ist. Die Chorionhöhle wird gleichermaßen als Verbindungsraum zwischen dem Trophoblasten bzw. dem Ektozysten (außen) und dem Entozysten (innen) gebraucht. Denn der äußere Leib (Trophoblast/Ektozyst) wächst so riesenhaft, schnell und grenzenlos und dringt so weit in die äußere Umgebung vor, dass er sich von dem inneren Leib (Entozyst), in welchem die zweischichtige Embryonalscheibe angesiedelt ist, loszureißen droht. Diese Gefahr, dass Inneres und Äußeres durch die entgegengesetzten Wachstumstendenzen (zentrifugal und zentripetal) getrennt werden, wird durch das Entstehen der Chorionhöhle gebannt. Sie vermag mit Hilfe der besonderen Eigenart des sie nach außen umgrenzenden Mesenchym- bzw. Mesodermgewebes zwischen dem Ektozysten und dem Entozysten zu vermitteln. Ist es nicht verwunderlich, dass wir diese vermittelnde Region nicht innerhalb, sondern außerhalb der ‹eigentlichen› Leibesanlage auftauchen sehen? Fassen wir es ganz: Der vermittelnde Raum zwischen ‹Dort› und ‹Hier›, zwischen Geist und Körper, wird zuerst um den Zentralleib herum angelegt. Erst später wird diese Mitte auch im ‹eigentlichen› Menschenleib (‹Zentralleib›) selber ausgebildet. Doch bevor wir zu diesem einschneidenden Ereignis in der weiteren Schilderung kommen, kehren wir noch einmal zu unserem ‹Flächen-Menschen-Sein› der zweiten Embryonalwoche zurück.

Wir haben den Embryo kennengelernt als eine von einer ‹Hinterhaut›[7] (Ektoderm) und von einer ‹Vorderhaut› (Entoderm) begrenzte Scheibe, die von einem verhältnismäßig großen Außenbezirk umgeben ist. Ein Ausgebreitetsein, das ganz und gar in dem Außensein aufgeht, charakterisiert dieses Embryonalstadium. Darauf hat schon 1920 Rudolf Steiner hingewiesen, als kaum jemand etwas über die frühe Phase der Embryonalentwicklung wusste, da dieser Wissenschaftszweig zu dieser Zeit noch nahezu unerforscht war. Erst jetzt kennen wir die Fakten, die, zumindest vom materiellen Gesichtspunkt aus, Rudolf Steiner noch nicht kennen konnte, als er sagte: «Der Mensch ist in seiner zweiten Embryonalwoche eigentlich noch gar nicht anwesend. Indem er in einem peripheren Sein lebt, webt er noch gleichermaßen um seinen Körper herum.» Das wird, wie bereits erwähnt, bei dem Embryo der zweiten Embryonalwoche ansichtig. Wir sind es gewöhnt, von ‹Inhalt› zu reden oder unseren Halt im Inneren, in uns selbst zu finden. In dieser Phase des Embryos ist das noch anders. Wir müssten bei ihm eigentlich von einem ‹Außenhalt› sprechen oder davon, dass er, wie es in dieser Entwicklungsphase deutlich wird, seinen Halt in diesem grenzenlosen Ausgebreitetsein findet, dass er sozusagen ‹außenhaltig› ist. Heutzutage wenden wir diesen Begriff sprachlich nicht mehr an, vielleicht, weil wir diesen Zustand lange vergessen und überschritten haben. Die Pflanze lebt jedoch in diesem Zustand des in den Umkreis Ausgebreitetseins. Morphologisch betrachtet gibt sich die Pflanze mit ihren Blättern, ihren Blüten und Wurzeln ganz an die Umgebung hin. Ihr Zentrum kennzeichnet sozusagen nur den Ort, von dem aus sie sich dem Umkreis darbietet, auf dass die Gestalt der ganzen Pflanze zum Ausdruck dieses ‹Da-Seins› werde.

Hartmann: «Fragt man, wo denn auf diesem Stadium der embryonale menschliche Leib zu finden sei, so muss man antworten: nirgends! ... Geistig betrachtet kehrt sich (oder ist gekehrt) am Beginne seines Erdenlebens das Menschenwesen ganz nach außen und hat seinen Schwerpunkt gleichsam in den Weltensphären.»

Der Mensch der zweiten Embryonalwoche ist in diesem Sinne noch ganz pflanzenartig, ein *‹Ta-tvam-asi-Wesen›*. *Ta-tvam-asi* ist ein Mantram, welches benutzt wird, um die Orientierung des menschlichen Bewusstseins für die geistige Welt vorzubereiten. Unser jetziges Bewusstsein gibt uns das Erlebnis: Hier, das bin ich. Es ist sozusagen, ausgehend von dem ‹Hier›, von seinem Ich aus zentrifugal auf die Welt bezogen. Rudolf Steiner und auch andere Geisteslehrer sagen, dass wir nach dem Tod in der geistigen Welt ein Bewusstsein haben, das uns vermittelt: *Ta-tvam-asi,* dort – da bist du![8] Wir treffen also auf ein umgekehrtes Bewusstsein, das uns die Welt, die wir im irdischen Leben als außer unserem Selbst sich befindend erfahren haben, nun als in unserem Selbst liegend bzw. die Welt als unser Selbst erleben lässt. Wir können deshalb sagen, dass wir nach dem Tod in der geistigen Welt mit unserem Bewusstsein zentripetal auf uns selbst gerichtet sind. Wenn Sie bedenken, was ich Ihnen ganz zu Anfang dargelegt habe, nämlich dass die geistige und die physische Welt polar zueinander zu verstehen sind, so kann dem «Hier, das bin ich» (vor dem Tod) nur das «Dort, das bist du» (nach dem Tod) als Bewusstseins-Polarität gegenüberstehen. Eine Erinnerung an dieses nachtodliche Bewusstsein haben wir, wenn wir im täglichen Leben beim Umgang mit anderen Menschen Selbsterkenntnis übend Abstand nehmen und sagen: «Ja, das habe ich getan!» Und in diesem Bewusstseinsstadium eines Ta-tvam-asi-Wesens befindet sich der Embryo der zweiten Woche, das sozusagen von außen her ein Zentrum formt, ohne in diesem Zentrum selber anwesend zu sein. Der Mensch befindet sich in diesem Stadium räumlich noch ‹um sich selbst herum›, bezeichnender ausgedrückt, er ist ‹da-wesend›[9] (siehe *Abbildung* 3, Seite 59). Die Pflanze ist ein Urbild dieses ‹dawesenden› Bewusstseins. Und in diesem ‹dawesenden› Bewusstsein einer Pflanze betritt der Embryo in der zweiten Woche die Frontalebene als reiner ‹Flächen-›, als bloßer ‹Außenmensch›. Fragen wir uns, wo denn in diesem Stadium der embryonale menschliche Leib zu finden sei, so muss die Antwort lauten: nirgends. Geistig betrachtet kehrt sich das Menschenwesen am Beginn seines Embryonal-Lebens ganz nach außen und hat seinen Schwerpunkt in den Weltensphären.

Auch hier lässt sich voraussagen, dass, sofern die Entwicklung des Embryos so weitergeht, sie ein Ende finden muss. Würde die Peripherisation fortgeführt, dann würde der Embryo in einem leeren Raum enden. Dann bliebe er nur in dem ‹Dort› und käme nicht zu dem ‹Hier›. Wie kommt ein Embryo nun zu dem ‹Hier›? Er kommt zu dem Hier nicht mit Hilfe des Kopfes, sondern mit Hilfe des Herzens! Das Weitergehen nach außen, welches immer mehr im ‹Dort› aufzugehen und sich zu verlieren droht, wird aufgehoben durch die Entwicklung des Herzens, welches die Umkehr und den Umschlag einleitet. Als Nächstes wollen wir besprechen, wie diese Entwicklung vor sich geht.

Vom Auswachsen zum Einwachsen

Zusammenfassung

Wir waren bei dem Entwicklungsstadium der zweischichtigen Keimscheibe stehen geblieben. Beachten Sie, dass als Erstes die Körper-Achse zwischen hinten und vorn (dorso-ventral) erscheint und dass die Keimscheibe in der Frontalebene ausgerichtet ist. Offensichtlich ist nicht die Richtung zwischen oben und unten bzw. die kranio-kaudale Richtung grundlegend für die Ausrichtung des Menschen im Raum, sondern das Darinnenstehen in der Frontalebene. Im weiteren Verlauf werden wir noch sehen, wie sich der Mensch vom Tier durch die Tatsache unterscheidet, dass er durch die Aufrichtung die Frontalebene wiedergewinnt, während sie für das Tier ‹verschlossen› bleibt.

Der erste Hinweis dafür, dass etwas Neues sich zu ereignen beginnt, ist die Umkehrung der Bildungsgebärde. Das in der Umgebung bzw. in der Peripherie des Embryos (im Trophoblasten) entstehende Blut mit seinen Blutgefäßen führt zur Bildung des Herzens inmitten (im Zentrum) des Embryos. Die morphologische Entwicklungsdynamik wird dadurch völlig umgewandt. Die Peripherie ist nicht länger das Ziel, auf das alle Bewegungen gerichtet sind, sondern der Ursprung, von dem jede Veränderung ausgeht. So entspringt und wirkt der Impuls zur Bildung der inneren Organe aus der Peripherie in den Körper hinein. Allen voran und als erstes Organ wird das Herz veranlagt. Gleichzeitig wird die Kopf- und Steißregion polarisiert und das Hineinwachsen z. B. der Blutgefäße (vom Trophoblasten aus) geschieht. Da das Mesoderm nun in die Embryonalscheibe hineinwächst, entwickelt sich die sog. Rückensaite, auch Chorda dorsalis oder Notochord genannt, und es zeigen sich die ersten Organanlagen. Die Entstehung des Herzens verkörpert den Archetypus aller Organbildungen, d. h. eine von außen nach innen führende Entwicklungsbewegung.

Nun erscheint das dritte Stadium in der Embryonalentwicklung: ein sich gliedernder, metamerisierender Rumpf zwischen einem undifferenzierten Kopf und ‹Schwanz›, ein dreifältig gestaltetes Mesoderm (Chorda dorsalis, Somiten und Mesodermplatte) zwischen Ektoderm (dorsal) und Entoderm (ventral) und das zwischen allen vermittelnde rhythmische Prinzip des Herzens und der Blutgefäße. Der Embryo hat nun ein Innengewebe (Mesoderm oder besser: Meso) gewonnen und, was noch wichtiger ist, Individualität erworben. All diese Geschehnisse scheinen, nach Rudolf Steiner, einen wichtigen Akt der Inkarnation darzustellen. Dieser Inkarnationsakt wird im Rahmen der ‹Ereignisse des siebzehnten Tages› durch das ‹Einverleiben des Astralleibes› gekennzeichnet, dem die Ichorganisation folgt. Wenn das Herz noch nicht entwickelt ist, misslingt diese Inkorporation und der Mensch kann nicht auf die Erde kommen. Eine Fehlgeburt oder eine Windei-Bildung beendet dann den so weit vollzogenen Werdegang. Der Embryo trägt zu dieser Zeit immer noch die Merkmale einer Fläche: er hat immer noch einen ‹offenen› Leib, bei dem die Unterteilung (Segmentation) vorherrscht, der sich aber sozusagen noch nicht ‹abgerundet› hat. Noch immer hat er weder Anfang noch Ende, so dass weiterhin das vegetative Prinzip des Wiederholens und Aussprossens überwiegt.

Wir haben schon besprochen, dass in der zweiten Woche ein neuer Raum, die *Chorionhöhle*, entsteht, die innerhalb des *Mesoderms* gebildet wird. Mesoderm ist eine neue Gewebeart, die in dem sich immer weiter ausbreitenden Raum zwischen Ektozysten und Entozysten liegt. Offensichtlich gibt es neben den schon erwähnten Grenzgeweben von Ektoderm und Entoderm noch ein sogenanntes Keimgewebe, das Mesoderm. Der Embryologe E. Blechschmidt hat argumentiert, dass wir eigentlich nicht mehr von der *Dreiheit* Ektoderm, Entoderm und Mesoderm – und Dreiheiten sind, wie Sie wissen, in ‹unseren Kreisen› doch sehr beliebt – sprechen sollten. In einem gewissen Sinne kann es auch irreführend sein, in diesem Stadium von drei Keimblättern zu reden, weil es sich nicht um drei gleiche Qualitäten handelt! Wir haben in der zweiten Embryonalwoche nur zwei Schichten, als hintere Wand das Ektoderm (aus dem sich u.a. das Nerven-Sinnessystem und die Haut bilden) und als vordere Wand das Entoderm (aus dem sich u.a. die Stoffwechselhaut mit den aus ihr entstehenden Organen bzw. Derivaten entwickelt). Ein ‹Meso› zwischen beiden als Region der Mitte existiert in der zweiten Embryonalwoche noch gar nicht. Deshalb schlägt Blechschmidt vor, richtiger von zwei **Grenzgewebeschichten** zu sprechen – d. h. von Ektoderm und Entoderm als zwei abgrenzende Epithelschichten –, zu denen sich (später) ein Innengewebe, d. h. das Meso(-derm) hinzubildet. Das Innengewebe hat eine ganz andere Qualität als die beiden anderen. Es ist sozusagen keine ‹Haut› im ‹zweidimensionalen› Sinn, der im allgemeinen Verständnis mit Haut *(= derm)* verbunden ist. Dem Meso(-derm) wohnt sozusagen die Qualität des ‹Dreidimensionalen› inne. Dass es sich hierbei dennoch um eine Dreigliederung handeln kann, wird später noch erklärt werden.

Diese Auffassung entspricht der Anschauungsweise der dynamischen Morphologie, durch die ein grundsätzlicher Unterschied zwischen der zweischichtigen Keimscheibe der zweiten Woche und der dreischichtigen Keimscheibe der dritten Embryonalwoche aufgezeigt werden kann. Es ‹stimmt› auch mit der Orientierung überein, die wir als erwachsene Menschen zur Welt haben, indem wir wieder zwei Grenzen zur Welt erleben. Wir können auf der einen Seite die Welt wahrnehmen, uns ihrer bewusst werden, über sie nachdenken und ihr sozusagen mit Abstand oder *Antipathie* begegnen. Dann benutzen wir unser Nervensystem und unsere Sinne. Diese Begegnung mit der Welt in antipathischer Haltung ermöglicht uns Bewusstsein. Auf der anderen Seite können wir der Welt mit *Sympathie* entgegentreten. Dann fangen wir an, scherzhaft ausgedrückt, sie anzufassen und ‹aufzuessen›; oder anders formuliert, dann beginnen wir die Welt in uns hineinzunehmen (z. B. in Form von Nahrungsmitteln), sie uns einzuverleiben, und uns sozusagen intim mit ihr auseinanderzusetzen. In der Begegnung mit der Welt treffen wir auf diese beiden sich polar gegenüberliegenden Grenzen: Hinter der einen liegt die Welt der Wahrnehmung, der Sinne usw., hinter der anderen die Welt des Stoffwechsels, der Materie. Man kann auch sagen, dass uns Menschen eine Doppelbeziehung zur Welt auszeichnet: eine ‹oberpolige› durch unseren Kopf und unsere Sinne und eine ‹unterpolige› durch unser Stoffwechselsystem. Die Grundlagen für dieses doppelte Beziehungnehmen zur Welt werden uns durch die Grenzgewebeschichten von Ektoderm und Entoderm geschenkt. E. Blechschmidt sagt in diesem Zusammenhang: «Dann kommt später noch ein *Innen* dazu in der Form oder Qualität des *Mesoderms.*» Das Meso(-derm) ist nicht wie das Ektoderm eine Fläche, sondern besitzt sozusagen ‹Dreidimensionalität›. Sie kennen doch den Begriff ‹Epithel›? Ein Epithel ist eine Gewebefläche von abgrenzenden Zellen, die sowohl das Ektoderm wie auch das Entoderm hat. Es gibt also ein Ektoderm-Epithel und ein Entoderm-Epithel. Das Mesoderm ist weder ‹Derm› noch Epithel und kann es gar nicht sein, weil ‹Derm› Haut heißt und der Begriff Haut prinzipiell auf eine Grenzfläche hinweist. Wir sagten schon, dass das Mesoderm ‹Dreidimensionalität› besitzt. So ist Meso-Gewebe ein Binnen- oder Innen- und nicht ein Grenz-Gewebe. Es schafft durch seine Qualität ein ‹Innen›. Es bildet sich durch seine Fasern, Hüllen und Zellen sozusagen zur Dreidimensionalität aus und schafft im Embryo jetzt einen Innenraum.

Hartmann: ... «Vorne und hinten sind die Richtung eines Stromes, der aus den unbewussten nächtlichen Weltweiten hinter dem Menschen in ihn hereintritt und in die bewusstseinserleuchteten, taghaften Welten vor ihm wieder hinaustritt.»

Diesen Innenraum, von dem wir gerade gesprochen haben, suchen wir während der zweiten Embryonalwoche noch vergeblich innerhalb der Keimscheibe (die ja unser Zentralleib ist). Wenn wir ihn in der Keimscheibe noch nicht finden, wo werden wir ihn dann entdecken können, da doch jetzt, wie wir wahrgenommen haben, Mesogewebe entsteht? Wenn Sie es nicht schon herausgehört haben, so können Sie es sich wohl denken: Wir finden es in der Umgebung der Keimscheibe! Wir benötigen, was in der fortschreitenden Entwicklung zur Qualität des Innenraumes wird, noch als ein umgebendes Äußeres. In dieser um die Körperanlage herumliegenden Höhle brauchen wir jetzt entwicklungsdynamisch ein vermittelndes Gewebe (siehe oben). Dort auch ist es, wo das Mesoderm, das Innengewebe, entsteht. Gerade in dem Raum, den wir Chorionhöhle nennen, muss ein mesodermales, ein verbindendes Medium geschaffen werden, das verhindern kann, dass der Zentralleib stirbt und sich von dem äußeren Leib trennt. Als Erstes wird also die Dimension der Mitte zwischen unserem zentralen Körper – ‹Hier› – und unserem peripheren Körper – ‹Dort› – gebildet. Dieser Prozess ist halbschematisch angedeutet in *Abbildung 7* (Seite 70), Übergang von *Schema b* nach *Schema d.*[10]!

Als nächster Schritt werden in den neu entstandenen Mesodermschichten des *Chorions* Blutgefäße gebildet. Es fehlt jetzt an Zeit zu erklären, warum es sich von selbst versteht, dass gerade das Meso(-derm) den geeigneten Boden für die erste Blutgefäßbildung abgibt. Es muss Ihnen der Hinweis genügen, dass sich im Blut und in den Blutgefäßen die Urqualität der Mitte im Strömen, Verwandeln und Vermitteln offenbart. Das Blutgefäßsystem unseres Körpers verbindet und vermittelt zwischen allen Organen. Die im Meso(-derm) hervorsprossenden Blutgefäße sind, entsprechend dem nur 1½ mm großen Embryo, winzig klein. Es sind Kapillaren, die da hervorkommen, und mit ihnen entsteht ‹primitives›, primäres Blut. Spätestens wenn das Blut in diesen Chorionkapillaren zu strömen beginnt, entsteht die Frage: Wie ist das überhaupt ohne Herz möglich? Das Blut fängt an zu strömen, weil es von den Lebenskräften dazu gebracht wird! Das Blut entspringt ja in der Peripherie, in der alles voller Leben, im Wachsen, in Stoffwechseltätigkeit und Verwandlung begriffen ist. Dort in unserem ‹Außenleib›, in dem Ektozysten, waltet regsamster Stoffwechsel. Dort sozusagen beim Ursprung des Lebens beginnt das Blut als solches ‹erwogen› zu werden und zu strömen. Wohin strömt das Blut? Es strömt von der Peripherie zum Zentrum!

Um zu verstehen, wohin das führt, orientieren wir uns zunächst noch einmal an dieser Keimscheibe, an diesem ‹Scheiben-Embryo›. Dazu betrachten wir uns *Abbildung 8, Fig. 6* (Seite 82). Sie zeigt, wie eine Keimscheibe von etwa 17 Tagen von hinten gesehen aussieht (siehe Bildbeschreibung). Am Steißpol der Scheibe ist der sogenannte *Haftstiel* angedeutet. Dieser Haftstiel entsteht, sobald sich die Chorionhöhle auszuweiten beginnt und das Mesoderm statt einer Schicht einen Strang aus primitivem embryonalen Bindegewebe bildet, der den Ektozysten mit dem Entozysten verbindet. (Siehe bezüglich der räumlichen Verhältnisse *Abbildung 9*.)

Wenn wir uns jetzt einen zwei Wochen alten Embryo vorstellen, so finden wir an der Ventralseite der zweischichtigen Embryoscheibe das Entoderm mit dem Dottersack und an der Dorsalseite das Ektoderm mit dem Amnionwasser, das später zum Fruchtwasser wird. Jetzt bekommt der Embryo seine kranio-kaudale Richtung dadurch, dass der Haftstiel sich in dem Bereich, der zum Steiß wird, anfügt. In der Embryonalscheibe sind vorläufig

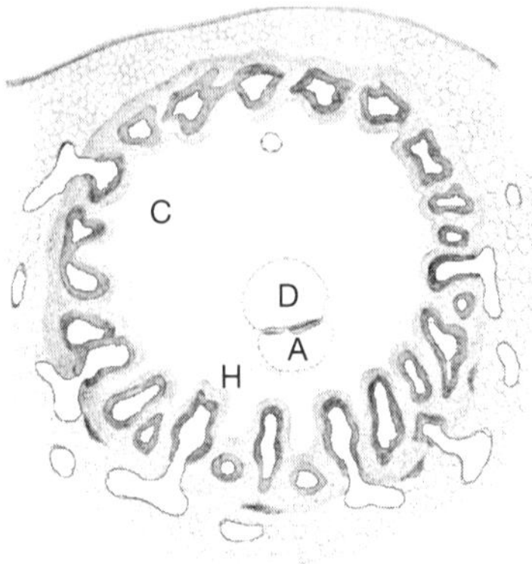

Abbildung 9. Keimblase (Entozyst) und Trophoblast (Ektozyst) in der dritten Entwicklungswoche. Die ganze Frucht ist von Uterusschleimhaut umgeben. C. Chorionhöhle, D. Dottersack, A. Amnionhöhle, H. Haftstiel. Nach Appenzeller.

nur der Kopfbereich und der Beckenbereich ‹bestimmt›; ein Brust- und Bauchbereich hat sich noch nicht differenziert. Wie der Rumpf über den Beinen, so sitzt die Embryonalscheibe an einem Haftstiel von mesodermalem Gewebe fest. Durch den Ansatzort des Haftstieles wird festgelegt, wo der Steiß und wo gegenüberliegend der Kopf entstehen wird. Jetzt ist die Kopf-Steiß-Achse oder die kranio-kaudale Richtung angelegt. Sie führt von der Stelle aus, an der wir mit dem Kosmisch-Peripheren verbunden sind, d.h. wo der vermittelnde Haftstiel den ‹irdischen Zentral-Leib› mit dem ‹himmlischen Peripherie-Leib› verbindet. Eigentlich ist unser Beckenpol, der zu unserem unteren Pol gehört, mehr zur Peripherie, zum Kosmischen, bezogen als unser Kopfpol, mit dem wir schon angefangen haben, uns ein wenig von ihm zu emanzipieren. Das besagt, wenn das Blut anfängt, durch die Kapillaren des Chorion-Mesoderms zu strömen, sammelt es sich aus dieser Riesenperipherie in dem Haftstiel. Dann fließt es durch den Haftstiel, von den Stoffwechsel- und Ätherkräften bewegt, kranialwärts am Dottersack, an der Amnionhöhle, an den Flanken entlang zum Kopf (oberer Pol). Dort angelangt, kann das Blut nicht weiterströmen, weil die Keimscheibe zu Ende ist und der Raum der Chorionhöhle beginnt (siehe *Abbildung* 9). An der Stelle, an der das Blut nicht weiterfließen kann, aufgehalten und gestaut wird, **entsteht die Anlage des Herzens**, d. h. das Blut kommt dort am Kopfpol sich stauend zur Ruhe und so bildet sich das Herz. Nachdem es dort nicht weiter kann und innegehalten hat, kehrt es um und nimmt entlang anderer Kapillaren den Weg zurück, den es gekommen ist. Es verschwindet in der Peripherie, aus der es urständet, sich erneuert und seinen Weg von vorn beginnt. Das alles bedeutet, dass im Sinne der Morphodynamik die Verhältnisse im Embryo **sich umkehren**. Denn bislang war er eine sich ausbreitende Wesenheit, die sich im Wachsen immer weiter ausgedehnt hat. Würde es so weitergegangen sein, so würde es zu einem Windei gekommen sein. Aber die Peripherie antwortet mit einem Echo und dieses Echo ist das Blut. Das Blut strömt nach innen zur Keimscheibe und vom Steiß aufsteigend sammelt es sich schließlich am Kopfpol und bildet das Herz. Dieses vollzieht sich in der dritten Embryonalwoche. Und jetzt kann man das erste Mal sagen, dass im Embryo ein ‹Hier› entsteht, ein Zentrum, das sich der Peripherie gegenüberstellt. Denn in der zweiten Woche war es nur ein *Ta-tvam-asi-Wesen,* ein ‹Dort›. Jetzt kommt aus dem ‹Dort› ein ‹Hier – das bin ich› hervor. Und dieses ‹Hier› ist sozusagen noch nicht im Leib, wo unser Herz jetzt ist, sondern es ist noch über dem Kopfpol angesiedelt, es steht noch höher sozusagen als unser Kopf (Punkt x in *Abbildung 8, Fig. 6*, Seite 82). Aber dort hört das Blut auf zu strömen, staut sich, kehrt um, fließt zurück, um in der Peripherie zu versickern. Ein neues Blut entsteht und mit neuen Impulsen beginnt es den Weg von vorn. Bald danach fängt das Herz an, rhythmisch zu schlagen (ungefähr 21. Tag).

Es ist wichtig zu erfassen, dass wir in der Steiß-Kopf-Achse mit dem unteren Pol (Steiß) mehr auf die Peripherie hin orientiert und sozusagen noch kosmisch verbunden sind, während wir mit dem oberen Pol, mit dem Kopf, aber auch mit dem Herzen, uns davon bereits befreit haben. Diese Emanzipation oder Verselbständigung des Kopfpoles und in besonderer Weise auch des Herzens ist als eine Entwicklungsbewegung zu betrachten. Das Besondere des Herzens liegt darin, dass in ihm diese Entwicklungsbewegung der Verselbständigung zu ihrem Höhepunkt und zugleich zur Ruhe kommt, woraus die Umkehrbewegung wird, wie wir sie in der beschriebenen Strömung des Blutes versinnbildlicht finden.

Das Herz ist Urbild aller Organbildung, denn alle Organe entstehen im Embryo auf die gleiche Weise wie das Herz. Die Organe entstehen im ‹Hier›, in der Körperanlage, aber sie entstammen dem ‹Dort›, der Peripherie. Das ist etwas ganz anderes als das, was üblicherweise gesagt wird, wo auf eigentümliche Weise Organe aller Art entstehen. Nein, in dieser Entwicklungsbewegung kommen die Organe als Impulse aus der Peripherie und können hier in der Körperlichkeit durch Morphologie in ihrer Anatomie herangebildet werden. Die physischen Organe sind ‹Folgen› von Organbewegungen oder Organprozessen. **Eine Organform ist ein zur Ruhe gekommener Prozess, eine zur Ruhe gekommene Bewegung!** Da die Form aus der Bewegung hervorkommt, ist das Organ ein Resultat und damit eine Enderscheinung. Das gilt für alle Organe und geschieht auf gleiche Art und Weise. Zum Beispiel: Die Leber liegt im rechten Oberbauch. Da, wo gemeint wird, dass die Leber sei, gibt es das morphologisch-anatomische Zentrum des Leberprozesses! Der Leberprozess ist aber überall, er ist über den ganzen Körper ausgebreitet. Wenn Sie das nicht glauben, so werden Sie es spätestens dann wahrnehmen, wenn Ihre Leber erkrankt und dadurch überall im Körper die Stoffwechselprozesse gestört werden. Die Leber ist als Prozess ‹überall›, nur erscheint sie anatomisch-morphologisch im rechten Oberbauch.

Das Herz gibt uns ein Zentrum, so dass wir – Hier – im Leibe (oder vielleicht noch besser: am Leibe) anwesend sein können. Das bedeutet, dass mit der Anlage des Herzens eine neue Bewegung und damit ein neuer Entwicklungsabschnitt im Embryo beginnt. An die Stelle der Bewegung des Ausbreitens und Auswachsens tritt jetzt die **Bewegung des Einwachsens.** Den ersten Impuls hierfür gibt das Herz. Durch die Anlage des Herzens tritt sozusagen die Inkarnation tiefer ein. Es ist das erste Organ, welches von außen nach innen sich hereinbildet und aus dem alle anderen Organbildungen hervorgehen. Entsteht das Herz nicht, so stirbt der Embryo (oder es bildet sich ein Windei) und das Menschenwesen kann im ‹Hier› nicht Fuß fassen. Inkarnations-Dynamik und Inkarnations-Gebärden sind es, die uns dabei beschäftigen. Wie mit einer riesigen Flamme schlägt gleichsam dieser Herzimpuls in unseren Körper hinein.

Achsen und Richtungen der menschlichen Organisation

Zusammenfassung

Die erste Richtung, die (am Anfang der zweiten Woche) im Embryo erscheint, ist die Achse zwischen hinten und vorn mit dem Ektoderm an der Rückseite (Nerven-Sinnes-Pol) und dem Entoderm an der Vorderseite (Stoffwechselpol). Wie wir später sehen werden, ist die Achse zwischen hinten und vorn diejenige des Willens bzw. der Bewegung.

Am Ende der zweiten Woche entwickelt sich die kranio-kaudale Achse, als Achse zwischen unten und oben, der die lateromediale Achse, die Achse zwischen rechts und links, folgt. Die Rechts-Links-Achse ist nicht nur die Achse spiegelbildlicher Ähnlichkeit. Rechts und links wirken als Mitspieler zu ein und derselben Funktion zusammen und sind ebenso eine Polarität als z. B. kranio-kaudal. Das ist aber in diesem Stadium erst angedeutet. Bevor diese dynamischen Prinzipien vollständig ausgebildet sind, muss der Embryo einen abgeschlossenen Körper mit einem Außen- und Innenbereich und Gliedmaßen an der Außenseite entwickeln. Erst nach dem Körperbildungsprozess der vierten Woche und später tritt der parietal-viszerale Bereich (Außen- und Innenseite) zum Vorschein.

Der Embryo hört jetzt auch auf, ein Flächenmensch zu sein. Jetzt kommt es zu Impulsen, die nach innen führen. Um das verstehen zu können, sehen Sie sich *Abbildung 8, Fig. 6* (Seite 82), an. Da ist der Kopfbereich mit der Herzanlage (x) und der Steißbereich zu sehen, bei dem Sie den Haftstiel erkennen. Jetzt kommt eine Wachstumsimpulsierung von der Peripherie, da mit dem Blut Nahrung von der Peripherie zum Zentrum strömt. Im Bereich des Kopfes, der ja ‹hautnah› mit dem Herzen verbunden ist, wächst die Embryonalscheibe am meisten und kann sich entsprechend ausbreiten und ausdehnen. Doch am Steiß ist die Bildung und Wachstumsmöglichkeit durch den Ansatz des Haftstieles gewissermaßen gestaut, so dass die Wachstumsbewegung nach innen geführt wird und der Embryo anfängt, in sich selbst hinein zu wachsen (Stelle o in *Fig. 6, Abbildung 8,* Seite 82). Am Kopfpol gibt es Freiheit zur Ausdehnung, die am Steißpol nicht gegeben ist, so dass dort das Wachstum nach innen führt. An dieser Stelle entsteht der Impuls für die Bildung neuer Gewebeschichten, die sich zwischen Ekto- und Entoderm schieben und das Binnen-Gewebe, das *Meso(-derm)*, zur Entstehung bringen. Dieser Impuls, mit dem wir unser Binnen- oder Innen-Gewebe schaffen, wirkt von unten aufsteigend in die Keimanlage hinein. Jetzt sind wir in einer neuen Situation angelangt. Wir haben jetzt einen Embryo, der von sich sagen könnte: «Ich habe jetzt einen eigenen Innenraum. Ich fange an, mich als ein Ich der Welt gegenüberzustellen, als ein ‹Hier, das bin ich› zu behaupten.»

Der Embryo also, der sich ein ‹Hier› erobert und angefangen hat, Innengewebe und Innenraum zu schaffen, hört auf, eine Pflanze zu sein. Durch den geschilderten Vorgang wird sichtbar, dass aus der pflanzlichen Bewegung, aus der ausweitenden Wachstumsbewegung niemals ein Tier hervorgehen kann. Weil die Gebärde des Tierseins eine sich von der Außenwelt abschließende und einen eigenen Innenraum schaffende Gebärde ist, kann sie nur zu der in den Außenraum hinein sich ausweitenden Pflanzengebärde diametral entgegengesetzt sein. Wieder erkennen wir das Prinzip der *Opposition.* Aus der Weiterführung der Gebärden des ‹Peripheren Menschen›, des ‹Außenmenschen›, kann ohne einen neuen Einschlag oder eine Umkehr in die Gegenrichtung niemals ein ‹Innen-Mensch› werden. Mit diesem neuen Impuls wird eine neue Hierarchie, eine neue Ebene von Kräften erreicht. Das sind die Astralkräfte, die den vorangegangenen Ätherkräften polar gegenüberstehen. Die astralen Impulse fangen an, sich formbewirkend mit dem Zentrum zu befassen und hineinzuwachsen, wodurch die Embryonalentwicklung in eine nächste Phase eintritt. Jetzt erhalten wir ein ‹Inneres›, in dem es *Innengewebe* gibt. Wir haben zwischen Ektoderm und Entoderm erst eine schmale Meso(-derm-)schicht. An der Steißgegend besteht noch eine ganz unbehinderte Verbindung zur Peripherie, aus der das nährende Blut in den Embryo einströmt. Er hat bislang eigentlich nur im Herzen, als einer ersten Organbildung, ein ‹Hier bin ich› erobert. Doch es geschieht noch mehr. Zu Anfang hat er sich die Frontalebene erworben und mit ihr ein Vorn und ein Hinten. Das Keimscheibenstadium, als unser pflanzliches Sein, endet mit der Entwicklung von einem Kopf und einem Steiß. Das wird später zur Richtung zwischen oben und unten im aufrecht gehenden Menschen. Und jetzt stößt ein neuer Impuls wie ein Finger Gottes in das Werdende hinein und es entsteht die *Chorda dorsalis*, die Mittelachse des Menschen. Sie ist ein dünner Strang *(Chorda* = Saite), gebildet aus Mesoderm, der mitten in die Keimscheibe ‹hineinwächst›. Dadurch, so kann man sagen, erhält der Mensch die Ebene von links und rechts und wir Menschen emanzipieren uns von der Kopf-Steiß-Dimension. Das werde ich etwas näher erklären. Die Pflanze hat einen Wurzel-Pol und einen Blüten-Pol, d.h. Spross und Blüte. Bei den niederen Tieren, beispielsweise bei den Schlangen, gibt es das auch noch. Durch immerwährende Wiederholung bilden sie, noch ganz pflanzenartig, zwischen Kopf- und Schwanzende bis zu 400 Rippenpaare aus. Jetzt, muss man sagen, wächst etwas in den Embryo hinein, welches die Wachstumsbewegung nicht länger in der Längsrichtung sich vollziehen lässt. Durch den sich dazwischenschiebenden ‹Finger Gottes› (Chorda dorsalis) eröffnet sich die Möglichkeit, das Linke vom Rechten zu scheiden und unabhängig zu machen.

Wenn etwas nur aus Segmenten besteht, kann es nur in einer Richtung, wie die Schlange zwischen Steiß und Kopf oder wie die Pflanze zwischen Spross (Wurzel) und Blüte, sich bewegen und ausdehnen. Obwohl bei der Pflanze der Stängel inmitten der Blätter ist oder bei der Schlange die Wirbel mitten zwischen den Rippen stehen, so bleiben sie als Segment eine Einheit, die sich in der Wachstumsbewegung rhythmisch wiederholt. Anders ist es, wenn ein neuer und anderer Wachstums- und Bilde-Impuls in Form eines Stabes (Säule) sich dazwischen drängt und rechts und links voneinander trennt. Dadurch ergibt sich ein neuer Freiheitsgrad in der Bewegung, der es dem Menschen ermöglicht, z.B. rechts und links zu vertauschen. Indem er mit seiner rechten Hand nach rechts wie nach links greifen kann, entsteht als neue Bewegungsmöglichkeit z.B. das Kreuzen, welches beim Menschen zu einer gesteigerten Ausprägung kommt. Die Ausbildung des Rückgrates oder der Mittelachse, so seltsam sich das auch zunächst anhören mag, hat mit der Überwindung der Kopf-Steiß-Achse zu tun, obwohl sie in dieser Richtung verläuft. Wie bereits dargelegt, kommt durch die Anlage des Rückgrates die Symmetrieachse als Neues hinzu, wodurch wir eine zusätzliche Bewegungsmöglichkeit erhalten, die uns rechts und links nicht nur gemeinsam (wie die Pflanze bzw. die Schlange), sondern auch unabhängig voneinander bewegen und schließlich auch überkreuzen lässt.

Das, was ich jetzt alles geschildert habe, geschieht in der dritten Woche. Zählen wir noch einmal auf, was der Embryo bis zur dritten Woche alles errungen hat: Er hat ein Vorne und ein Hinten, einen Kopf und einen Steiß (später: ein Unten und ein Oben) und hat jetzt noch ein Links und Rechts dazugewonnen. Die wichtigste von allen diesen Errungenschaften aber bleibt, dass wir jetzt als Embryo ein ‹Hier› und damit ein formales Zentrum innehaben, das sich gegenüber der kosmischen Peripherie unserer Herkunft verselbständigt. Wir sind aber damit noch nicht wirklich über das Flächenartige herausgekommen. Zwar ‹dreidimensional› (weil aus drei Schichten mit einer mittleren Innengewebeschicht bestehend), sind wir dennoch Scheibe. Es fehlt noch ein merklich abgegrenzter, emanzipierter ‹Eigenraum›, sozusagen ein anatomisches Innen. Der tierische Impuls ist zwar da, aber die tierisch-räumliche Organisation fehlt noch.

Hartmann: «Die Oben-Unten-Achse ist die Achse des polaren Gegensatzes und seines rhythmischen Ausgleichs in der ‹Mitte›. Nerven-Sinnessystem und Stoffwechsel-Gliedmaßensystem sind Gegenspieler und zugleich Metamorphosen voneinander …»

Vom ‹Pflanzenmenschen› zum ‹Tiermenschen›, Sündenfall

Zusammenfassung

In der dritten und vierten Woche ereignet sich der Vorgang der ‹Abfaltung›. Es wird wirklich ein innerer Raum geformt, der sich durch eine innere Grenze (Entoderm, viszeraler Pol, Innenwand) und eine äußere Grenze (Entoderm, parietaler Pol, Außenwand) abhebt. Der ganze Embryo ähnelt der Gestaltung des Kopfes. ‹Abfaltung› ist die Gebärde der Verselbständigung, der Individuation der tierischen Organisation. Hier kündigt sich die tierische Phase dadurch an, dass sozusagen das pflanzliche Prinzip vom tierischen Prinzip umhüllt wird, was sich an der Vorderseite (kranial) und an der Rückseite (kaudal) als Ballungstendenz äußert. Die ‹offene› Gestalt der Pflanze ist nun in der ‹abgeschlossenen› Gestalt des Tieres enthalten. Die Gliederung (Segmentation) als ein ätherisches Prinzip wird nun überstimmt von dem ‹Unabhängig-Werden› (‹Autonomisation›) des tierischen Prinzips. Die ganze Gebärde kann als Sündenfall (Absonderung vom ‹Paradies›) beschrieben werden, die der Phase des ‹Paradieses-Men-

schen› nachfolgt. In seinem Wachstumsverhalten ist der Embryo geneigt, sich von seiner Offenheit oder Unschuld dem kosmischen Umkreis gegenüber zu trennen, ein Vorgang und Akt, der im Augenblick des Geburtsereignisses beendet wird. Diese Geste kann als die Gebärde der astralischen Organisation bzw. als die der Seele beschrieben werden, die sogenannte Animalisation.

Zu den Ereignissen dieser Embryonalstufe gehört ebenfalls die Bildung von Röhren oder auch Schläuchen. Ein Rohr, das Neuralrohr, entsteht auf der Seite des Rückens. Es hängt mit der Gebärde des Schließens, des Trennens und der Antipathie zusammen. An der Vorderseite bildet sich der Urdarm heraus, der in Beziehung steht zu der Gebärde des Öffnens, des Entfaltens und der Sympathie.

Der Embryo fängt jetzt an, sich ‹abzufalten›. *Abfaltung* ist eine embryologische Terminologie. Vorher schauen wir uns noch einmal einen Embryo am Ende der zweiten Woche an. Er hat ein stabartiges Aussehen durch seine Längsachse und er hat nur einen Kopf und ein Becken mit einem Steiß *(Abbildung 8*, Seite 82). Jetzt wächst der Embryo nach innen, und da sehen wir, wie Kopf und Becken sich in einer Art Streckbewegung voneinander entfernen, wodurch der mittlere Bereich des Brustkorbes entsteht. Die sich bildenden Bauch- und Brustorgane befinden sich, von nun an als eine vermittelnde Region, zwischen Kopf und Steiß. Das sieht schon ganz wie eine Aufrichtung aus, aber die Aufrichtung ist noch nicht frei, da sie durch die Form bedingt ist. Auch die Pflanze ist aufgerichtet in ihrer anatomisch-morphologischen Gebärde. Das ist etwas anderes als das, was man später beim Menschen zu sehen bekommt, der sich aufs Neue aufrichtet und das aus Freiheit tun kann. Am Ende der zweiten Woche ist der Embryo stabförmig und flächenartig zugleich.

Wie kommt es in der Embryonalentwicklung von der pflanzlichen zur tierischen Wachstumsbewegung? Die Pflanze wendet sich in ihrer Gebärde ganz nach außen in den Kosmos, und man könnte diese Geste im Gegensatz zu der, die einen Inhalt schafft, ‹Außenhalt› oder ‹Außenhalts-Gebärde› nennen. Der neue Impuls führt zu der Bewegung des Wachsens nach innen, die ich als ‹Einwachsen› bezeichnet habe. Das kennen wir im Tierreich bzw. bei Tierembryonen ganz genau. Wenn ein Biologe bestimmen will, ob das, was er vorgelegt bekommt, ein Pflanzen- oder ein Tierkeim ist, so prüft er, ob der Keimling im Begriff ist, die Samenhülle zu sprengen, oder ob sich das Wachstum nach innen, zum Zentrum, richtet, also hineinwächst statt auswächst. Ist es also ein Samen oder ein Embryo?

Das Hineinwachsen schafft die Möglichkeit zur Bildung und Umhüllung eines Innenraumes. Das ist eine sich von etwas abschließende, antipathische Bewegung, die die Gebärde des Bewusstseins ist. Bewusstsein von etwas zu haben, bedeutet eine antipathische, eine sich abkehrende Bewegung zu machen. Während die Pflanze nur ‹da sein› und hingegeben sein kann, fängt das Tier an, sich eine Möglichkeit zu erringen, ‹hier› zu sein, und sich von seiner Umgebung abzugrenzen und sich zu bewahren. Sobald dieses ‹Hier-Sein› als Abgrenzung geschaffen ist, kann Bewusstsein entstehen. Das bedeutet, dass Wahrnehmung und Sinneseindrücke von außen empfangen und ein Nervensystem mit Sinnesorganen dafür gebildet werden. Dieses ‹Innensein› ist eine Bedingung, um eine neue Stufe des Bewusstseins erwerben zu können. Betrachten Sie bei *Abbildung 10* (Seite 102), wie die Grundrichtungen in Beziehung zum Raum sich bei Pflanze und Tier polar gegenüberstehen. Das ‹Aus-sich-Hinausstreben› kehrt um in das ‹In-sich-Hineingehen›. Das kennzeichnet jetzt auch den Embryo in seiner neuen Entwicklungsphase, denn der Embryo fängt in gesteigertem Maße an ‹hineinzuwachsen›. Nun setzt das ein, was ‹Abfaltung› genannt wird.

Der ganze Embryo fängt an, sich sozusagen zu sammeln, um von der Phase des ‹Auswachsens› in die Phase des ‹Einwachsens› überzugehen, um einen Innenraum zu schaffen, mit dem er sich der Außenwelt gegenüberstellen, durch den er eine Seele beherbergen und Bewusstsein und Wahrnehmung entwickeln kann. Das Tier-Werden schafft die Möglichkeit eines Seelenraums im Inneren, der im Pflanzen-Sein noch außen verbleibt. Der Mensch erringt sich auf seiner Wesensstufe noch die Möglichkeit des an der Welt erwachenden Selbstbewusstseins hinzu (siehe auch *Abbildung 11*, Seite 103).

Hartmann: «Jedenfalls kämpfen in Entwicklung und Bau der Tiere und Menschen zwei verschiedene Kräftesysteme miteinander. Das eine, vegetative, will grenzenlos wiederholen und aneinanderreihen; in ihm wirkt die Tendenz zu äußerer Ausbreitung und Vermehrung. Das andere will abschließen, zusammenballen und einstülpen; in ihm wirkt die Tendenz zur Einheit und Innerlichkeit und Individuation.»

Hartmann: «Diese Kräfte wirken den bisherigen Wachstums- und Vermehrungskräften entgegengesetzt. Sie bremsen sie ab, drängen sich nach innen und bilden weiterhin die charakteristisch-animalische Innenorganisation, welche die Grundlage zur Sensibilität und Mobilität als ihre Erscheinungen darstellt, die man ‹seelisch› (oder seelisch-astralisch) nennen muss.» ... «Und auch hier gilt, dass die psychologischen Erscheinungen von den anatomischen und physiologischen nicht getrennt werden dürfen, weil alle drei Erscheinungsgruppen Äußerungen derselben gesetzmäßigen Grundkräfte animalischer Organisation sind.»

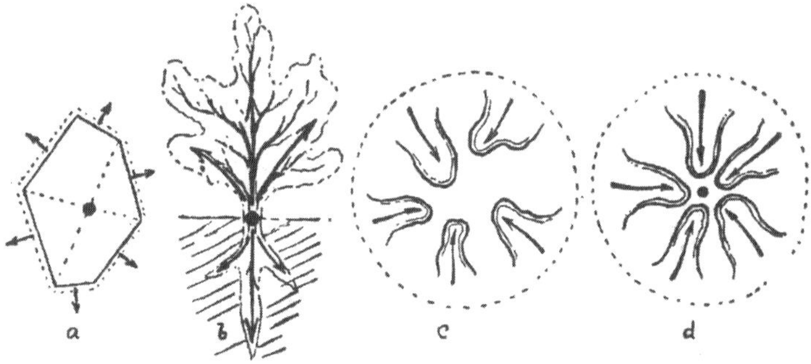

Abbildung 10. Grundrichtungen der vier Naturreiche in Beziehung zum Raum. Zentrum und Peripherie, Außen- und Innenraum, Richtung aus sich hinaus und Richtung in sich hinein. a. Kristall, b. Pflanze, c. Tier, d. Mensch. Beachte den Richtungsumschlag und die Polarität zwischen Pflanze und Tier. Nach Hartmann.

Abfaltung

Um zur Entwicklungsstufe der Abfaltung zu gelangen, muss der Embryo eine Bewegung machen, die ihn von der Gestrecktheit der geraden Linie, in die die Keimanlage hineingewachsen ist, befreit. Diese gerade Linie der zweiten Woche hat durch das ‹grenzenlose Wiederholen› der Segmente noch eine Art Endlosigkeit! Sie wird von einem Kopf und einem Steiß begrenzt, welche

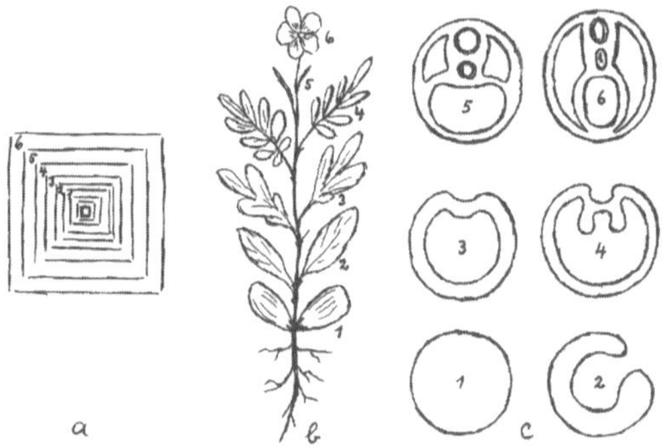

Abbildung 11. Drei Grundarten des Wachstums (der Entwicklung). a. Kristall: Anwachsen, Wiederholen des Gleichen; b. Pflanze: Auswachsen, Wiederholen in Metamorphose der Blattgebilde; c. Tier: Einwachsen, Abfaltung, Einstülpung und Polarisierung Innen – Außen. Nach Hartmann.

sich eigentlich auch nur vor diese gestreckte Bildung setzen und dieses rhythmisch-reflexartige, mittlere Gebiet von Rumpf und Brustkorb zwischen sich nehmen.

Wird diese Bewegung der Abfaltung der vierten Woche innerlich mitvollzogen, lässt sich sagen, dass in dieser Gebärde zum Ausdruck kommt, wie mit dem absteigenden Herzen die Weiten des kosmischen Raumes (die Himmel) in den werdenden Menschen aufgenommen werden und der Makrokosmos in den Mikrokosmos eingeschlossen wird. Die Abfaltungsbewegung ergreift auch den unteren Pol des Embryos. Spiegelbildlich zum Kopf krümmt sich der Steiß nach oben, der ja diese Haftstielschnur, diese Verbindung zwischen dem ‹Hier› und ‹Dort›, zwischen dem Innen und dem Außen ist, d.h. er wird kopfwärts (nach kranial) verlagert.

Vergegenwärtigen wir uns noch einmal, wie das Herz sich in der dritten Embryonalwoche von seinem Ursprung aus dem Umkreis, von dem peripheren oder kosmischen Menschen zu emanzipieren beginnt. *Abbildung 12* (Seite 106) stellt als wichtigstes Ergebnis des Abfaltungsgeschehens das Sich-Abgrenzen des Embryos dar, wodurch er sozusagen eine richtige ‹Körperlichkeit› gewinnt. Dieses Erringen eines anatomischen Innenraumes entspricht der tierischen Wachstumsbewegung *(Abbildung 11)*.

Der Embryo erreicht die Phase, in der sich eine *parietale* und eine *viszerale* Wand bilden, d.h. eine Außenseite (oder Außenwand) und eine Innenseite (oder Innenwand, eine den Eingeweiden zugewandte Seite). Eine doppelte bzw. zweiseitige Orientierung wird sichtbar. Man kann auch sagen: Wir haben nicht nur Eingeweide, die nach innen (zu den Eingeweiden, *viszeral)*, sondern auch ‹Außengeweide›, die nach außen gewandt sind (Außenwand, *parietal)*. An dieser äußeren, parietalen Körperwand entstehen später auch die Organe, mit denen sich der werdende Mensch nach außen in die Welt wenden wird. Das sind die Extremitäten, die Gliedmaßen des Menschen, die sich später aus dieser parietalen Seite heraus entwickeln. Dazwischen fügt sich dann unser ‹echtes› Inneres, d.h. die Dimension des Mesos und Mesoderms (‹Innengewebe›).

Vorläufig besteht diese Wand nur aus einer Schicht Ektoderm mit einer dazugehörigen parietalen Mesodermschicht. Die viszerale Seite wird vom Entoderm mit der dazugehörigen viszeralen Mesodermschicht gebildet: Daraus entsteht der Urdarm, der sich u.a. zu den Schleimhäuten des Darmes, der Lungen und (teilweise) Nieren entwickelt. Wie in *Abbildung 12* (Seite 106) zu sehen ist, schließt das Ektoderm allmählich das Entoderm von hinten ein. Das sich hineinbegebende Entoderm bildet den Innenraum für den späteren Darm. Dazwischen liegt der Mesodermbereich. Im Ganzen kann gesagt werden, dass die Dynamik des Abfaltungsprozesses die Dynamik einer ‹Kopfbildung› ist. Zugleich bedeutet die Gebärde dieser Riesen-Kopfbildung, dass wir uns durch sie gleichermaßen verselbständigen. Würde diese Gebärde weiter durchgeführt, so würde der werdende Embryo von seinem Außenleib, von dem Throphoblasten, von der Plazenta und den Hüllen getrennt werden. Die Emanzipation schreitet nur so weit fort, dass eine kleine Öffnung für den entstehenden Nabel übrig bleibt. Um den Nabel herum gruppiert sich das Herz (*Hz*) und der Haftstiel (*Ha*), der dann zur Nabelschnur wird. Sie sehen bei der Ansicht in *Abbildung 12* (Seite 106), dass der Embryo sich krümmt, der Kopf dabei über das deszendierende, d.h. absteigende Herz gelangt und der Haftstiel aufsteigend nach oben (d.h. kranialwärts) kommt. Das bedeutet, dass sich im Inneren langsam eine Art Rohr bildet, das die Grundlage für den späteren Darm abgibt. Jetzt hat der Embryo eine Ausgangsstellung erworben, in der er sich aufs Neue die Frontalebene erringen kann. Der Embryo hat eigentlich im Laufe der bisherigen Entwicklungszeit alle gewonnenen Ebenen wieder verloren. Diese Krümmungsbewegung findet auch in der Symmetrie-, d.h. in der Median-Ebene statt. Wir können sagen, dass von allen Seiten her die geometrische Fläche, in welcher der Embryo in seinem Pflanzendasein sich ausgespannt hat, sich biegt und abkrümmt, um an einem inneren Sein, an einem abgesonderten Sein teilzunehmen.

Es ist jetzt schon vorauszusagen, was dem Menschen in dieser Phase zu tun obliegt: Der Mensch muss später diese Krümmung überwinden, sofern er in die ihm jetzt verloren gehende kosmische Fläche, in diesem Fall in die Frontalebene, zurückkehren will. Rudolf Steiner hat den Menschen der dritten Embryonalwoche, vor der Entstehung des Herzens, den *Paradieses-Menschen* genannt. Er hat gesagt, dass der Mensch deshalb noch paradiesisch ist, weil ihm die kosmische Verbindung zu dem, was da draußen im Umkreis wirkt, dem er entstammt, noch ganz leichtfällt. Mit der dann folgenden Abfaltungsgebärde macht der Mensch eine Art *Sündenfall* durch. Sündenfall bedeutet in diesem Sinne Absonderung. Als Menschen schaffen wir uns einen eigenen, emanzipierten Raum. Wir erreichen damit, was auch die tierische Entwicklungsgebärde gewinnt: einen seelischen Innenraum, durch den wir uns der Welt gegenüberstellen können. Bewusstsein, Seele und Sinne sind Gegebenheiten, die eines Innenraumes bedürfen.

Wieder ist vorauszusehen, dass es nach der Abfaltung und Emanzipation des Inneren noch eine weitere Entwicklungsbewegung oder einen vierten Entwicklungsschritt geben wird. Wir können auch von innen aus uns aufrichten und sagen: «Lieber Gott, jetzt bin ich wieder da.» Es lässt sich denken, dass das Zurückgewinnen der Frontalebene bei der Aufrichtung des Menschen damit zu tun hat, dass die Emanzipationsgebärde der Abfaltung überwunden wird. Sie können jetzt sicherlich im Voraus wissen, dass die Gliedmaßen gebildet werden müssen. Das Entstehen der Extremitäten kann uns befreien von diesem abgekrümmten, abgewendeten Zustand des Sündenfalles. Vielleicht geben uns die Gliedmaßen die Handlungsmöglichkeit, dass wir in die geistige Welt vordringen und sie uns zurückerobern können. Dieses Thema wird Gegenstand der nächsten Vorträge sein.

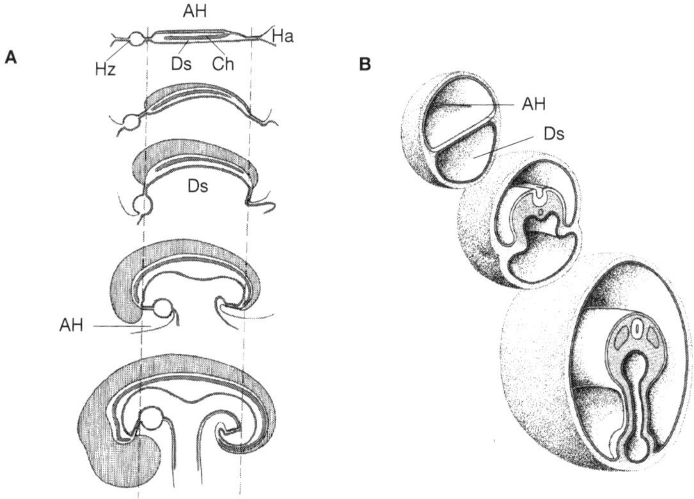

Abbildung 12 A. Die Abfaltung in kranio-kaudaler Richtung. Schematischer Medianschnitt. Ha. Haftstiel, Hz. Herzanlage, AH. Amnionhöhle, Ds. Dottersack, Ch. Chorda. Schraffiert: die Anlage des CNS (Neuralrohr).
Abbildung 12 B. Schematischer Querschnitt in der Ebene, in der der Nabel entsteht. Kranial und kaudal von dieser Ebene ist der Körper völlig abgegrenzt und abgefaltet.
Quelle: H. Tuchmann-Duplessis et al., *Illustrated Human Embryology*, Volume 1 Embryogenesis, Springer Verlag 1972.

ENGLISH SUMMARIES CHAPTER II

From 'mineral' to 'plant'

Only after the nidation of the embryo in the uterus, the mineral phase is overcome in a new phase with a new principle. The centripetally directed forces of the first week are turned (inside out) into the tendency of peripherization. The embryo opens itself again and starts to grow out i.e. literally and physiologically the 'peripheral' or 'outer' body of the trophoblast starts to reach for the environment, without limitations and boundaries. Metabolism, growth, metamorphosis are items of this 'outer' body. There the embryo has its roots, its origin! In the centre centripetal forces are still at work, the 'centre' or 'inner' body gradually opposes itself towards its periphery. These latter events (or better 'gestures') are not the prolongation of the dynamics of the first week, a new principle appears at work. There exists a kind of fault or 'fracture' between the first 'week' and the onset of the second week in the embryonic development. A great percentage of pregnancies does not overcome this fault! Is this 'fracture' the echo or reminiscence of the 'pralaya' between mineral and plant phase in human evolutionary development?

The 'centre' or 'inner body' hardly grows and exhibits much less activity. It becomes a two-layered disc (ectoderm and endoderm), increasingly dissolving from the 'outer body'. Only a small stalk of mesoderm saves our lives so to say. The centre of the human organism is at this moment a 'two-dimensional' disc. The centre itself has no content (Innen) yet, there is only outside. We seem to deal here with the 'extent' human ('Außenhaltmensch'). Only 'there' exists, no 'here' is present yet. The embryo itself is not really individualized.

This phase represents 'the human plant' (Pflanzenmensch). And if nothing 'new' will happen, if no turning point will appear, it will end up here worth only an 'outer' dimension. The so called 'wind egg' is the situation of pregnancy without presence (of a new-born). Like in evolution, where more of the principle of the plant never has led to and never will lead to the principle of the animal, a new principle has to appear. As explained before: Etheric being and astral coming are oppositions!

From growing out to growing in

We left the embryo in its stage of two-layered disc. Realize that the first 'body axis' to appear is the dorso-ventral axis. The disc is oriented in the frontal plane. Apparently, the most fundamental dimension of man is not the cranio-caudal axis, but the frontal plane. Further on we will see that man discriminates himself from the animal by the fact that he regains this plane in the erection of the body, while for the animal it will be 'closed'.

The first indication something new is going to happen is the turning around of the developmental form gestures. From the periphery (trophoblast) now the formation of blood and blood vessels leads to the formation of the heart as centre of the embryo. The dynamics of morphology are completely turned inside out! Periphery no longer as 'aim', but as 'origin'. The organs are peripheral impulses and descend into the body, with the heart impulse ahead and first! At the same time the head and 'tail' region are polarizing and become discernible. From the latter region on growing in appears. The notochord and mesoderm develops now within the embryonic plate and the first Anlagen of organs appear. Therefore, the formation of the heart represents the archetype of organ formation i.e. from outside to inside!

Now the third dimension in the embryo develops: a metamerised trunk between non-segmented head and 'tail', the mesoderm with threefold appearance (notochord, somites and plate mesoderm) between dorsal (ectoderm) and ventral (endoderm), but for all the intermediating rhythmic principle of heart and blood vessels. The embryo now has won an inside dimension (Innengewebe) and (even important) has gained in-dividuality. All those events seem to represent the important 'incarnation-act' referred to by Rudolf Steiner as the 'seventeenth-day event', marked by the embodying of the astral individuality guided by the I am-organization. If this fails and the heart is not developed, man will never come to earth and end up by abortion or as a 'wind-egg'. But still the embryo has plant-like features: it still is an 'open' body, segmentation dominates and it has not 'rounded up' so to say. It still has neither beginning nor end and the vegetative principle of repetition and growing out dominates.

Body axes

The first direction to appear is the dorso-ventral axis (begin second week) with ectoderm ('nervous pole') at the back and the endoderm ('metabolic pole') at the front. As we will see later on, this axis (Hinten-Vorne-Achse) is the axis of motion (Bewegung). At the end of the second week the cranio-caudal axis (Oben-Unten-Achse) is developing, followed by the latero-medial direc-

tion (Rechts-Links-Achse). The latter marks the symmetricalization between left and right related with the ingrowth of the notochord. The left-right-axis is not only the axis of mirroring symmetry. Left and right also cooperate as to a given one and similar function and are also the same polarity as e.g. the cranio-caudal one.

At this stage this all is only indicated. Before those dynamic principles will be worked out completely, the embryo has to develop a limited body with the exterior-interior dimension with extremities on the outside. Only after the body formation processes of the fourth week (and later) the dimension of parietal – visceral (outside – inside, exterior – interior) appears.

From plant to animal, fall of sin

In the third and fourth week the process of delamination (Abfaltung) occurs. The formation of a real inner space, outlined by an 'inner' boundary (endoderm, visceral pole, 'inside body wall') and an 'outer' boundary (ectoderm, parietal pole, 'outside body wall'). The whole embryo resembles the configuration of the head. 'Folding up' is the gesture of emancipation, individualization, of animal organization. Here the animal phase so to say appears. The vegetative principle is now enveloped by the animal principle of condensation and rounding up at the front (cranial) and rear (caudal) pole. The 'closed' Gestalt of the animal now contains the 'open' Gestalt of the plant. Segmentation as etheric principle is now overruled by the animal principle of 'autonomisation'.

The whole gesture can be described as the onset of a 'fall of sin' (Absonderung, Sündenfall) after a phase of 'paradise' ('Paradieses-Mensch'). In growing behaviour the human embryo tends to be separated from its openness ('innocence') to the (cosmic) periphery, a process, an act (!) that for the moment will end by the event of birth. This gesture can be described as a 'gesture of the astral organization, of the soul'.

To the events of this stage also belongs the formation of tubes. One on the dorsal side, the neural tube, related with closing, separation, antipathy, on the ventral side the primitive gut, related with opening, unfolding, sympathy.

III. Vortrag: Zwischen Himmel und Erde – Embryo der Freiheit

Polaritäten und Tendenzen (Wiederholung)

Als Erstes werden wir Verschiedenes wiederholen. Dabei fassen wir jedoch auch noch nicht erwähnte Wachstumsbewegungen ins Auge, die zur Entwicklung des Menschen führen und einen Auftakt bilden zur Menschwerdung im engeren Sinne.

Bei unserer Betrachtung der zweiten Embryonalwoche sahen wir, dass in dem ‹Umkreis-Menschen› während dieser ‹Außenhalt-Phase› oder ‹Pflanzenmenschen-Phase› zweierlei Kräfte arbeiten, nämlich die zentripetal wirkenden formbewahrenden oder formsuchenden Kräfte und die formverneinenden oder formabweisenden Kräfte, die in die Peripherie ausstrahlen. Beachten Sie dazu *Abbildung 6* (Seite 66). Alles Geschehen dieser zweiten Woche wird von einem Spannungsfeld bedingt, das vom Zentrum zur Peripherie ausstrahlt.

Dann aber ereignet sich (‹am siebzehnten Tag›) durch einen schöpferischen Impuls, der von außen nach innen wirkt, eine **Umkehr.** Vom Auswachsen in die Peripherie zu unendlichem Sein (Größe) führt der neue Entwicklungsschritt zum ‹Hineinwachsen›. Dieses wird vom Herzen impulsiert, welches das erste Organ ist, das sich aus der Peripherie versammelt und ein ‹Hier› bildet. Im Sog der Herzbildung flutet der Impuls des Hineinwachsens in den Embryo. Das ist zugleich der Moment, so deutet es auch Rudolf Steiner an, in dem der Mensch individuell wird. Er inkarniert sich mit seiner astralischen Individualität in den bisher vom Umkreis, von ‹dort› aus, vorbereiteten Menschenkeim. Bedenken Sie, dass solche Aussagen Rudolf Steiners sich auf übersinnliches Schauen gründen! Heutzutage haben wir erst die embryologischen Tatsachen, die eine solche Angabe unterstützen! Mit der Bildung des Herzens kehrt die Entwicklungsdynamik völlig um! Denn mit dem Herzen als Urorgan-Impuls inkarniert sich der Mensch tiefer, er kommt mehr und mehr auf die Erde, zum ‹Hier›. Während der zweiten Woche ist die menschliche Individualität zwar als Geist, als geistiges Prinzip schon anwesend, aber sie webt sozusagen noch um ihren Körper herum. Sie kann diesen Körper, wie sich logisch denken lässt, zu dieser Zeit auch noch mit einem anderen Menschen teilen. Dann entstehen die eineiigen Zwillinge! Der physische Menschenkeim ist bis zu der Anlage des Herzens noch nicht **individuell** – d.h. er ist buchstäblich (!) noch ‹teilbar›. Sobald das Einwachsen geschehen ist, wird individuell vom Leib Besitz ergriffen. Geht das fehl, wollen zwei Menschenwesen nach diesem Moment noch zu gleicher Zeit eine Leibes-Anlage in Besitz nehmen, so entstehen Siamesische Zwillinge. Somit hat diese Einstülpung bzw. das Einwachsen mit **Individualisierung** zu tun. Vom Pflanzensein zum Tiersein vollzieht sich ein wichtiger neuer Schritt; es wird ein Seelenraum geschaffen. Tier und Mensch formen sich ein Inneres, welches sich beim Menschen ab der dritten Woche entwickelt, durch das er individuell wird.

Wir haben auch gesehen, dass im Sog der Entstehung des Herzens das Hineinwachsen beim Steiß beginnt und Mesoderm oder Innengewebe mit der *Chorda dorsalis* in der Mitte (mehr oder weniger) aufsteigend in die Keimscheibe (Zentralleib) gelangt. Da wächst der Mensch aus dem Umkreis in das Zentrum hinein. Das Mesoderm als neues Gewebe ‹schiebt sich› zwischen die schon bestehenden Gewebeschichten von Ektoderm (hinten) und Entoderm (vorn). Es geschieht jedoch noch mehr. Der Außenleib spiegelt sich sozusagen durch den Haftstiel, so dass die Außenwelt umgestülpt und umgedreht in der Innenwelt des Zentralkörpers erscheint. Jedes Organ ist als Prozess schon im Außenleib vorhanden. Es wird dort geatmet, genährt usw., so dass noch ‹alle› Organe in dem Außenleib prozessmäßig vereint sind. Sie können erst als einzelne Organanlagen in der Keimscheibe hervortreten, nachdem der Umstülpungsvorgang durch den Haftstiel vollzogen ist. Ich glaube, es braucht nicht extra erwähnt zu werden, dass dieser Vorgang mit dem lemniskatischen Prinzip zu tun hat. Man könnte die in *Abbildung 9* (Seite 93) skizzierte Situation (ungefähr um den 17. Tag) beschreiben wie ein sich umstülpendes, lemniskatisches Geschehen, bei dem die Entwicklung der Keimscheibe (Embryonalscheibe) aus dem Urgrund des Trophoblasten hervorkommt. In der ‹Sphäre› der Peripherie (Trophoblast) sind Anfang und Ursprung, sind Bewegung und Stoffwechselgeschehen beschlossen, die in der ‹Sphäre› des Zentrums zur Ruhe kommen und sich in der Form ‹verwirklichen›. Bei diesem Bild der Lemniskate bildet der Haftstiel den Kreuzungspunkt zwischen den angesprochenen ‹Welten-Kreisen›. Durch ihn vollzieht sich der Umschlag bzw. die Umwendung, durch die sich das Äußere (Peripherie) in das Innere (Zentrum) einstülpt und einschließt und das Innere in das Äußere durch eine Ausstülpung wieder zurückkehrt und sich gleichsam ‹entschlüsselt›. Karl König hat dieses Grundsatzprinzip pränataler Existenz in einer Skizze *(Abbildung 13)* veranschaulicht. An dieser schematischen Darstellung wird gezeigt, wie der Mensch in seiner Embryonalzeit mit seinem ‹Kopf› (d.h. mit seinem oberen oder auch Nerven-Sinnes-Pol) in seinem ‹Bauch› (d.h. in seinem unteren oder auch Stoffwechselpol) darinnensteckt. Karl König sieht dabei die Amnionhöhle (Amnion) als Mitte (Rhythmisches System) an. Ich bin damit nicht völlig einverstanden. Meiner Meinung nach übersieht er den Haftstiel (oder die Nabelschnur) mit dem dazugehörenden Gebiet der Choriongefäße als physisch-sinnlichen Repräsentanten der ‹verbindenden Mitte›.

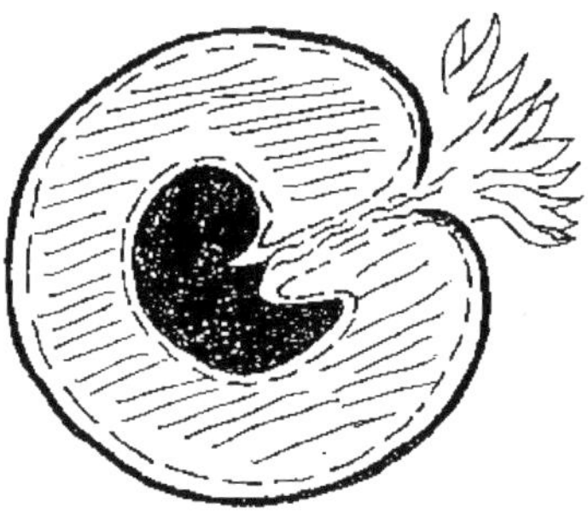

Abbildung 13. Die Verhältnisse der zwei Leiber (Zentralleib und Peripherieleib) während der Embryonalzeit als dreigegliedertes Verhältnis zwischen ‹Oben›, Mitte und ‹Unten›. Nach K. König.

Ich habe bereits hervorgehoben, dass es in der zweiten und dritten Woche in der Embryonalscheibe (mit den drei Keimblättern Ektoderm, Mesoderm und Entoderm) auch zu einer Art von ‹Aufrichtung› kommt. Der Menschenkeim streckt sich zu einer geraden Linie mit einem Kopf und einem Steiß und dem dazwischen liegenden segmentierten Brust- und Bauchbezirk. Sehen Sie sich dazu *Abbildung 8, Fig. 8 und 9* (Seite 82) an. Diese Aufrichtung ist eher eine Streckung zu nennen, dadurch dass der Embryo sich zu einem stabähnlichen Gebilde entwickelt. Es ist jedoch eine Aufrichtung innerhalb der Form. Es ist sozusagen noch eine unfreie Aufrichtung, die von äußeren (Wachstums-)Kräften bestimmt wird und noch nicht, wie später, von innen heraus ergriffen wird. So kann gesagt werden, es ist eine erste Aufrichtung, aber noch nicht eine Aufrichtung in Freiheit, sondern von verschiedenen Gesetzmäßigkeiten, wie den ätherischen, herbeigeführt. Es ist der ‹Stabimpuls›, den man bei den Pflanzen bzw. Bäumen so klar erkennen kann. Später möchte ich erklären, dass der Mensch eine innerlich bedingte Aufrichtung vollzieht. Dazu muss er aber die in der zweiten Woche erreichte Aufrichtung erst wieder verlieren. Wie wir gesehen haben, geschieht das auch tatsächlich von der vierten Woche ab in den Abfaltungs- und Krümmungsprozessen!

Wir haben schon gemerkt, dass der Mensch, sobald er sich bis zu einer Innengewebebildung abgeschlossen hat, doch noch etwas Kosmisches behält, weil er an seinen Flanken, an seiner Seite offen bleibt. In *Abbildung 14, Fig. 1* (Seite 114) ist das klar zu erkennen. Diese Figur zeigt auf einem Transversalschnitt hinten (dorsal) die Amnionhöhle (*AH*) mit dem Ektoderm (*Ek*). In dieser Phase (ab dritter Woche) fängt das Ektoderm an, das Neuralrohr (*N*) auf dem Rücken zu bilden. Das Neuralrohr ist die Grundlage unseres Nervensystems und regelrecht ein ‹Antipathierohr›. ‹Antipathierohr› nenne ich es deshalb, weil es sich vollkommen abschließen muss. Eigentlich kann auch gesagt werden, dass Gebärde und Bewegung, aus der das Nervensystem heraus geformt ist, sozusagen eine vollkommene Abstraktion, ein sich vollkommenes Abschließen darstellt. Sie wissen alle, dass das Offenbleiben des Neuralrohres eine pathologische Erscheinung ist (z. B. *Spina bifida*)!

An der Vorderseite bilden wir auch ein Rohr, das Darmrohr, aus welchem Lungen, Magen, Darm, also die meisten Stoffwechselorgane – zumindest ihr Epithel, was auch als ‹Stoffwechselhaut› des Menschen bezeichnet werden könnte –, hervorgehen. Aus nachfolgender Abbildung wird auch deutlich, dass diese entodermale Rohrbildung viel größer ist als diejenige des Neuralrohres. Sie ist größer deshalb, weil das, was an unserem Rücken ganz analytisch und lokal geschieht, auf der Vorderseite durch den ganzen Embryo vollzogen wird. Wie wir gesehen haben, sinkt der Kopf durch die Krümmung gleichermaßen auf die Brust und der Steiß biegt sich ihm entgegen. Die Krümmung geht aber auch von den Seiten aus. Wie ein mächtiger Pilz bildet sich dort eigentlich ein anatomisch räumlicher Körper. Das bedeutet, dass wir ein Inneres, ein anatomisch Inneres gewonnen haben, aber dadurch die Offenheit zu ‹dem Mysterium› der Welt, von dem wir herkommen, verlieren. Das hat wiederum mit der sog. Abfaltung oder *Delamination* zu tun. Der Mensch verlässt sein Flächen-Stadium *(Lamina* heißt Fläche) und erhält die Struktur, die u.a. in der *Abbildung 14, Fig. 3* dargestellt ist. Der Mensch holt (im Transversalschnitt zu sehen) seine Flanken zu seiner Mitte und ‹faltet sich damit ab›.

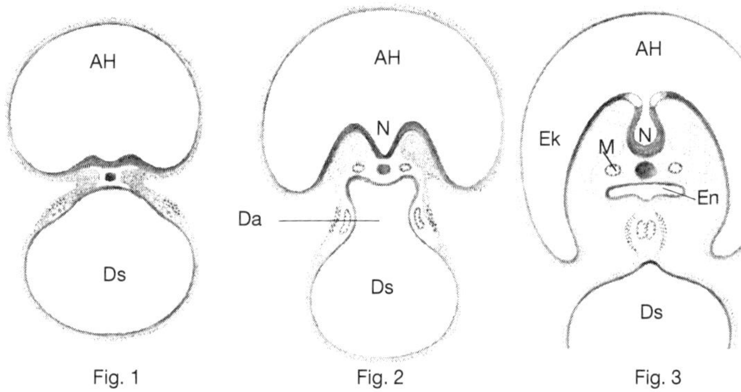

Abbildung 14. Fig. 1–3: Querschnittfolge auf Herzhöhe durch den 17, 18 und 21 Tage alten Keim zur Darstellung der Entstehung von Neuralrohr und Darm und des Prozesses der Abfaltung. AH. Amnionhöhle, Ds. Dottersack, Ek. Ektodermschicht, En. Entodermschicht, M. Mesoderm. N. Neuralrohr (in Anlage), Da. Primitivdarm-Anlage. Nach Appenzeller.

Die wichtigsten Impulse für die Abfaltung gehen vom Kopf aus, dem Körperende, das bislang nicht abgeschlossen und wie ‹ohne Ende› war. Indem sich der Embryo vom Kopf aus abfaltet, ballt er sich zusammen und rollt das Kopfende ein. Das Gleiche geschieht auch am gegenüberliegenden Ende, indem sich auch da dieser Krümmungs- oder Ballungsimpuls geltend macht und sich der Embryo ‹abfaltet›. Dadurch haben wir jetzt zwei Prinzipien im Menschen: In der Mitte, dem späteren Brust- und Bauchbereich, haben wir immer noch dieses vegetative Prinzip, dieses Wiederholungsprinzip der *Segmentation,* dieses immerwährende Wachsen und Ausdehnen durch neue Segmentbildungen *(Abbildung 8, Fig. 8 und* 9, Seite 82). An beiden Körperenden kommt es durch das Abrunden zu einer Art Abschluss. Durch das Runden und Zusammenballen fängt der Mensch an, sich einen eigenen Innen-Raum zu schaffen. Das vollendet sich, wenn der Embryo ganz durchgebildet ist und sich vollständig gekrümmt hat sowohl in kranio-kaudaler Richtung als auch in transversaler Richtung. O.J. Hartmann drückt das folgendermaßen aus: «Es bekämpfen sich zwei Tendenzen. Die erste ist, dass das Vegetative sich unendlich wiederholen und aneinanderreihen will (das Metamere, das Segmentale, das sich Wiederholende). In ihm wirkt die Tendenz zu Ausbreitung und Vermehrung. Das andere will sich (abschließen) zusammenballen und einstülpen. In ihm wirkt die Tendenz der Einheit und Innerlichkeit.» So kommt die Begegnung zweier polarer Kräfte zustande. Jetzt wird der Mensch ein seelisches Wesen, mit einem eigenen inneren Raum. Wir können auch sagen, dass wir uns mit der Abfaltungsbewegung an der Vorderseite (‹Bauchseite›) zusammenholen und nach innen das Darmrohr bilden, welches auf einem Querschnitt auch als Innenwand erscheint. Betrachtet man dagegen dieses Stadium in Längsrichtung (*Abbildung 12 A,* Seite 106), dann sieht man, dass der Darm, der wie strömend in uns hereinkommt, an der Mundseite und an der Analseite durchbrechen will. Da haben wir es also mit einem Rohr zu tun, das nach außen einen Durchbruch schafft. An der Rückseite haben wir dagegen ein Rohr, das sich in Antipathie vollkommen abschließt und dessen Offenbleiben eine pathologische Erscheinungsform ist. Im Gegensatz dazu muss sich das Darmrohr öffnen. Schafft es den Durchbruch nicht, so bilden sich keine Körperöffnungen. Man nennt diese pathologische Erscheinung *Atresie.* Das sieht man z.B. bei Kindern, die einen verschlossenen (oder gar verschwundenen) Schlund oder Magen oder Anus haben. Somit haben wir an der Vorderseite eine Rohrbildung, die sich in Sympathie der Welt öffnet und eigentlich unser Stoffwechselrohr, das Rohr unseres unteren Poles, ist. Die Polarität, die zwischen der Bildung des Darmrohres und der Bildung des Neuralrohres besteht, hängt zusammen auf der einen Seite mit der Wirkung der sog. vegetativen Kräfte – man kann auch Äther- oder auch Ausdehnungskräfte dazu sagen – und auf der andern

Seite mit der Wirkung der sog. animalischen oder astralischen Kräfte (oder auch der Konzentrationskräfte).

Theodor Schwenk hat in seinem Buch über die Bewegungen des Wassers das Prinzip der Wirbelbildungen in sehr anschaulicher Weise ausgearbeitet.[11] Dort ist zu lesen, dass überall, wo wir es im Flüssigen oder Wässrigen mit einander sich begegnenden Polaritäten zu tun haben, Wirbelbildungen entstehen. Können Sie erkennen, wie der Embryo jetzt ‹wirbelförmig› wird? Siehe Abbildung und Text auf der folgenden Seite! Schwenk hat in den Wasser- wie in den Luftbewegungen immer wieder die Entstehung von **Wirbel**formen entdeckt und analysiert. Jeder kann selber beobachten, wenn er z. B. Kaffee trinken will und Milch in den Kaffee gießt, wie sich Wirbel bilden. Wirbelformen also entstehen nach Schwenk, wenn zwei Flüssigkeiten unterschiedlicher Qualität (wie in unserem Beispiel Viskosität und Temperatur) aus verschiedenen Richtungen in unterschiedlicher Bewegung aufeinandertreffen. Die Polarität zwischen der ektodermalen Geste des Umfangens und Einhüllens, die in der Bildung der Amnionhöhle liegt, und der entodermalen Geste des Hineinströmens und Ausfüllens, die vom Dottersack vollzogen wird, kann als Begegnung zweier gegensätzlicher Wachstumsgebärden oder Wachstumsqualitäten verstanden werden, die den Embryo in der Art eines Wasserwirbels ausbilden. Auch in der ‹üblichen› Embryologie ist herausgefunden worden, dass die Wachstumskräfte des Ektoderms (kräftig, schnell) den Wachstumskräften des Entoderms (langsam, Widerstand gebend) entgegenstehen! Das Entoderm bremst sozusagen das Wachsen des Ektoderms ab, ‹so dass es sich krümmt›. Aber welches von beiden ist die Ursache? Dasjenige, welches wachsen, oder dasjenige, welches das Wachsen hemmen ‹will›?

Eigentlich ist der Mensch in dieser Abfaltungs- oder *Delaminations*-Phase noch immer eine kosmische Erscheinung und deshalb auch ein Ausdruck von Gesetzmäßigkeiten, die dem Wässrigen eigen sind und mit der Begegnung und ‹Entgegnung› zweier verschiedener Schichten oder Qualitäten zu tun haben. Ich stelle mir die Begegnung von zwei Menschen idealerweise nicht, wie gewöhnlich darüber gedacht wird, als einen Affront vor, sondern so, wie es uns das Wasser oder auch der Embryo lehrt. Die Wirbel sind sozusagen eine morphologische Erscheinungsform der **Begegnung**, bei der die beiden Polaritäten nicht aufeinanderprallen, sondern wie in einem Paartanz umeinander schwingen. Sehen Sie sich auf dem Hintergrund dieser Betrachtungsweise die Ereignisse während der Konzeption noch einmal aufs Neue an! Wie sich dort die ‹Samenzelligkeit› mit der ‹Eizelligkeit› begegnet, und wie sie durch ihre Verschiedenartigkeit umeinander herumwirbeln, drehen und spielen und ihr Zusammentreffen zu einer wahren Begegnung steigern.

Theodor Schwenk sucht die **Urformen und Urbewegungen** zusammenzufassen und sagt: «Wir haben es dabei mit dem *Quellen,* dem Emporquellen auf der einen, und mit dem *Saugen* auf der anderen Seite zu tun.» Beim Analysieren dieser Urtätigkeiten entdeckt er, dass das Quellen immer das Saugen und das Saugen immer das Quellen hervorruft. Daraus folgert er: «Es gibt keine Ursachen für Quellen und Saugen, beide sind selber eine Ursache.» Deshalb ist es auch so erstaunlich, dass in den embryonalen Formen diese Urgesetzmäßigkeiten wiederzufinden sind. Hören Sie einmal nach, was in den Worten klingt: Bewegung hat keine Ursache, sie ist die Ursache selbst!

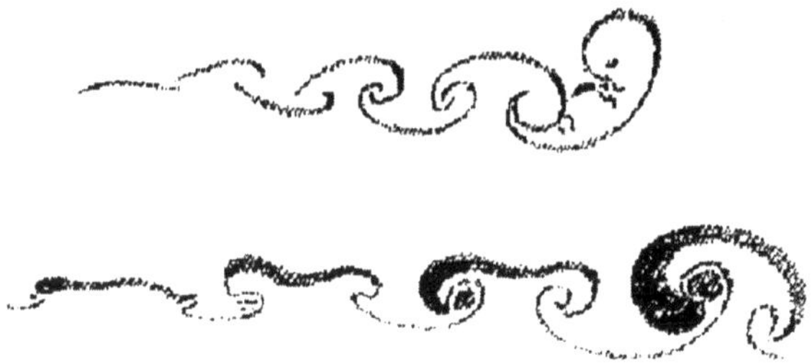

Die Menschenform ist eine Form, die aus der Bewegung hervorgegangen ist.

«Der Mensch ist eine fertige Form, wie er vor uns steht. Aber diese fertige Form ist aus sich bildenden und ablösenden Urformen hervorgegangen. Nicht das Bewegte geht aus dem Ruhenden, das Ruhende geht ursprünglich aus dem Bewegten hervor.»

Aus: Eurythmie als sichtbare Sprache von Rudolf Steiner

INTERMEZZO

Spiegelung von Makro- und Mikrokosmos

Zusammenfassung
Der innere Leib des Embryos wird in dem äußeren Leib gleichsam gespiegelt. Wir sollten jedoch nicht von einem Inneren und einem Äußeren beim Embryo sprechen, bevor nicht der Vorgang der Abfaltung (Delamination) abgeschlossen ist, da es sich vorher mehr um ein ‹Hier› und ein ‹Dort›, um ein Zentrum und eine Peripherie, handelt und nicht um eine Innerlichkeit und eine außerhalb des Embryos befindliche Sphäre. Wenn wir von der äußeren Grenze des eigentlichen Embryos ausgehen, treffen wir nacheinanderfolgend auf das Gebiet des Ektoderms (Nerven-Sinnes-Pol), des Meso(-derm)s (mittlerer Bereich) und des Entoderms (Stoffwechselpol). Wenn wir auf der anderen Seite vom Amnion-Sack (oder -Höhle) aus nach außen zur Peripherie gehen, treffen wir sich nacheinanderreihend auf die Amnion-Membran (in Beziehung stehend zum Ektoderm), als Nächstes auf die Chorionhüllschicht, die in Beziehung zum Mesoderm und zu den Blutgefäßen steht, und schließlich auf den Trophoblasten, der mit dem Entoderm und dem Stoffwechselgeschehen verbunden ist. Hier wird die große Polarität zwischen Mikrokosmos und Makrokosmos gegenwärtig. Sie gibt uns die Idee, dass Geborenwerden letztlich eine physiologische Spiegelung unseres ‹peripheren Seins› in ein ‹zentripetales Sein› bedeutet.

Ist nicht zu guter Letzt der Gegensatz in dem ungeborenen Kind ein solcher wie derjenige zwischen der Weltenmutter (mater) und mir selbst? Werden wir nicht in die Welt wie in einen neuen Außenleib hineingeboren, wie er auf den ersten Blick und auf einer ersten Ebene unseren Sinnen (Ektoderm-Amnion) erscheint; und nehmen wir nicht diesen Außenleib, diese Außenwelt mit einem zweiten Schritt und in einer tieferen Schicht mit unserem Fühlen (Meso-derm-Chorion) wahr und erleben wir sie (die Welt als unseren Außenleib) nicht durch eine noch tiefere, mehr verborgene Schicht (d.h. Entoderm-Trophoblast)? Gibt es schließlich nicht ein Erleben unseres Selbst als eine Wesens-Polarität zwischen Ich und Du, zwischen Ich und Gott, die derjenigen zwischen Embryo und Mutter entspricht?

Jetzt kommen wir noch zu einer Ansicht vom Embryo, die ich Ihnen deshalb noch gerne zeigen möchte, weil wir heute Abend in Klang und Bewegung, in der Eurythmie die *Zwölf Stimmungen* von Rudolf Steiner vorgeführt bekommen werden. Auch hierfür gibt der Embryo wunderschöne Hinweise.

Welche Situation zeigt uns der Embryo jetzt nach den grundsätzlichen Wachstums- und Entwicklungsbewegungen der Abfaltung? Der Mensch hat sich durch das Wasser, das er um sich herumgezogen hat, mit seiner Außenseite, mit seinem ektodermalen Bereich, wie mit einer ‹Außenhaut› (mit einem *parietalen* Wandbereich) umschlossen. Durch die erwähnte Rohrbildung, die mit einer ‹Innenhaut› (Entoderm mit einem *viszeralen* Wandbereich) umkleidet wurde, hat er die Stoffwechselregion nach innen gebracht. Eigentlich hat der Mensch damit schon eine Bewegung begonnen, die er erst durch die Entbindung bei der Geburt zu Ende führt! Wenn der Mensch bei der Geburt abgebunden bzw. abgenabelt wird, beendet er sozusagen physiologisch, was er mit der Abfaltungsphase morphologisch, d. h. wachsend, angefangen hat.

Durch die Abfaltung hat der Embryo jetzt ein Inneres, das auch anatomisch im Äußeren gespiegelt wird, wie es schematisch in *Abbildung 13* (Seite 112) gezeigt ist. Der sog. ‹eigentliche› Embryo (unser ‹Zentralleib›) liegt inmitten eines viel größeren, nach außen orientierten ‹Peripherieleibes›, inmitten von Hüllschichten, von denen die Plazenta eine gewisse regionale Spezialisierung ist. Wenn wir uns einen Embryo von außen nach innen gehend betrachten, dann begegnen wir drei Zonen von unterschiedlicher Qualität. Als Erstes begegnen wir an der Außenseite des eigentlichen Embryos der ektodermalen Zone. Das Ektoderm steht für die Haut, die Sinnesorgane und das Nervensystem. Es verkörpert nicht nur Anatomie und Gestaltbildung, sondern es macht eigentlich den oberen Pol des Menschen aus. Eigentlich könnte ich sagen, dass der Mensch an seiner Außenseite, an seiner ektodermalen Seite, seinen Kopfpol ausbildet. Normalerweise sprechen wir oben vom Kopf, aber hier sehen wir, dass der obere Pol, der ‹Kopfpol›, auch den Bereich oder die Sphäre der Außenwand einschließt. Das Ektoderm kann auch der Repräsentant der nach außen gewandten Seite des Menschen, seine ‹Sinneswahrnehmungs-Antipathie-Haut›, genannt werden.

Als zweite Schicht treffen wir auf den Bereich des Mesoderms. Er liegt hinten, unter der ‹Außenhaut› des Ektoderms. Das Mesoderm ist die mittlere Zone des Embryos, des Körpers, der Seele.[12] Es spielt eine vermittelnde Rolle, indem es alles miteinander verbindet und Raum schafft. Gehen wir noch tiefer in den Embryo hinein, so gelangen wir zu dem schon erwähnten Rohr, dem Darmrohr, das vom Entoderm umhüllt ist und am Mund und im Analbereich einen Durchbruch zeitigen soll. Es repräsentiert die ‹Innenhaut› des Menschen, seinen Eingeweide- oder seinen nach innen gewandten (*viszeralen*) Pol. Die Gewebeschichten ordnen sich also in der Reihenfolge von außen nach innen wie folgt: ektodermale Schicht, mesodermales ‹Inneres› dazwischen (keine ‹Schicht›) und am tiefsten sind wir begrenzt durch das Entoderm. In der Tiefe grenzen wir an die Welt im Sinne des Stoffwechsels (*Sympathie*), und außen, durch die ektodermale Schicht, grenzen wir an die Welt im Sinne des Nerven-Sinnessystems *(Antipathie)*. Das Meso birgt schließlich die Qualität des Darinnenseins und des Vermittelns in sich.

Wenden wir uns nun den Hüllen des Embryos zu. Ich hatte vorher schon gesagt, dass der Mensch sich langsam von seinen Hüllen emanzipiert. Wenn wir jetzt die Hüllen des Embryos anschauen und von innen nach außen dabei vorgehen, so sehen wir, dass da eine Spiegelung eintritt. Das Amnionwasser haben wir als das die Amnionhöhle ausfüllende Wasser kennengelernt. Damit bildet es quasi eine Spiegelebene zwischen dem Embryo und seinen Hüllen, genauer zwischen dem Ektoderm und der Amnionhülle. Bildlich gesprochen liegt es wie ein Meeresspiegel zwischen Erde und Himmel. Embryowärts umspült das Amnionwasser das Ektoderm wie seinen Meeresboden oder sein Erdenufer, peripheriewärts berührt es die Amnionhülle wie seinen Horizont als Ufer seines Himmelsgewölbes. Wir finden also Ektoderm und Amnionhülle sich gegenüberliegend und zueinandergespiegelt. Auf ihre Verwandtschaft kann ich jetzt nicht weiter eingehen. Sie haben vielleicht selbst durch meine Ausführungen schon bemerkt, dass beide ‹Häute›, das Ektoderm und die Amnionhülle, einen gemeinsamen morphologischen Ursprung haben. Gehen wir nun in dem Peripherieleib oder den Hüllen des Embryos weiter nach außen und entsprechend in seinen Gewebeschichten weiter nach innen, so treffen wir auf die jeweils mittlere Region, auf die Chorionhülle außen im Peripherieleib und die ‹Meso-schicht› innerhalb des zentralen Embryos. Wieder haben wir es mit einer gegenseitigen Spiegelung zweierlei Sphären bzw. Schichten zu tun. Wie wir bereits gesehen haben, ist die Chorionhülle die mittlere und vermittelnde Sphäre des peripheren Embryos. In ihrer vermittelnden Qualität, die sich in der primären Blutbildung und den aus ihr sprossenden Blutgefäßen niederschlägt, ist die Chorionhülle alles, was von dem vermittelnden Raum der Chorionhöhle der zweiten und dritten Embryonalwoche übrig geblieben ist. Obwohl das ‹Chorion› nicht länger ein Raum (Chorionhöhle) ist, sondern sich zur hautartigen Chorionhülle verdichtet hat, bleibt es als Ursprung und ‹Neuentstehungs›-Sphäre des embryonalen Blutes (siehe vorangegangene Ausführungen) die vermittelnde Dimension zwischen dem ‹Dort› und dem ‹Hier›. Die vermittelnde Aufgabe der Chorionhülle finden wir als ‹Dreidimensionalität› in der Mesodermschicht des eigentlichen Embryos widergespiegelt. Die Mesodermschicht enthält Binde- wie auch Stützgewebe und führt u.a. zur Bildung eines Leibesinnenraumes. Kommen wir nun zur dritten, d.h. äußersten Hülle des peripheren und zur tiefsten Schicht des zentralen Embryos, so finden wir den Trophoblasten als äußerste Hülle und das Entoderm als innerste Kernschicht. Der Trophoblast ist die Haut und Hülle der Ur-Peripherie, in der alles begonnen hat und wo jetzt Stoffwechselaktivität wie ein Urnahrungsstrom entwickelt wird. Die Tätigkeit im Trophoblasten spiegelt sich wiederum in der Entodermschicht, die uns stoffwechselmäßig zur Welt abgrenzt.

So sehen wir, wie ein Ektoderm vom Amnion, ein Mesoderm vom Chorion und ein Entoderm vom Trophoblasten gespiegelt wird *(Abbildung 15*, Seite 122).[13] Wenn wir nun diese Spiegelung der Hüllen uns bei einem erwachsenen Menschen metamorphosiert vorstellen, dann entsteht die Frage: Wo sind denn jetzt diese Hüllen anzutreffen? Wo sind diese Hüllen, die verschwanden und materiell-physisch starben, als wir geboren wurden; wo sind sie jetzt? Wir finden sie (als immaterielle Entsprechungen) hier in der uns umgebenden Welt! Spiegelnd gegenüber unserer Außenseite mit ihrem Nervensystem und ihrer wahrnehmenden Haut, die nun vom Luftraum und nicht länger von einem wässrigen Raum umgeben ist, befindet sich die sinnliche Welt. Die sinnliche

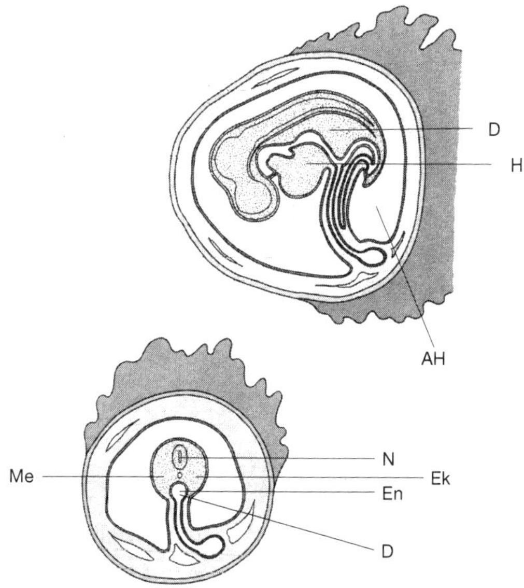

Abbildung 15. Schema der Embryonalhüllen in der achten Woche. AH. A.-höhle, N. Neuralrohr (CNS), H. Herzanlage, D. Primitivdarm, Ek. Ektoderm, En. Entoderm, Me. Mesoderm.
Quelle: Nach Tuchmann-Duplessis.

Welt ist sozusagen die erste Haut der Welt. Durch die physischen Sinnesorgane wird dem Menschen die sinnliche Welt gespiegelt und in Entsprechung das Ektodermale durch das Amnion. Der Mensch kann sich mit Hilfe seiner ‹ektodermalen Fähigkeiten› mit dieser sinnlichen Welt auseinandersetzen. Menschen wie Goethe (und – vielleicht in ganz bescheidener Weise – Dr. van der Wal) versuchen hinter dieser sinnlichen Welt mit Augen, die nichts zu tun haben mit den normalen physischen Sinnen, sondern aus einer tieferen Wesensschicht des Menschen stammen, zu entdecken, was hinter dieser *Maja* der Sinneswelt liegt. Sie versuchen mit den ‹inneren Sinnen› des Fühlens, mit den ‹Augen des Herzens› die Ideen, die Gesten und Gebärden, die ‹dahinter› wirken, wahrzunehmen. Eigentlich versuchen die Phänomenologen durch das Amnion der sinnlichen Welt hindurch eine neue Schicht des Daseins aufzuspüren, in der es nicht sinnlich, sondern *sinnlich-übersinnlich* (würde Goethe gesagt haben) sich zu bewegen gilt. Das geht nicht mit den ‹ektodermalen Sinnen›, sondern das lässt sich nur mit der mesodermalen (‹inneren›) Sinnlichkeit verstehen. Ich kann das jetzt nicht weiter erklären, es geht hier um Bilder, die nachempfunden, besser vielleicht, die ‹durchfühlt› werden wollen. Ich möchte daran erinnern, dass der Phänomenologe das Fühlen zum Wahrnehmen benutzt, indem er sich in ein Objekt hineintastet. Er versucht sozusagen mit seinen Sinnen in die Region der Mitte vorzudringen (Pascal: «On le sent plus, qu'on le voit.»).

Menschen wie Rudolf Steiner haben darauf hingewiesen, wie hinter der Welt der Ideen, z.B. der der Urpflanze, in der Goethe und andere die Wirklichkeit offenbart sahen, noch eine Welt schaffender Wesenheiten anzutreffen ist. «Die Urbilder», so stellt Rudolf Steiner fest, «sind schaffende Wesenheiten.» Um aber bis zu der Sphäre dieser Schöpferwesen vorzudringen, muss der Mensch noch verborgener liegende ‹Sinne› auftun. Er kann diese Welt nicht einfach durch Bilder betreten, sondern er muss noch tiefer in die Dinge – sozusagen in ihre Daseinsgründe – eintauchen. Er muss die Dinge in ihrer Gestaltung nachahmen, gewissermaßen nachschöpfen und mitgestalten, um gleichsam intuitiv bis zu dieser Welt der schaffenden Wesenheiten vordringen zu können.

Ganz grob gesprochen, erscheint hier das Bild einer Riesenspiegelung. Leben wir jetzt wie Menschen mit drei Schichten von Sinnen oder Sinnlichkeiten mitten in einer dreischichtigen Wirklichkeit? Leben wir sozusagen im ‹Schoß Gottes›? Gibt es noch einen weiteren Schritt? Vor zwanzig Jahren habe ich das eben Geschilderte einer Studentin in Holland erzählt, worauf sie erwiderte: «Du bist meine Mutter!» Ich fragte zurück: «Ich, deine Mutter?» «Ja», sagte sie, «wenn sich zwei Menschen begegnen, dann begegnen sie sich erst einmal auf der Ebene von Amnion und Ektoderm. Wenn sie dann einander sozusagen tiefer begegnen, ist es möglich, dass sie sich im mesodermalen, im Reich der Gefühlssinne begegnen und in tieferliegende Wesensschichten eindringen. Und tief in mir, in der Welt meiner Motive, meiner Beweg-Gründe, kann ich vielleicht auch den anderen in den Tiefen seiner Motiv-Welt wiedererkennen (Entoderm) und am Ende (und das ist sehr selten und meistens nur am Sterbebett oder in allererhabensten Momenten des Lebens der Fall) ist es möglich, dem anderen in seinem Ich, in seinem wirklichen Wesenskern zu begegnen.» Das geht auch nicht mit der ektodermalen, das geht nicht mit der mesodermalen, das kann nicht einmal mit der entodermalen Sinnessphäre allein vollzogen werden, sondern das wird nur möglich, wenn der Mensch selbst auch zu seinem Kern und Urgrund gekommen ist. Nur dann kann die Begegnung mit dem **Ich** des anderen stattfinden. Diese Studentin hat mich darauf aufmerksam gemacht, dass es zwischen dem Ich des neuen Menschen und dem Ich der Mutter noch eine weitere Spiegelung gibt. Eigentlich wird das Ich der Mutter in dem Ich des neuen Menschen gespiegelt.

Wenn wir dann geboren werden, verlassen wir diese anatomisch-physiologischen Hüllen der pränatalen Phase und betreten eine neue Welt, in der wieder neue Hüllen auf uns warten. Man kann Schicht für Schicht hinter diese Hüllen erkennend blicken, um am Ende im Mitmenschen einem anderen Ich und in der Welt dem anderen Ich, das ‹Gott› heißt, zu begegnen. Newton bringt uns bis zum Amnion; Goethe führt uns bis zum Chorion und Rudolf Steiner lenkt unseren Blick bis zum Throphoblasten. Und es ist vielleicht Christus, der uns innewerden lässt, dass in uns ein göttlicher Funke wohnt, der auf der anderen Seite der Welt in Gott, im göttlichen Schaffen, sein ‹Dort› findet. Der Theologe *Martin Buber* hat gesagt, dass die wesentlichste Begegnung zwischen Menschen die des *Ich und Du* ist, und dass sich darin die Begegnung mit Gott offenbart.

Wenn wir solche Bilder aufnehmen und in der Tat fühlen können, dass die ‹Grundursache› für die Entstehung unseres Körpers in einer Emanzipation des Mikrokosmos gegenüber dem Makrokosmos zu finden ist, dann liegt die Zukunft klar vor Augen. Das bedeutet, dass der Mensch von seinem Ich-Standpunkt aus eine Entdeckungsreise anfangen kann, um dem Göttlichen wieder zu begegnen. Denn wenn der Mensch sich von etwas entfernt und dieses hinter sich gelassen hat und nun von sich aus eine Entdeckungs- und ‹Bewegungs-Reise› hin zum Göttlichen beginnt, dann wird etwas geschaffen, was durch das Göttliche nicht gegeben ist, nämlich die Freiheit. Denn nur dadurch, dass der Mensch dort in der göttlich-geistigen Welt gewesen ist, von ihr Abschied genommen und sich verselbständigt hat und von der Erde aus die göttlich-geistige Welt spiegelt und aus eigener Kraft und Bewusstsein zu ihr zurückkehrt, dann hat er erst die Freiheit in Wahrheit gewonnen. Mit Blick auf die embryonale Entwicklung können wir sagen, dass in der Gestalt des Menschen die Grundlage für die Freiheit schon verwirklicht liegt, durch die ihm die Möglichkeit gegeben ist, sich frei zu bewegen. Wenn wir später *Die zwölf Stimmungen* der Tierkreisbilder durch die Eurythmie erleben werden, mögen wir uns vielleicht vorstellen können, dass der Mensch in dieser tierischen Erscheinungsform der dritten Embryonalwoche Prinzipien in sich wirken hat, die unter Umständen mit der Sternenwelt zu tun haben. Vielleicht wird es uns möglich sein zu ahnen, dass diese Sternenkräfte aus dem Tierkreis sich im embryonalen Menschen spiegeln und organbildend in seinem Körperinneren arbeiten. Alles, was über den Tierkreis gesagt wird, kann, sofern es gewollt wird, auch morphologisch wiedererkannt werden. Dies ist nur eine Nebenbemerkung in meinen embryologischen Betrachtungen. In Anbetracht der zu erwartenden eurythmischen Aufführung der *Zwölf Stimmungen* wollte ich Ihnen noch diese Gedanken mitgeben, weil ich dachte, dass wir einander helfen sollten, so, wie das Mutter und Embryo miteinander tun.

‹Endlich›, die Extremitäten

Zusammenfassung

Endlich sozusagen gelangen wir in unserer Betrachtung zu den Gliedmaßen. Wenn die Periode der Abfaltung (vierte Woche) beendet wird, erscheint auch die erste Anlage der Gliedmaßen. Zu Anfang sind sie platt und flossenähnlich gestaltet. Die Hauptachsen ergeben sich im Zusammenhang des ganzen kopfförmigen Embryos als zum Zentrum des Nabels (umbilicus) gerichtet. Das wichtigste Merkmal für das Auswachsen der Gliedmaßen jedoch stellt die einsetzende Überwindung der Segmentation des Rumpfes (was rückbezüglich ist) dar. In einer Art zentripetalen Verdichtung werden die fünf bis sieben Segmente zu einer Extremitätenknospe konzentriert. In diese Knospe werden die Anlagen der Hand bzw. des Fußes hineinorganisiert. Ab diesem Punkt erscheint eine erneute Veränderung bzw. Peripherisation, die sowohl die Finger und Zehen als auch die Knochenelemente der ganzen Arme und Beine als neue Gliederung ergreift. Die Aus-

bildung des Arm- wie des Bein-Nervengeflechtes mag ein Überbleibsel des Prinzips dieser Neugliederung sein, die Extremitäten sind nicht das Ergebnis des Rumpfes, sondern neue Elemente, die sich dem Einfluss der Rumpfbildung zu entziehen scheinen (d.h. die Extremitätenknospe ist eine eigenständige Bildung). Die skelettlichen Abschnitte der Gliedmaßen entwickeln sich von außen (distal) nach innen (proximal). Die Gliedmaßen sind der auswachsende Anteil der Peripherisation, während die Elemente der Gliedmaßen-Gürtel dem parietalen Mesoderm entstammen und damit ein Teil des Rumpfes sind. Die langen (enchondralen) Knochen der Gliedmaßen selber sind neue Impulse. Die Gliedmaßen unterliegen nicht dem Einfluss der zentralen Bildung des Rumpfes. Sie sind ein neues Gefüge, das ziemlich selbständig sich entwickelt. Als parietale, nach außen gewandte Bildung gehören die Extremitäten in den Bereich des oberen Poles. Jedoch als in die Peripherie ausstrahlende langgestreckte Gebilde verkörpern sie das Gegenteil zum Kopf und gehören in dieser Beziehung dem unteren Pol an. Die Gliedmaßen bringen die Achse zwischen hinten und vorn (dorso-ventral) zur Erscheinung und verwandeln die Wirkungsrichtung des Stoffwechselpoles, wie es sich aus dem Stoffwechsel-Gliedmaßensystem ergibt, von innen nach außen.

Ende der vierten Woche erscheinen die Anlagen für die Extremitäten. Ich bitte Sie zu beachten, dass die Extremitäten völlig neue Bildungen sind! Sie kommen auch embryologisch gesehen aus einem neuen Bereich hervor. Alles, was mit dem Rumpf, mit dem zentralen Körper zu tun hat, steht auch embryologisch gesehen unter dem Einfluss des Zentrums, der Chorda dorsalis des Embryos. Die Extremitäten aber sind ‹Hinzu›-Gliederungen. Sie werden an der Außenseite des Körpers angelegt und entziehen sich dem regulierenden Einfluss des Zentralkörpers. Das kann man in der experimentellen Embryologie ganz einfach beweisen, indem man eine Extremitätenknospe von einem Embryo trennt und in ein Gläschen mit Nährlösung gibt. Die Extremitätenknospe wächst dann als ein Ärmchen, Flügelchen oder Beinchen aus.

Unabhängig von dem zentralen Körper kommen die Gliedmaßenanlagen zu diesem Körper hinzu. Der Anfang einer Extremität liegt im Ektoderm. Dieser Impuls führt dazu, dass die Extremität eigentlich nicht auswächst, sondern im gewissen Sinne ‹ein- oder hinzuwächst›. Als Erstes entsteht die Hand- oder Fußanlage. Als Zweites erscheint die Unterarm- bzw. Unterschenkelanlage und als Drittes erscheint die Oberarm- bzw. Oberschenkelanlage. Auch in der Dynamik dieser Wachstumsgebärde sieht es nicht so aus, als ob beim Wachsen vom zentralen Körper etwas herausstrahlt, sondern als ob von peripheren Einflüssen her, die sich den Einwirkungen des zentralen Körpers entziehen, sich etwas Neues auf den Embryo zu entwickeln würde. Dass die Gliedmaßen Neubildungen sind, trifft, wie wir gesehen haben, auch experimentell zu. Jedoch es geschieht durch ihr Erscheinen noch ein Weiteres: Der neue Bildeimpuls führt dazu, dass die Gliederungsprinzipien des Körpers sich verlieren, ja sogar überwunden werden. Sie erinnern sich vielleicht daran, dass sich zwischen Kopf und Becken der segmentierte Bereich *(Metamerie)* des Brustkorbes und der Wirbelsäule ausbildet. Zwar finden auch Segmentierungen in sog. Myotome, Dermatome usw. im Bereich der Gliedmaßen statt, aber das sind Gliederungen ganz anderer Art und ergeben eine völlig neue Organisation. Die Segmentierung im Bereich der Arm- und Beinknospen wird gleichermaßen konzentriert und in einer Neuordnung wieder zum Vorschein gebracht. Das bedeutet, dass die metamere Gliederung oder die reflexartige Gestaltung, wie sie im Brustkorb zu finden ist, nicht in die Gliedmaßen hineingepresst wird, sondern durch die Gliedmaßen sozusagen das metamere Prinzip des Stammes (Rumpfes) zu einem Nullpunkt gebracht wird (*Abbildung 16,* Seite 128). Nach dem Durchschreiten dieses Punktes kann dann auf der anderen Seite eine Neuorganisation entstehen, durch die die Muskeln sozusagen von dieser drängenden, reflexmäßigen Ordnung, bei der Knochen und Muskeln in rhythmischer Folge sich abwechseln ‹müssen›, sich entziehen können.

Hartmann: «... der segmentale, übersichtliche Bau des Rumpfes wird zunächst im ideellen Bildungszentrum der Gliedmaßen durcheinandergeschoben und chaotisiert und dann tritt aus dieser innigen Durchdringung wieder ein neuer klarer Bauplan hervor ...»

In *Abbildung 16* (Seite 128) finden wir die segmentale Organisation so angedeutet, dass diese Gliederung zu anatomisch bestimmten Bewegungen **nötigt**. Sie brauchen für ein Verständnis dieser Sache sich nur eine Schlange vorzustellen, die infolge ihrer

Segmente sich nur schlängelnd fortbewegen kann. Was geschieht daher in den Gliedmaßen, wo die Segmentbildung sozusagen sich zusammengezogen hat und durch einen Neubildungs-Punkt hindurchgegangen ist? Die erscheinenden Extremitäten sind tatsächlich langgestreckt und strahlenförmig, so dass die Segmente sich neu ordnen können. Das lässt sich auch im Brachial- oder Lumbalplexus verfolgen, wie sich alles durcheinander dreht und flicht, um neue Ordnungsschichten zu formen. Wie sich embryologisch gesehen eine Extremität der Zentralorganisation zu entziehen oder ihr auszuweichen scheint, so lässt sich auch an der Bewegungsorganisation ablesen, wie die Extremitäten auf einer höheren Ebene neue Bewegungsordnungen auszuführen imstande sind. Die Zeitgliederung wird gewissermaßen überwunden, so dass auf einer höheren Ebene eine andere Organisation der Bewegung möglich ist. Das lässt sich morphologisch zusätzlich an diesen Plexusdrehungen und Verflechtungen erkennen. Deshalb sind es auch Nervengeflechte, die zu den Gliedmaßen führen.

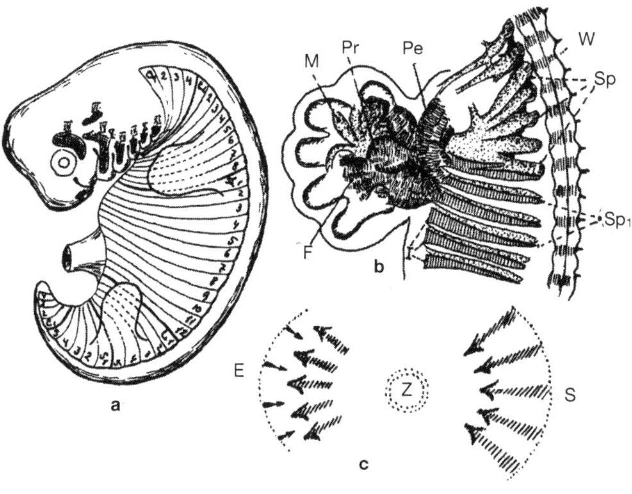

Abbildung 16. a. Schema der Muskelsegmente. b. Hineinsprossen der Muskel- und Nervensegmente in die Extremitätenknospe und die darin erfolgenden Umgestaltungen. c. Grundsätzliches Kräfteschema zur Extremitätenbildung: S. Segmentaler Ursprung, Z. Zentrum der Zusammenballung, E. Ausstrahlende Fünfheit der Finger oder Zehen. Nach Hartmann.

Abbildung 16, Fig. a macht die Ordnung der Gliedmaßen als ein neues Prinzip anschaubar. Der abgebildete Embryo befindet sich ungefähr in der fünften Woche. Sie können sehen, wie die Gliedmaßen sich in einer nach innen gewandten Gebärde zeigen, die zunächst noch dem kopfmäßigen, sich von der Welt abschließenden Benehmen des ganzen Embryos entspricht. Die Extremitäten zeigen daher noch Achsenrichtungen, die zueinander, d.h. zum Nabelzentrum gerichtet sind (beachten Sie die Pfeile in *Abbildung 16, Fig. a*). Die Gliedmaßen machen also auch die Krümmungs- und Abfaltungsbewegung in der behütenden Gebärde eines Pilzes mit, so dass dann Arme und Beine mit ihren Achsen zum Nabel zeigen. Es stellt sich dabei die Frage, ob das nicht auch eine Dynamik ist, die der jetzigen Stellung von Ober- und Unterkiefer entspricht. Beide Kiefer sind nicht nach außen, sondern zueinander (um dem Innenraum der Mundhöhle) gerichtet. Arme und Beine gleichen ihnen noch in dieser Phase, da sie jetzt auch etwas von dieser ‹kopfgemäßen› Orientierung besitzen. Der ganze Embryo erscheint in dieser Phase wie ein ‹Kopf› und die Extremitäten noch wie ‹Kiefer›. Später werden wir sehen, dass sowohl der ganze Körper sich aus dieser ‹Kopfgebärde› lösen wird als auch die Extremitäten sich von der ‹Kiefergebärde› befreien werden.

In *Abbildung 17* (Seite 130) wird gezeigt, dass während des ‹Auswachsens› die Beine bzw. die Füße in eine unterschiedliche Lage kommen. Wenn ich die Gebärden der Gliedmaßen nachahme, entwickeln sich die Arme so, dass die Hände wachsend auf dem Herzen ‹ruhen› *(Abbildung 17, Fig. a)*. Die Beine dagegen entwickeln sich so, dass der Embryo die Fußsohlen zueinander kehrt und diese die Nabelschnur berühren. Die Fußsohlen stoßen sozusagen gegen die Nabelschnur *(Abbildung 17, Fig. b, Stadien 1–4)*. Es ist wichtig, dass wir diese beiden verschiedenen ‹Anfangsgebärden› von Armen und Beinen deutlich ins Auge fassen. Folge ich morpho-dynamisch diesen Bewegungen, mit welchen die Gliedmaßen wachsen, so wachsen die Arme über dem Körper frei zueinander, während die Beine in ihrer Wachstumsbewegung einem Widerstand, nämlich der Nabelschnur begegnen. Sehr früh wächst der Arm in eine rundende Bewegung hinein, die mit dem Beugen zu tun hat. Dabei beugt sich das Handgelenk als Erstes *(Abbildung 17, Fig. c)*. Der Fuß stößt ebenfalls sehr früh an die Nabelschnur an und wächst in eine Dorsalflexion hinein, macht also mehr eine Streckbewegung durch. Die Beugebewegung der Arme wie die Dorsalflexion des Fußes **vollziehen sich im Wachsen**, noch ganz ohne Gelenke! Ich rede also nicht von Bewegungen, die durch Muskeln mitgetätigt werden, sondern ich rede von Wachstumsbewegungen – wie immer beim Embryo! Die Gelenke entstehen sekundär. Dass ein Arm oder Bein sich knickt, dass es *Beugefalten* gibt, hängt mit den Wachstumsverhältnissen des Embryos in diesem Moment zusammen. Und wissen Sie, dass die Gefäße bzw. dass das strömende Blut den eigentlichen Impuls dazu geben, damit die Arme in eine ‹rundende Bewegung› hineinwachsen? Es sind nicht die Muskeln und auch nicht die Nerven, die bedingen, dass der Embryo diese Wachstumsbewegungen macht, sondern es sind die ‹Strömungs- bzw. die Gefäß-Verhältnisse› des Blutes. Weiteres darüber ist bei Blechschmidt zu finden. Schon von Blechschmidt stammt die Idee, dass die Arme in der Dynamik des ‹Greifens› und die Beine in der Dynamik des ‹Stützens› oder ‹Strampelns› wachsen.

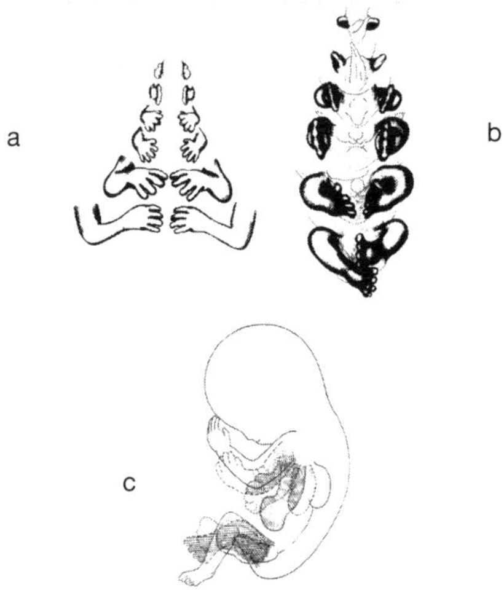

Abbildung 17. Wachstumsbewegungen der Arme und Beine. Fig. a. Die Pronation und das Zueinandergreifen der Arme. Fig. b. Die Supination und das Aufeinanderstoßen der Beine. Fig. a und b in Frontalansicht. Fig. c. Die Exorotation der Arme und die Endorotation der Beine, Seitenansicht. Quelle a und b: K. Hinrichsen: *Slides on Human Embryology*, Bergmann, München 1986. Quelle c: H. Tuchmann-Duplessis und P. Haegel: *Embryologie – 2 Organogenese*, Masson, Paris 1970.

Nach dem ‹Ein-wachsen› das ‹Ent-wachsen›

Zusammenfassung

Der Embryo ist immer noch ein kopfähnliches Gebilde. Er wird beherrscht von der Geste der Verselbständigung, welche die animale oder astrale Grundgeste für die antipathische Haltung ist, um Bewusstsein erreichen zu können. Dieses ist das vorherrschende Prinzip des menschlichen Kopfes bei einem Erwachsenen. Und wie die Verwandlung des Embryos der zweiten und dritten Woche zu demjenigen der vierten Woche nicht eine Steigerung derselben Sache, sondern durch ein Gegensätzliches charakterisiert war, so mögen wir nach einer anderen Geste Ausschau halten, die sich dem animalen Prinzip der Abfaltung und Krümmung (mit dem wir uns einen Innenraum mit seelisch-astralischen Qualitäten und Möglichkeiten gestalten) entgegenstellt. Der Gegensatz stellt sich an der Außenseite als eine Geste der Streckung oder Aufrichtung dar und auf der Innenseite durch die Polarisierung des Aufstieges von Kopf und Nerven-Sinnes-Pol und des Abstieges von Steiß und Stoffwechselpol. Aber darinnen liegt noch dazu eine Geste der Entfaltung. Der Embryo öffnet sich sozusagen wieder. Er schließt sich mit seiner vorderzentralen Seite durch das Auswachsen der Gliedmaßen dadurch auf, dass sein Kopfpol wie auch sein Becken, beide in entgegengesetzter Tendenz, aus dem Rumpf sich heraus‹recken›. Diese Streckung kann am deutlichsten in der Nacken- wie in der Taillenregion bemerkt werden. Besser ausgedrückt, indem Kopf und Becken ‹entrollt› werden, erscheint (als Erstes) ein Hals und (später) eine Taille. Jetzt wachsen die Gliedmaßen sowohl in der Achse zwischen hinten und vorn (dorso-ventral) als auch in der Achse zwischen Zentrum und Peripherie aus.

Diese Aufrichtung oder Begradigung ergibt sich als der Anfang einer aufrechten Haltung: Becken, Wirbelsäule und Kopf sind übereinander geordnet, was zumindest eine Vorbedingung für die aufrechte Haltung des Menschen ist. Der Vorgang der Abfaltung und Konzentration geht jedoch nicht verloren. Er bleibt innerhalb des Organismus erhalten, indem sich die Konturen der Organe in den Rumpf zurückziehen. Durch diese Begradigungs-Geste tritt die am meisten polarisierte Achse, d.h. die Achse zwischen Kopf und Steiß (kranio-kaudale Achse) in

Erscheinung. Aber jetzt wird sie nicht durch äußere und periphere Kräfte bestimmt wie bei der ‹Streckung› in der zweiten Embryonalwoche, sondern von einem Zentrum im Embryo selbst. Im Kopf wird weiterhin die verselbständigende Geste des Einhüllens und Konzentrierens ausgearbeitet: durch die Abrundung des Schädels (neurocranium) erhält das Gehirn eine sphärische Form und der Gesichtsschädel (viscerocranium) verliert seine Offenheit, indem die Gesichtshöhlen (einschließlich die der Augen) nach vorn konzentriert und ausgerichtet werden.

In *Abbildung 17* (Seite 130) wird gezeigt, dass die *Pronation* die Hauptbewegung der Arme während des Auswachsens ist oder, wie es sich auch sagen lässt, dass die Arme über dem Herzen, es gleichsam umfassend, aufeinander zuwachsen. Die Beine vollführen eine leichte *Supination*sbewegung, so dass die Füße gegen die Nabelschnur wie in den Körper hereinstoßen. Der Fuß wächst schon im Embryo in Verbindung mit dem Stützen und der Arm in Verbindung mit dem Greifen. So grundsätzlich und ursächlich unterschiedlich werden die beiden Extremitäten angelegt! Was bedeutet das aber, dass die Hände auf dem Herzen ruhen und, wie man in echographischen Bildern sehen kann, im Herzschlag mitpulsieren? In der Bemühung, dafür ein Verständnis zu gewinnen, fällt als Erstes auf, dass die gegen die Nabelschnur tretenden Beine bzw. Füße auch ein Pulsieren des (Stoffwechsel-)Blutes ‹erfahren›. Was ist denn diese Nabelschnur ursprünglich? Das ist der Haftstiel, der unsere Verbindung mit dem Umkreis dargestellt hat. Ist es nicht bezeichnend, dass in diesen frühen Achsenverhältnissen die Arme mehr zu uns gehören, weil sie dem Herzen – dem Zentrum unseres ‹Hier› – zugewendet sind, während die Beine mehr dem ‹Dort›, dem Umkreis (Peripherie), angehören? Wenn berücksichtigt wird, dass das Herz und der Haftstiel die beiden Pole des Kreislaufes zwischen Zentrum (Herz) und Peripherie (Haftstiel) darstellen, wird schon an ihrer unterschiedlichen Wachstumsdynamik deutlich, dass die Beine mehr im ‹Dort› und die Arme mehr im ‹Hier› sich orientieren.

Auch in der (physischen) Bewegungsausrichtung beim Gebrauch der Gliedmaßen lässt sich dieses Prinzip wiedererkennen. Mit den Beinen sind wir insofern mehr zur Umwelt bezogen, als wir uns durch sie der Schwerewirkung folgend zur Erde richten.

Mit den Armen sind wir dagegen stärker aus diesen Umweltverhältnissen herausgehoben, so dass sie uns für unsere Bewegungen frei zur Verfügung stehen. Entsprechend sind die Arme auch stärker zu unserem Inneren, zu unserem Seelenraum bezogen. Denken Sie z.B. an die Gebärdensprache bzw. an die Gesten, mit denen ein Mensch seine Worte begleitet oder betont. Dieser erwähnte Unterschied tritt deutlich zum Vorschein, wenn bei einem Embryo eine Serie von Armen und Händen mit den Beinen und Füßen verglichen wird *(Abbildung 17, Fig. c)*.

Die Bewegung des sich im ‹Hier› Orientierens der Arme wie die Bewegung des sich im ‹Dort› Orientierens der Beine folgt aber während dieser Phase noch der großen Abfaltungsbewegung, mit welcher der Embryo bzw. der Mensch noch beschäftigt ist. Alles geschieht jetzt noch in der Zeit, in der wir die Fläche als Frontalebene verlieren und alles unter die große Gebärde der Absonderung (‹Sündenfall›) ordnen. Sie werden sich sicher vorstellen können, dass ein neuer Schritt uns von dieser Gebärde wieder befreien kann.

Zum besseren Verständnis werde ich erst einmal einen Nebenweg einschlagen. Ich habe bereits ausgeführt, wie sowohl zwischen dem Eingreifen der vier Wesensglieder als auch zwischen den Wirkungen der Naturreiche, die sich entsprechend in ihrer Vorherrschaft im Embryonalleben abwechseln, gleichsam Lücken klaffen. Bevor das mineralisch-physische Entwicklungsstadium vom lebendigen abgelöst wird, kommt es zu einem Ende, das absolut sein kann, sofern nicht etwas Neues, in diesem Fall der ätherische Bilde-Impuls, das Vorbereitete ergreift. Ebenso ist es, wenn die Entwicklung vom Lebendigen zum Beseelten, zum Astralischen, hinüberwechselt oder, anders ausgedrückt, vom ‹Pflanzenmenschen› zum ‹Tiermenschen›. Und wiederum können wir auf etwas Entsprechendes gefasst sein, wenn das Astralische den Einschlag des Ich erhält. Immer muss sich das eine erst beenden und zu einem Todespunkt kommen, an dem es nicht weiter kann, bevor das nächst Folgende, als neuer Impuls, eingreifen kann. Entwicklung ist demnach keine fließende Linie von Ereignissen, die sich ohne Unterlass und Unterbrechung aneinanderreihen, sondern Entwicklung bedeutet immer ein Zurückziehen und Weiterkommen. Das zeigt uns die Embryonalentwicklung auf besondere Weise. Wir haben uns ja auch die Stellen angesehen, wo es zu einem Abbruch oder wie ganz zu Anfang gar nicht erst bis zu einer Schwangerschaft kommen kann, sofern nicht das notwendig andere mit dem erforderlichen neuen Impuls dazukommt. Wir sind einer ‹Kluft› oder einem solchen Wendepunkt am Ende der ersten Woche begegnet, beim Übergang von der ‹mineralischen› zur ‹ätherisch›-pflanzlichen Embryonalstufe. Ein weiterer Wendepunkt ereignete sich bei der Umkehr der Blutströmung durch den Impuls zur Ausbildung des Herzens in der Mitte der dritten Woche, gefolgt von den Ereignissen der Abfaltung. Das war der Schritt vom ‹pflanzlichen› zum ‹tierischen› Stadium *(Abbildung 10 und 11,* Seite 102/103).

Rudolf Steiner: «Die Natur macht lauter Sprünge, nachdem sie eine Zeitlang allmählich gegangen ist, und alles Dasein macht Sprünge. Darin besteht gerade das Wesentliche der Entwicklung, dass Krisen und Sprünge eintreten.»

So können wir an dem Punkt der Embryonalentwicklung, an dem wir durch meine Schilderung angelangt sind, fragen: Und was geschieht jetzt? Erinnern wir uns noch einmal an die letzten Ereignisse. Wir haben mit dieser Absonderungs- oder Krümmungsbewegung ein Inneres geschaffen und uns sozusagen in den Bereich des ‹Tierhaften› begeben. Durch dieses Innere wird die seelische Eigenschaft des Bewusstseins erlangt. Denn ein Inneres besitzen, einen Innenraum abschließen können, hängt mit der Wahrnehmung der Welt als ein Äußeres zusammen. Der Mensch kommt aber noch ‹weiter› als das Tier. Er erreicht die Stufe zum *Selbstbewusstsein.* Selbstbewusstsein ist aber nicht die Folge, Ergebnis noch mehr Bewusstseins oder ein fortgeschrittenes Bewusstsein. Das ist so unmöglich, wie auch eine Pflanze nicht dadurch, dass sie ihr Pflanzensein steigert, zum Tier wird. Dazu muss ein Wesenhaftes anderer Art, eben etwas Neues, hinzukommen. In gleichem Sinne kann das Tote niemals lebendig werden (siehe das Ende der ersten embryonalen Woche)! Sinngemäß lässt sich sagen: Ein gesteigertes Bewusstsein von der Welt ergibt kein Selbstbewusstsein. So zu denken, ist ein Irrtum. *Teilhard de Chardin* sagt dazu: «Das Tier denkt, aber der Mensch weiß, dass er denkt. Das Tier macht, aber der Mensch weiß, dass er es macht.» Dieser Unterschied zwischen Tier und Mensch beruht auf einer Gegenbewegung. Nur derjenige kann sich ein Selbstbewusstsein erringen, der sich selbst sich gegenüberzustellen vermag. Somit kann auch Selbstbewusstsein nicht ein ‹Mehr› von Weltbewusstsein sein, sondern der Unterschied zwischen beiden ist in einer Gegenbewegung zu suchen. Und wo steckt nun diese Gegenbewegung im Embryo?

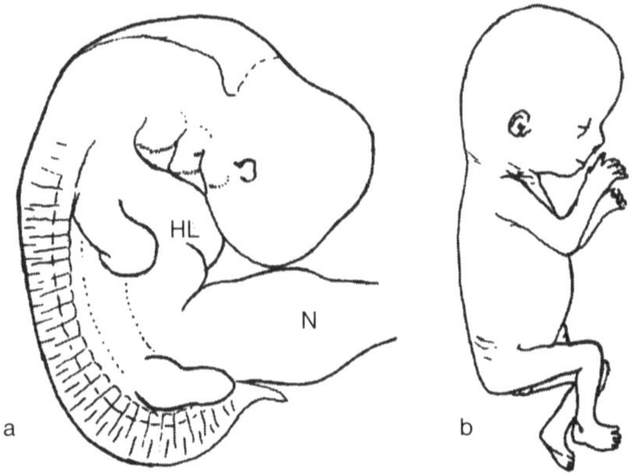

Abbildung 18. Unterschied zwischen Embryo und Fötus. a. Embryo 5 Wochen, stark gekrümmt, mit hervorragendem Herz-Leber-Wulst (HL) und mit Darmschlingen in der Nabelschnur (N), b. Fötus von 4 Monaten, aufgerichtet, alle Organe verinnerlicht, menschlich gestaltet. Nach Hartmann.

Der Embryo, welcher sich in dem astralen Geschehen dieses abgeschlossenen ‹Tierkreises›, der wie eine beschirmende Pilzgebärde anmutet, verloren hat, fängt an, zwei verschiedene Bewegungen zu machen. Als Erstes beginnt er sich zu **strecken**. Der Embryo, der in der vierten Woche noch zu seinem Nabel hin orientiert war, beginnt jetzt im zweiten Monat sowohl den Kopf als auch das Becken aus dieser Krümmung herauszuheben. Der ganze zusammengerollte, zusammengeballte Embryo der vierten Woche ‹entrollt› bzw. hebt seinen Kopf aus dieser Kreisbewegung heraus. Das Gleiche, nur etwas später einsetzend, gilt auch für das Becken. Es entstehen im Embryo dadurch der Nacken und auch die Taille. Der Nacken bildet sich als Erstes heraus und einige Zeit später folgt die Taille durch das Ausrollen oder Auswickeln des Beckens. Der Embryo macht diese Bewegungen wie ein Neugeborenes: Zuerst beginnt er damit, den Kopf zu heben, um sich in der Welt umzuschauen. Dann ordnet er den Rumpf bzw. den Brustkorb über das Becken und das Becken unter den Brustkorb und über die Beine, um als Erstes mit dem Sitzen, später mit dem Stehen und Laufen anfangen zu können. Das sind Bewegungen, denen wir schon früher, d.h. in der Embryonalzeit, begegnet sind, wo sie ‹wachsend vorausgeübt› werden. In dieser Wachstumsbewegung **entfaltet sich** der Embryo einer Aufrichtung ‹ähnlich›. Er hebt den Kopf und ‹entrollt› bzw. senkt das Becken, indem er anfängt, sich zu strecken. Unter ‹strecken› wird normalerweise verstanden, dass etwas begradigt und verlängert wird. Das sagt aber nicht genug über das aus, was der Embryo jetzt tut. Es handelt sich mehr um eine **Entfaltung** als um eine Streckung, um ein Entwachsen aus dem gebeugten, abgeschlossenen Zustand. Und diese Entfaltungs-, Entwachsens- oder Entrollungs-Bewegung (oder wie auch immer man sie bezeichnen will) wird vom Kopf und vom Becken vollzogen, wodurch sozusagen ein dritter Kopf frei wird, und das ist der Brustkorb. Das Übereinander-, richtiger vielleicht, das Untereinanderordnen dieser ‹drei Köpfe› ist die Hauptbewegung, die hier wachsend vollzogen wird.

Von Kopf bis Fuß

Zusammenfassung

Die Extremitäten sind jedoch ebenfalls in ihrer herauswachsenden Geste ein Teil der Peripherisation. Es ist wichtig, die Polarität oder den Gegensatz zwischen Kopf und Gliedmaßen zu bemerken. Übereinstimmend mit Rudolf Steiner zeichnet gerade diese Polarität den Grundcharakter des Menschen aus, indem er durch seinen Kopf sowohl ein Wesen der Vergangenheit (Kopf) – ‹der Mensch als Konsequenz› – als auch ein Wesen der Zukunft ist – ‹der Mensch als ein Entwurf›. Hier in den Gliedmaßen öffnen wir uns der Welt und der Umgebung mit dem Willen, mit ihr und in ihr zu arbeiten. In unseren Gliedmaßen begegnen wir der Welt und wir erkennen und gestalten durch sie unser Karma. Es ist deshalb nur ein Paradoxon, dass der erste Impuls zu einer Gliedmaße nicht ein Herauswachsen vom Rumpf nach außen (proximal nach distal) ist, sondern umgekehrt.[14]

Die oben erwähnten Prinzipien der Polarisation sollten beide zusammen in Erwägung gezogen werden, um den wesentlichen

Unterschied zwischen den oberen und unteren Gliedmaßen zu verstehen. Arme und Beine sind auf ihre Weise innerhalb der Kopf-Steiß-Achse (kranio-kaudal) polarisiert. Beide erscheinen als flossenähnlich zueinander gerichtete Gebilde wie ‹Kiefer an einem Kopf› (der den ganzen Embryo tatsächlich zu dieser Zeit ausmacht). Als Nächstes werden sie durch Wachstumsbewegungen zur Mitte geführt und in ihrer Orientierung um das Zentrum des zusammengefalteten Embryos (Nabel) konzentriert. Für den Arm bedeutet das eine Art von Einroll- bzw. Pronationsbewegung mit einer Beugung im Ellbogen, welcher dadurch nach unten und außen gerichtet wird. Auf diese Weise kommen die Hände und Arme auf das Herz bzw. auf die Herzregion zu liegen. Die Hand hat schon die Stellung einer greifenden Hand mit gebeugten Fingern und einem auf der Handfläche unmittelbar in Beziehung zu den übrigen Fingern liegenden Daumen. Erinnern Sie sich daran, dass all diese Gesten als ***Wachstumsbewegungen*** *ausgeführt werden. Funktionierende Gelenke gibt es noch nicht. Ungefähr eine Woche später nimmt das Bein in einer Art ausgerollter Stellung Verbindung zu der (zu dieser Zeit noch gewaltigen) Nabelschnur auf, welche im Kreislauf-Geschehen den entgegengesetzten Pol zum Herzen bildet. Die Knie sind ebenfalls gebeugt und nach außen gerichtet. Der Fuß ist ausgerollt und gebeugt (Supination und Dorsalflexion) und wächst im Treten gegen die Rumpfwand. Er ist platt, da keine Beugung der Zehen vorliegt. Die Verbindung der Hände zum Herzen und jene der Füße zum Nabel ist bedeutungsvoll: Herz und Hände sind zum ‹Hier›, Nabelschnur und Füße zum ‹Dort› gerichtet. Erinnert Sie das nicht an die spätere Stellung der Arme und Hände, die befreit sind von Schwere und Peripherie-Gebundenheit und offen endende Muskelketten haben, während die Beine mit ihren geschlossenen Muskelketten einen zur Schwere bezogenen Bauplan zeigen?*

Als Zweites geschieht noch etwas anderes, was ich später noch weiter ausführen werde. Ab dem Moment, in welchem der Kopf sich herauszuheben beginnt und auch das Becken sich aufrollt, fangen die Gliedmaßen an, mächtig zu wachsen. Es wachsen in der Region der Arm- und Beinanlagen diese Gliedmaßen-Strahlen aus der Körperoberfläche gewaltig ‹heraus› und setzen dabei mit einer Drehbewegung in entgegengesetzter Richtung an. Versuchen Sie jetzt einmal diese Bewegung nachzuvollziehen: Der Kopf ist eingerollt, d. h. das Kinn liegt auf der Brust und die Hände liegen etwas eingerollt auf dem Herzen, das sich noch riesig groß aus dem Leib herauswölbt. Jetzt heben Sie Kopf und Hände und rollen die Hände und Arme nach außen und führen diese Bewegung bis zum Ende fort, so dass die Arme hoch über dem Kopf erhoben sind und die Handflächen nach hinten schauen. Diese Bewegung, die Sie gerade ausgeführt haben und die der Embryo wachsend vollzieht, wenn die Gliedmaßen kräftig anheben auszuwachsen, ist eine *Exorotation.* Im Gegensatz dazu machen die Beine, die so weit ausgerollt sind, dass die Fußsohlen zur Nabelschnur zeigen, eine (etwas später als bei den Armen einsetzende) nach innen drehende Bewegung, eine **Endorotation.** Ich erinnere noch einmal daran, dass all diese Bewegungen reine Wachstumsbewegungen sind und ohne Muskeln, d. h. bevor es überhaupt Muskeln und Gelenke gibt, ausgeführt werden. Das alles ist in *Abbildung 17, Fig. c* (Seite 130) zu sehen.

Wenn Sie mich jetzt auffordern, mich in einer ‹anatomischen Position› vor Sie hinzustellen, so müsste ich zurückfragen: Wollen Sie, dass ich das als Anatom tue? So müsste ich die Arme neben dem Rumpf lassen und die Handflächen nach vorn wenden. Daran sind auch schon die polare Orientierung der Hände bzw. Handflächen (nach vorn) und der Füße bzw. Fußsohlen (nach hinten) zu erkennen. Wenn ich gefragt würde, die ‹anatomische Position› der Arme als Embryologe auszuführen, so würde ich die Arme in einer Exorotationsbewegung (wie wir sie vorhin miteinander geübt haben) über den Kopf erheben.

Arme und Beine wachsen, wie wir sehen konnten, in entgegengesetzte, himmelwärts und erdenwärts, gerichtete Bewegungen hinein. Dass die Arme und Hände exorotierend nach oben und hinten wachsen, also hinter den Kopf gehören, und dass im Gegensatz dazu die Beine endorotierend sozusagen nach unten wachsen, hängt mit der Gebärde der Entfaltung zum einen und mit der Öffnung der Vorderseite zum anderen zusammen. Durch beide Gebärden, durch das ‹Entfalten› und Aufrichten von Kopf und Rumpf und durch das in entgegengesetzter Richtung drehende Auswachsen der oberen und unteren Gliedmaßen, **kehrt der Mensch wieder in die Frontalebene zurück!** Er kehrt in die Frontalebene zurück, nicht weil er wie in der zweiten Embryonalwoche als ‹Flächenmensch› so bedingt oder bestimmt ist, sondern weil er die Ebene neu erringt, indem er aus einem Krümmungsstadium sich aufrichtet und sich der Welt wieder öffnet. Ich sage ‹wieder› und erinnere Sie an die zweite Woche, in der wir ganz einfach den ‹Flächenmenschen› mit der sich öffnenden Sympathiegebärde vorn und der sich abschließenden Antipathiegebärde an der Rückenseite nachahmen konnten.

Die wirkliche Bewegung der Entfaltung äußert sich in dem Beginnen des embryonalen Menschen, seine Aufrechte zu finden. Das bedeutet, dass er den Kopf über den Brustkorb und den Brustkorb über Becken und Beine ordnet. Nehmen Sie dabei den Riesenunterschied zwischen den Gebärden des Hineinrollens, der Endorotation, und des Herausrollens oder der Exorotation in sich auf. Denn wir werden im Verfolg meiner Ausführungen sehen, wie dann, nachdem die Aufrechte und mit ihr die Frontalebene errungen ist, sozusagen der Kampf beginnt, die **Aufrechte zu behalten**. Denn der Mensch wird nicht dadurch Mensch, dass er sich aufrichtet; das macht auch das Tier in gewissem Maße. Der Mensch wird dadurch Mensch, dass er **aufrecht bleibt**. Das bedeutet, dass er darum ringen muss, seine Aufrechte zu bewahren, wenn er z. B. Anfechtungen ausgesetzt ist. Die menschliche Aufrichtung ist ihrem Wesen nach nicht eine äußere Bewegung, sondern eine geistig-innere Bewegung. Der Mensch, der sich gegen einen Widerstand behauptet, kann sich aufrechterhalten und standhaft bleiben. Der Mensch hat Haltung. Das werde ich später noch ausführlicher mit Ihnen besprechen. Ich bitte Sie nun darüber nachzusinnen, was diese menschliche Bewegung der ‹Entfaltung› und ‹Aufrichtung› mit Selbstbewusstsein zu tun hat. Suchten wir nicht nach einem geistigen Zentrum, worin sich der Mensch vom Tier unterscheidet? Ebenso gut wie der Mensch kennt das Tier Innen und Außen und erlangt damit Bewusstsein. Kennt es auch den Punkt, das Zentrum, durch das es sich auf sich selbst beziehen (vielleicht aufrichten?) kann, um sich selbst zu erkennen? Sehen Sie in *Abbildung 10* (Seite 102), wie Hartmann das als die vierte Entwicklungsstufe der Evolution andeutet. Morgen sprechen wir weiter davon.

Mit der Entfaltungsbewegung beginnt sich auch die äußere Form des ganzen Embryos zu ändern. Das ist aus *Abbildung 18* (Seite 135) zu entnehmen. Bislang (bis zur achten Woche) ist der Embryo in seiner äußeren Form stark von den inneren Organen bestimmt. Wir haben z.B. eine Riesenleber und ein Riesenherz und noch die sich entwickelnden Därme dazu, deren Formen den Leib gestalten. Wenn der Embryo anfängt, sich zu entfalten, dann verschwinden die den Körper prägenden Organformen: Herz, Leber und Darm z.B. ziehen sich allmählich in das Innere des Körpers zurück. Das Äußere des Körpers wird nicht länger von der ‹Innenheit› her bedingt. Die Organe verschwinden, sich sozusagen ‹zurücknehmend›, in die Geborgenheit des Körpers hinein, und der Mensch selbst entfaltet sich (*Abbildung 18*, Seite 135). Der Brustkorb wird durch diese Entwicklung als ‹dritter Kopf› zwischen Schädel und Becken sichtbar.

Jetzt möchte ich meinen Abendvortrag beenden mit einem Spruch. Ich kann keinen besseren wählen als das Abendgebet für Kinder, das wir gestern schon gehört haben, weil wir jetzt in den Betrachtungen über die Embryonalentwicklung diese drei Richtungen, von denen in diesem Spruch die Rede ist, erreicht haben. Hören Sie, welche Worte Rudolf Steiner gebraucht und welche Bilder er unseren Kindern gibt, wenn er am Ende spricht: «Ja Kind, du bist hier; aber dort in der ganzen Welt sind wir in einem mütterlichen Sein geborgen, da finden wir die göttliche Welt, da begegnen wir uns selber.» Diesen Spruch habe ich auch gewählt, weil er nacheinander alle Richtungen anspricht, wie sie in der embryonalen Menschwerdung Schritt für Schritt gewonnen werden. Durch die Bilder, die Rudolf Steiner den Kindern gibt, blickt er durch alle Sphären und Ebenen, die wir als gespiegelte Embryonalhüllen kennengelernt haben, in die Welt, und auf diese Weise sucht er den Himmel den Kindern nahe zu halten. Es ist sehr wichtig, welche Bilder unsere Kinder von uns erhalten. Es ist aber auch wichtig, welche Bilder wir unseren Studenten und zukünftigen Therapeuten mitgeben.

Vom Kopf bis zum Fuß bin ich Gottes Bild,
Vom Herzen bis in die Hände fühl ich Gottes Hauch;
Sprech ich mit dem Mund, folg ich Gottes Willen.
Wenn ich Gott erblick', überall,
In Mutter, Vater, in allen lieben Menschen,
In Tier und Blume, in Baum und Stein,
Gibt Furcht mir nichts;
Nur Liebe zu allem, was um mich ist.

ENGLISH SUMMARIES CHAPTER III

Mirroring of macrocosmos and microcosmos

The inner body of the embryo – in fact we should not talk about the 'inside' and the 'outside' of an embryo before this stage of delamination has been completed, because before this stage the polarity was more one of 'here' and 'there', of center and periphery! – is mirrored by and in the outer body. If we go from the outer boundary of the so-called 'proper' embryo we meet in order of sequence the spheres of ectoderm (nervous pole), mesoderm (middle sphere) and entoderm (metabolic pole). On the other hand going from the amniotic sac to the periphery we meet in order of sequence the amnion membrane (related to ectoderm), the chorionic membrane (related to meso[-derm] with the blood vessels) and the trophoblast (primarily related with endoderm and metabolism). Here the huge polarity between microcosm and macrocosm is present, setting the idea that being born means a final physiological mirroring of our peripheral dimension to a centripetal dimension. Is the ultimate polarity in the unborn child not that of mother (mater) and me? Are we not born in a 'new' outer body which is now represented by the world as it appears to us at 'first' sight by our senses (ectoderm-amnion) in a first level, but on a deeper 'second' level by our 'senses of feelings' (mesoderm-chorion), on a much deeper and more hidden level by our really 'inner senses' (endoderm-trophoblast) and in essential characterized by the polarity of I and YOU, of ME and GOD?

Finally, the extremities

In this period the arrangement (Anlage) of the extremities appear. In the beginning, they appear as flat fin-like' structures. The main axes are directed within the context of the whole 'head-shaped' embryo i.e. to the center of the umbilicus (navel). Important feature is however that in the outgrowth of the extremities the segmental (which is reflexive) organization of the trunk tends to be overcome. In a kind of centripetal condensation the five to seven constituting segments are concentrated ('fused') to a limb bud

(Extremitätenknospe). In this bud the arrangement of the hand respectively the foot are organized. From this 'point' a new diversification or peripherisation appears in the fingers and the toes as well as a new fragmentation ('segmentation') in the elements of arm and leg bones. The formation of the brachial and lumbosacral plexus may be considered as a reminiscence of this principle of April new arrangement (Neugliederung). Extremities are not the 'result' of the trunk, they are 'new' elements, which seem to withdraw from the influence of the trunk organization (e.g. the limb bud is autonomous, the skeletal elements of the extremities develop from distal to proximal).

The extremities are the outgrowing dimension of peripherisation. Are the elements of the girdles still originating from the parietal mesoderm i.e. in fact still of a 'truncal' dimension, the long (enchondral) bones of the extremities itself are new impulses. The extremities do not undergo the influence of the central organization of the trunk. They are neostructures, quite autonomous in their development.

As parietal structures (Außenwand) the extremities belong to the sphere of the 'Upper and Head pole' ('Obenpol'), as structures radiating to periphery they represent an opposition to the head and 'belong' to the sphere of the 'Lower and Pelvic pole' ('Untenpol'). Limbs bring the dorso-ventral axis to a new appearance and convert the direction of the 'metabolic pole' inside outside, 'resulting' in the metabolic-limb-system (Stoffwechsel-Gliedmaßensystem).

After growing in to growing beyond

As well in the dorso-ventral axis as in the central-periphery axis the extremities now are growing out. Still the embryo is 'head like'. It is dominated by the gesture of emancipation, which is the basis for the animal or astral gesture of gaining the antipathetic position of consciousness, which is the dominant principle of the human head in the adult. And like the transition of the embryo of the second and third week to that of the fourth week was not a matter of 'more of the same', but was characterized by an opposition, we may look out for another gesture that might oppose the animal principle of folding, delamination and

'Abfaltung' with which we shaped ourselves an inner space with psychological-astral qualities and possibilities. This opposition is represented by the outer gesture of 'extension' or erection, and on the inside by the polarization of the ascensus (head, nervous pole) and descensus ('tail', metabolic pole). But there is more, there is the gesture of the development (literally). The embryo is 'opened' again so to say. It opens up its ventral dimension by the way of the outgrowth of the extremities and by the way the head pole is 'extended' out of the trunk as well as the pelvis, both in a polar tendency. This extension or development is best noticeable in the neck and waist region. Better: since head and pelvis are 'de-flexed', a neck (primarily) and waist (secondarily) appear.

This erection or de-flexion results in the onset of an erect posture: the pelvis, the trunk and the head are positioned one upon another, which is at least a prerequisite for the erect position of the human. The processes, that led to enfolding ('Abfaltung') and concentration, are however not lost. They are maintained within the organism, the contours of the organs like heart and liver are so to say retracted within the contours of the trunk.

The main polarity-axis i.e. the cranio-caudal axis again comes to appearance by this de-flexion gesture, but now not like in the third week destined by outer and peripheral forces, but from a center of the embryo itself. In the head the emancipatory gesture of envelopment and concentration is further elaborated: in the rounding up of the skull (neurocranium) the brain becomes spherical and the viscerocranium (face skeleton) loses its openness, the openings (including that of the eyes) are concentrated and focused in the front.

From tip to toe

The extremities however also are the outgrowing dimension of peripherisation. It is important to realize this polarity or opposition between head and extremities. According to Rudolf Steiner it is this polarity that has to do with the essential character of man, being as well a creature of the past (head) – man as consequence – as a being of the future (extremities) – man as plan. Here in the extremities we open to the world, to the environment willing to work with and within it. In our extremities, we meet the world and realize our karma as well as create it. It therefore is only a paradox that the first impulse of an extremity is not the outgrowth proximal to distal but from the other way around!

The two principles of polarization mentioned above have to be taken into consideration together to understand the essential difference of the upper and lower extremity. The arm and leg on their turn are polarized within the cranio-caudal axis. Both first appear in the fifth week as 'finlike' structures directed towards each other (like the jaws of the 'head' that the embryo at that moment in fact is). Next they adduct (growth gesture!) and in their orientation concentrate around the center of the folding embryo (the umbilicus). For the arm this means a kind of pronation movement, with flexion in the elbow, which become directed caudally and outward. So, the hands and the arms are situated upon the heart (region). The hand is already positioned as a 'grasping hand' with flexed fingers and a thumb positioned at the palmar side, proximally in respect to the fingers. Remind that all those gestures occur as growth movements: joint are not existing functionally yet. The leg is about a week later and positions in relation to the (at that time huge) umbilical cord – which is the opposite pole of the circulation in respect to the heart – in a kind of supinated position, the knee is also flexed and directed outward. The foot is in supination and dorsiflexion, grows 'trotting' against the body wall and is flattened (no flexion in the toes). The relation heart-hands and umbilical cord-feet is meaningful: heart and hands are orientated towards 'here', cord and feet towards 'there'. Does not this remind the later situation of arms and hands as free from gravity and periphery ('open ending chains') and the legs as gravity-bound structures in 'closed ending chains'?

IV. Vortrag: Die Gliedmaßen – ein Gespräch zwischen Himmel und Erde

Wiederholung und bisheriger Überblick

Heute setzen wir das Umdenken und die ‹Umstülpungs-Morphologie› fort. Zwischen gestern Abend und heute Morgen haben auch Sie eine Umstülpung während des Schlafens durchlebt! Wir beendeten gestern den Abendvortrag mit einem Morgenspruch und begannen den Morgenvortrag mit einem Abendspruch. Mit diesen Kindergebeten hat Rudolf Steiner das Kind angeleitet, sich selbst in der Welt in verschiedenen Richtungen und Ebenen zu erleben. Für das Gebet am Morgen ist die innere Stimmung mehr ‹zentripetal›, am Abend mehr ‹zentrifugal› angegeben. Am Abend lässt Rudolf Steiner das Kind von der Erdenwelt und von sich selber aus sprechen: «Ich bin jetzt hier.» Am Morgen kommt es zurück aus der Gottes-Welt, aus der Welt des «Dort, da(s) bist du». Vergleichen Sie einmal die Sprüche miteinander:

Abendstimmung
Vom Kopf bis zum Fuß
Bin ich Gottes Bild,
Vom Herzen bis in die
Hände
Fühl ich Gottes Hauch;
Sprech ich mit dem Mund,
Folg ich Gottes Willen.
Wenn ich Gott erblick'
Überall, in Mutter, Vater,
In allen lieben Menschen,
In Tier und Blume,
In Baum und Stein,
Gibt Furcht mir nichts,
Nur Liebe zu allem,
Was um mich ist.

Morgenstimmung
Seh ich die Sonne,
Dank ich Gottes Geist.
Rühr ich die Hand,
Lebt in mir Gottes Seele.
Mach ich einen Schritt,
Wandelt in mir Gottes Wille.
Und wenn einen Menschen ich sehe,
Lebt Gottes Seele in ihm.
Und so lebt sie auch
Im Vater, in der Mutter,
In Tier und Blume,
In Baum und Stein.
Nimmer Furcht kann mich
erreichen,
Wenn ich danke Gottes Geist,
Wenn ich lebe in Gottes Seele,
Wenn ich wandle mit Gottes Willen.

Aus: Wahrspruchworte von Rudolf Steiner

Vergegenwärtigen wir uns noch einmal, wie am Ende der dritten Embryonalwoche der Mensch in einer seelisch-astralen Bewegungsgeste anfängt, sich ‹abzufalten›. ‹Abfalten› ist ein embryologischer Fachausdruck, der das Zueinanderkrümmen von Kopf- und Steißpol bzw. von den beiden Flanken oder sozusagen das allseitige Einrollen und Zusammenballen des Embryos bezeichnet. Mit dieser tierisch-astralen Abfaltungsgebärde macht er die Gebärde der Verselbständigung, durch welche er sich in einer Art Sammlung und in einem Abschließen dem Umkreis (Peripherie) gegenüber äußert. Diese Gebärde, welche im Prinzip die Gestik des Tierhaften ausdrückt, bringt als Fähigkeit eine anfängliche Bewusstseins- und Wahrnehmungs-Möglichkeit mit sich.

Erinnern Sie sich daran, dass alles, was der Embryo an Wachstumsbewegungen und Gebärden durchmacht, als Vorübung für die späteren Seelentätigkeiten und physiologischen Funktionen zu betrachten ist (Blechschmidt [paraphrasiert]: «Im Embryo übt sich das Seelische voraus»). Der Embryo macht in seinem Wachstum die Bewegungen, die später in physiologischer Art die typische Fötushaltung kennzeichnen: gebeugt, ein wenig zusammengerollt und in sich gekehrt. Das ist wieder ein Beispiel dafür, wie das Neugeborene in seinen Bewegungen das wiederholt, was es bei seiner Form- und Gestaltbildung als Embryo bereits ‹vorausgeübt› hat. Auch der ‹Peripherie-Leib› faltet sich in gewissem Sinne ab: während der Fruchtsack noch in der vierten Woche allseitig mit (Trophoblast-)Zotten ausgekleidet ist, versammeln sich die Zotten im weiteren Entwicklungsverlauf um die Stelle, an der die Nabelschnur ansetzt. Auf diese Weise entsteht die Plazenta (Mutterkuchen) als Polarität zum übrigen Fruchtsack, der von diesem Moment an als ‹die Hüllen› angesehen wird.

Zurückliegend betrachteten wir des Weiteren, dass nach vollzogener Abfaltung der Embryo eine neue Bewegungsgebärde sucht. Genauer gesagt, er fängt diese schon als eine Art ‹Gegenbewegung› an, während Krümmung und Abfaltung immer noch weiter aus- und durchgeführt werden. Als hinzukommendes Neues wird die tierische Gebärde, die ein abgegrenztes Inneres, also einen Körper im engeren Sinne, schafft, zur menschlichen Gebärde geführt! Wenn die Bildung zur menschlichen aufsteigen soll, dann muss ein neues Zentrum, ein neuer Mittelpunkt geschaffen werden, der es ermöglicht, dass der Mensch im Innern sich seines Eigenseins, d. h. seiner selbst bewusst wird. Das Selbstbewusstsein verlangt gegenüber dem ‹Welt- und Umgebungsbewusstsein› eines Tieres eine Gegenbewegung. Ungefähr ab der sechsten Woche fängt der Embryo an, sich zu strecken und somit *Entfaltung* als Gegenbewegung auszuführen.

Die Umrisse einer gewaltigen Vier-Phasigkeit beginnen sich innerhalb der Embryonalzeit abzuzeichnen, was in *Abbildung 19* illustriert ist. In dem Mineralstadium (a) ist der Mensch geometrisch an die Ebene, an den Punkt, an den ‹reinen Raum› gebunden. Im ‹Pflanzenstadium› verliert er als ‹Pflanzenmensch› sich beinahe an den Umkreis und formt sich in unendlichem Wachsen und Ausbreiten (b), wobei sich Zentrum und Peripherie gegenüberstellen. Die Innenraumbildung, in der der Mensch sich aus der Ausbreitung zusammenholt und ‹abfaltet›, treffen wir bereits in der dritten Woche (c) an. Alle Impulse wirken jetzt von außen nach innen, wodurch die Organe entstehen. Im vierten Stadium (d) sucht der Mensch nach der Bewegung, die ihn aus der Gefangenheit des Innenraumes befreien kann. Diese Geste, die überwindenden Charakter hat, bringt ihn in die Entfaltung. (Warum ‹Strecken› vielleicht nicht der richtige Ausdruck dafür ist, werde ich später erklären.)

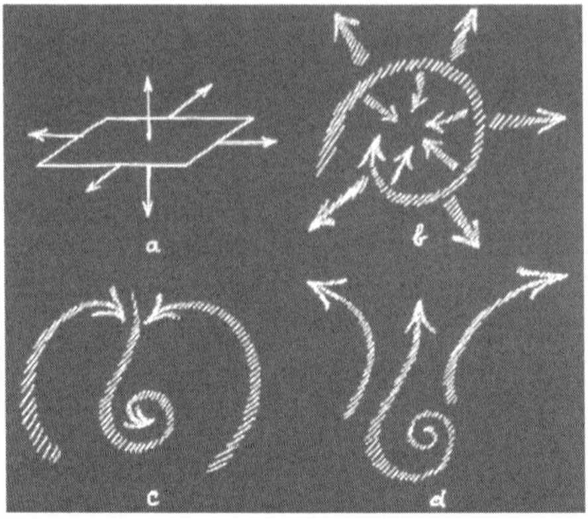

Abbildung 19. Vier Urgesten der Einwärts- und Auswärtswendung, verdeutlicht an Raumrichtungen und Bewegungen. Nach Hartmann.

Abbildung 18, Fig. a (Seite 135) zeigt den Embryo in der fünften Woche und macht deutlich, wie in diesem Stadium die im Verhältnis sehr großen inneren Organe gegenüber der äußeren Körperform überwiegen. Zum einen sind das Herz und die Leber zu sehen sowie die Spalten und Klüfte, die einmal die Kiefer bilden werden, usw., zum anderen die mit Darmschlingen gefüllte Nabelschnur. Die Konturen der Organe beherrschen und prägen die äußere Körperform. Der ‹Schwanz› ist noch relativ groß, und die Anlagen von den oberen und unteren Extremitäten sind schon erkennbar. Eigentlich ist der ganze Embryo eine Hauptesbildung, da alles in der Gestaltung der Kopfform aufgeht. Alles, was soeben beschrieben wurde, trägt noch die Merkmale der Abfaltungsphase.

INTERMEZZO

Ein Embryo ist nicht ‹primitiv› oder ‹einfach›!

Denken Sie bitte nicht, dass so ein Embryo einfach oder gar primitiv ist. An ihm ist schon so vieles entwickelt. Bei einem Embryo von 4,2 mm Länge (Anfang des zweiten Monats) finden wir z. B. das Neuralrohr, welches den Inbegriff von Abgeschlossenheit und Abstraktion, von vollkommener Antipathie darstellt. Das Rohr zeigt bereits Erweiterungen (Anlagen der Hirnbläschen) und Ausstülpungen (Ohren- und Augenblase). In diesem Embryo sieht man auch schon ein Wachstumsereignis, das aus der Rohrbildung herausführt: Als ‹Antwort› zu der einschließenden Bewegung des Neuralrohres beginnen die Nerven strahlenartig auszuwachsen. Ein sog. kranio-kaudaler Gradient beherrscht den Embryo. Das bedeutet, dass alle Bildungen in Kopfnähe den Bildungen in Steißnähe vorangehen. Das heißt, dass die Hirnnerven schon weiter entwickelt sind als die Rückenmarksnerven und die Arme in ihrer Entwicklung stets ein Stück den Beinen voraus sind. Im Kopfbereich ist der Mensch somit immer am weitesten entwickelt. Hier beeilen wir uns gewissermaßen zum Endpunkt unserer Entwicklung zu kommen. Das erklärt ebenfalls, dass Kopf und Nervensystem im nachgeburtlichen Leben ‹als Erstes› fertig ausgebildet werden.

In einem Embryo von ungefähr vier Wochen ist auch schon das Herz (mit drei ‹Kammern›) und ein winziger Darmfortsatz, der später zur Lunge wird, vorhanden. Ebenso gibt es bereits Gefäße, die Nieren- und die Leberanlage, und vieles mehr. Sagen Sie nie –

wenigstens nicht zu mir als Embryologen –, dass der Embryo, wie ihn diese Abbildung zeigt, einfach sei. Er ist in Wahrheit höchst kompliziert und vor allem auch: **menschlich**, denn er stellt zweifellos eine menschliche Erscheinungsform dar! Wenn Sie mich als Embryologen fragen: «Können Sie diese Formen erklären?», so kann ich Ihnen antworten, dass es, wissenschaftlich betrachtet, keine Frage ist, warum ein Mensch dieses Aussehen trägt. Denn aus den genetischen Gegebenheiten, der Vorgeschichte, aus den Bedingungen der Umgebung usw. lässt sich erklären, warum ein menschlicher Embryo so und so und nicht anders aussieht. Diese menschliche Erscheinungsform hat insofern nichts mit der tierischen zu tun, weil sie bereits typisch menschlich ist! Dass wir es hier mit einer ‹tierischen› Gebärdensprache zu tun haben, stimmt zwar, jedoch ist es eine tierische **Menschen**phase und nicht umgekehrt, wie die übliche Embryologie das meistens vermittelt(e). Tierformen und Menschen-Embryoformen haben Ähnlichkeiten, das ist nicht zu leugnen.

Damit ist ein menschlicher Embryo noch lange nicht Tier oder tierhaft oder ‹noch nicht dem Menschen entsprechend›. Die philosophische Frage bei einer Ähnlichkeit (oder Homologie) müsste lauten: Wer gleicht wem? Diese Frage kann, **abhängig von dem jeweiligen Menschenbild oder dem vorwissenschaftlichen Standpunkt,** in zweierlei Richtung beantwortet werden. Entweder: «Der Mensch gleicht dem Tier» oder «das Tier gleicht dem Menschen». Die Antworten sind aber nicht als Tatsachen zu nehmen, sondern lediglich als Interpretationen – allerdings mit wichtigen Konsequenzen! (Siehe auch V. und VI. Vortrag.)

Die Gliedmaßen, ein neues Prinzip

In *Abbildung 18, Fig. a* (Seite 135) ist der Embryo fünf Wochen alt. Sie sehen, wie auch die Gliedmaßen (Extremitäten) zunächst als große Flächen heranwachsen und mit ihren Hauptachsen auf das Zentrum (Nabel) des Embryos zeigen. Schauen Sie sich auch die Pfeile an, die die Wachstumsrichtung auf der *Abbildung 16, Fig. a (Seite 128)* andeuten. Die Arm- und die Beinknospen sind noch zueinander gerichtet und dadurch riesigen Kiefern vergleichbar. Der ganze Embryo ist noch in der beschriebenen, sich zusammenballenden, wie den Umkreis in sich hereinnehmenden Geste begriffen, die in gewisser Beziehung auch als eine einstrahlende Bewegung angesehen werden kann. Diese Gebärde hängt, wie wir uns klargemacht haben, mit der Abfaltung, mit dem Animalischen und Individuation zusammen. Durch sie holt sich ja der Embryo aus dem Stadium seiner hingegebenen Offenheit und seinem Ausgebreitetsein zusammen und findet gleichsam zu seinem Inneren. Das wichtigste Organ, um das sich bei diesem Vorgang alles dreht, ist in Wahrheit das Herz und in gewisser Weise auch die Nabelschnur. Der ganze Embryo verhält sich noch wie ein Kopf, bei welchem die Gliedmaßen die Kiefer bilden. Prinzipiell jedoch bringt die Entstehung der Gliedmaßen eine Art Anti-Kopf-Tendenz mit sich. Entsprechend dem Gegensatz zwischen dem Prinzip der Samenzelle, welches das Strahlige und Gerade in sich trägt, und dem Prinzip der Eizelle, das Abrundung und Kugelform hervorbringt, ist die strahlige Tendenz der Gliedmaßen eine Antwort auf die Kopfgebärde. Allmählich beginnen sich auch die Arme und Beine aus der Kopfgebärde zu befreien, indem die kieferartige Umklammerung bzw. Ausrichtung ihrer Wachstumsbewegung einer ausstrahlenden Geste weicht. Zunächst wachsen die Arme wie die Beine noch in einer, dem Körper anliegenden, Adduktionsstellung. Dann jedoch entfernen sie sich mehr und mehr von der Körperwand. Die Arme begeben sich dabei mehr *pronierend* (oder *endorotierend*) in die horizontale und frontale Ebene, während die Beine, etwas nach außen gedreht in ihrer Ausrichtung zur Nabelschnur, sich mehr der Sagittalebene annähern und *supinieren* (oder: *exorotieren).* Auf diese Weise machen auch die Extremitäten zu Beginn, obwohl sie eine ‹Anti-Kopf-Tendenz› darstellen, die ganze Abschnürung oder Individuationsbewegung der Abfaltung mit. Diese wird durch *Abbildung 17, Fig. a und b* (Seite 130) weiter erklärt.

Das Neue, welches im Embryo anfängt hervorzutreten, kann u.a. daran bemerkt werden, dass im Bereich des Nackens auch eine Art Gegenbewegung in Form einer Streckung stattfindet. Vergleichen Sie dazu *Figur a und b* in *Abbildung 18* (Seite 135). Das Strecken des Embryos – erst im Nacken, später auch in der Taille – sowie das Ausstrahlen der Extremitäten sind beides Erscheinungen dieser ‹Anti-Kopf-Tendenz›. Ich möchte sie gerne – im Gegensatz zur *Abfaltung* – eine **Entfaltung** nennen. Sie müssen sich vorstellen, dass der Embryo in der vierten und fünften Entwicklungswoche noch nach seinem Nabel schaut und somit ganz introvertiert ist. Jetzt versucht er zuerst seinen Kopf aus dieser introvertierten Tierkreis-Bewegung oder -Gestaltung zu befreien, indem er u.a. beginnt, den Kopf zu heben und nach vorn zu blicken. Das sind zunächst winzige Andeutungen einer Veränderung, die sich aber im Laufe der Zeit verstärken. Sie sehen, dass während der ersten Wochen noch immer die Organe wie Leber, Herz, Därme (in der Nabelschnur enthalten) die Körperform bedingen. Später jedoch im Vollzug der Streckung und Entfaltung zieht sich alles, was die inneren Organe anbelangt, in die Körperlichkeit ‹zurück›. (Vergleichen Sie dazu *Abbildung 18, Fig. a und b)*.

Es gibt noch andere Beweggründe dafür, dass die Extremitätenbildung einen neuen Einschlag in die Entwicklung bringt. Selbst experimentell-embryologisch bewahrheitet sich, dass die Extremitäten, wie schon im III. Vortrag ausgeführt, *Neuanlagen* sind. Hierbei stellt sich heraus, dass sie nicht einfach als Ausbildungen oder Fortsätze des Rumpfes anzusehen sind, sondern sich als neue, schöpferische Impulse heranbilden, die an der Außenwand des Körpers – wie hinzutretend – erscheinen. Das können auch Sie deutlich erkennen, wenn Sie bitte hierfür noch einmal *Abbildung 16* (Seite 128) genauer studieren mögen. Zunächst ist an diesem Schema zu sehen, dass die Rumpforganisation unfrei zu nennen ist, weil sie noch ganz und gar der Gliederung und Segmentation unterworfen ist. Ich meine damit, dass in der Segmentation Bewegung und Muskel so eng zusammengehören, dass die Form die Bewegung bedingt. In den Muskeln der Extremitäten geschieht insofern etwas Neues, als die Bewegungselemente chaotisiert werden. Zwar bleibt die segmentale Innervation bestehen, aber es tauchen neue Elemente auf, die die Möglichkeit geben, die segmentierte und reflexmäßige Bewegung zu überhöhen. Deshalb kann man sich vom morpho-dynamischen Gesichtspunkt aus vorstellen, wie bei der Entwicklung einer Extremität vom Rumpf ausgehend gleichermaßen ein Nullpunkt durchschritten wird, hinter dem sich etwas Neues gestaltet *(Abbildung 16, Fig. c)*. Es sieht zwar so aus, als ob die Extremitäten aus dem Körper herauswachsen würden, aber innerlich – und das ist auch in ihrer anatomischen Ausformung erkennbar – kehren sich die Bildeprinzipien beim Ansatz einer Extremität um, so dass eine andersartige Gestaltung erfolgt. Das Schema in *Abbildung 16* versucht zu veranschaulichen, dass die Segmente, nachdem sie sich konzentriert haben, sich in den Gliedmaßenknospen chaotisieren und als neue strahlige Elemente zurückkehren, wie das auch der Bau ihres Skelettes zeigt. So kann eine Extremität als Ort bezeichnet werden, in welchem eine Umkehr in der Weise stattfindet, dass dasjenige, was vorher sich nach innen gekehrt hat, umschlägt und sich nun nach außen wendet. Darüber hinaus stellt eine Gliedmaße auch insofern einen neuen Impuls dar, als sie mit der Vergangenheit der Körperbildung, mit diesem Zentralkörper, ‹nichts zu tun› hat. Ich habe auch bereits geäußert, dass die Gliedmaßen zunächst eine distale Anlage haben, was beinhaltet, dass zuerst die Hand oder der Fuß, dann der Unterarm bzw. der Unterschenkel und zuletzt der Oberarm bzw. Oberschenkel veranlagt werden. Es gibt jetzt auch in der Wissenschaft Vermutungen, dass selbst Schulterblatt (*scapula*) und Hüftbein *(os coxae)* in ihrer Bildung von den Extremitäten her impulsiert, d. h. induziert werden. Alles das deutet darauf hin, dass die Extremitäten dem Embryo einen neuen Gliederungsimpuls verleihen.

Hartmann: «... der segmentale übersichtliche Bau des Rumpfes wird zunächst im ideellen Bildungszentrum der Gliedmaßen durcheinandergeschoben und chaotisiert und dann tritt aus dieser innigen Durchdringung wieder ein neuer klarer Bauplan hervor ...»

Arme und Beine wachsen unterschiedlich und polar zueinander aus. Arme und Hände entwickeln sich zu Anfang in einer pronierenden, zueinander wachsenden Bewegung oder Lage und sind dadurch vielmehr dazu geeignet, sich gegenseitig zu berühren (*Abbildung 17, Fig. a,* Seite 130). Die Selbstberührung, das Zusammenschließen von links und rechts, ist eine Gabe, der schon das embryonale Wachstum folgt. Bei den Beinen dagegen bleibt die Nabelschnur wie trennend dazwischen, so dass die beiden Füße durch diesen Widerstand gegen die Nabelschnur, auf den sie zuwachsen, sich nicht betasten können. Der Unterschied liegt auch daran, dass die sich mit den Fingerspitzen berührenden Hände in der Frontal- bzw. Horizontalebene in Längsachse der Unterarme gebeugt verlaufen, während die beiden Füße in der Sagittalebene (wenn die Nabelschnur nicht da wäre) flach, d. h. Fußsohle gegen Fußsohle gekehrt, aneinander stoßen. Im Gegensatz zur Hand ist daher der Fuß zum Unterschenkel in einer Stellung von fast 90 Grad abgewinkelt. Schon sehr früh ist zu erkennen, wie die Arme mit den Händen in einer Flexionsbewegung gebildet werden, die sie zu runden, umschließenden Bewegungen geeignet macht. Der Fuß hingegen wird in einer Extensionsanlage geformt, die ihn für die stemmende und aufrichtende Streckbewegung der Beine dienstbar werden lässt. Die pronierende Bewegung der Arme und Hände ist der supinierenden Bewegung der Beine und Füße eindeutig entgegengesetzt. Die Ellbogen sind beim Embryo nach hinten und unten gerichtet und die Knie nach oben und vorn, so dass die Wachstumsbewegung von Armen und Beinen im Großen und Ganzen polar zueinander verläuft *(Abbildung 17, Fig. c,* Seite 130).

Die Extremitäten wachsen ab der 6. Woche weiter in der Gegenbewegung, die mit der *Entfaltung* und dem Strecken des ganzen Embryos in Verbindung steht. Man könnte diese zuletzt erwähnte Dynamik auch mit dem Begriff *Deflexion* bezeichnen. Es geht mir nicht darum, irgendwelche Terminologien aufzustellen, sondern die Worte dem Vorgang gemäß zu wählen. Es ist möglich, sich auf zweierlei Art Gedanken darüber zu machen, wie der embryonale Mensch sich aus der Zusammenkrümmung der Abfaltung befreien kann. Wir können uns denken, dass der Embryo sich streckt und immer weiter streckt, bis er wieder dahin gelangt, wo er in der zweiten Woche war, und ein oberes Ende, das über den Kopf hinaus in die Welt ‹greift›, und einen Steiß- bzw. ein kaudales Ende erhält, das sich nach unten zur Welt ‹öffnet›. Vergleichen Sie zum besseren Verständnis *Fig. 9* in *Abbildung 8* (Seite 82). Die andere Möglichkeit, darüber zu denken, ist, dass sich zwischen den beiden Polen ein Inneres Raum schafft, so dass die typische ‹Einballungsdynamik› der beiden Pole bestehen bleibt und das Raumschaffende dazwischen als ein Neues erscheint. Ich meine schon, dass gesagt werden kann, dass der Embryo sich streckt, aber besser wäre es zu sagen, er deflektiert, er ‹entkrümmt› sich jetzt. Er wächst aus dieser Biegung heraus, indem er sich ‹ent›-wickelt und streckt. Trotzdem gibt er seine Eigenheit nicht auf. Das offenbart sich darin, dass er, bildlich gesprochen, die Einrollgebärde von Kopf und Becken bewahrt, durch die er die Welt in sich eingeschlossen und sein Inneres gebildet hat.

Jetzt wird es sehr schwierig, mich in der deutschen Sprache richtig auszudrücken. Der Begriff Deflexion drückt etwas anderes aus als der Begriff Strecken. Denn das Strecken könnte auch so ausgelegt werden, dass der Embryo einfach in die alte Ausgangssituation der zweiten Woche zurückkehrt *(Abbildung 8)*, ohne einen neuen Impuls aufgenommen und einen nächsten Entwicklungsschritt getätigt zu haben. Die Deflexion hat ausgesprochen mit der Aufrichtung zu tun, denn der Embryo erringt damit etwas, was typisch menschlich ist, d.h. die Untereinanderordnung von Kopf, Rumpf und Beinen. Der Mensch erreicht durch diese Wachstumsgebärde seinen aufrechten Gang! Wir könnten auch sagen: «Er übt das aufrechte Gehen wachsend voraus.» Diese Aufrichtung führt über die in die Unendlichkeit verschwindende Kopf-Steiß-Achse der zweiten Embryonalwoche insofern hinaus, als der Mensch ja sein Eigensein, in Form eines sich abschließenden Kopfrundes, dabei bewahrt hält. Nacken und Taille sind die Gebiete, in denen sich der Impuls zur ‹Entkrümmung›, zur Deflexion, konzentriert. Manchmal wird gesagt, dass wir uns hauptsächlich im Lendenbereich aufrichten. Das stimmt, jedoch richten wir uns auch im Nackenbereich auf. Der Kopf wird nicht bloß durch den Rumpf in die Aufrichtung mitgenommen, sondern er macht eine selbständige, sich befreiende und sich herauslösende Bewegung. Rudolf Steiner formuliert es so, dass der Mensch sich aus der Tierkreisgebärde befreit, indem er seinen Kopf aus ihr heraushebt. Auch seinen unteren Pol, das Becken, nimmt er sich aufrichtend aus dieser Kreisform heraus, wodurch er mit den Beinen in eine neue, zu Kopf und Armen entgegengesetzte, Ausrichtung kommt. Was ich damit meine, werde ich später erklären.

Die Polarisation zwischen Armen und Beinen

Zusammenfassung

In Verbindung mit der ‹Entfaltung› oder Aufrichtung des ganzen Embryos, die die Entwicklung von Hals und Taille ergibt, vollführen die beiden Gliedmaßen während ihres Wachstums eine gegensätzliche Drehung bzw. Rollbewegung. Während die Arme exorotieren, d.h. ausrollen, richten sich die Beine in einer Einrollung ‹erdwärts›. Das läuft auf den wohlbekannten Gegensatz von Beuge- und Streckseiten der beiden Gliedmaßen bei der sog. anatomischen Haltung hinaus. Bei den Armen ist die prä-axiale Zone nach außen, bei den Beinen hingegen nach innen gewandt. Die Beine folgen in ihrer Wachstumsgebärde sozusagen der auswickelnden Bewegung des Beckens und wenden sich der Erde zu, während die Arme den Bezug zur Erde überwinden, indem sie der Entrollung beim Heben des Kopfes folgen. Als Ergebnis davon, oder als allgemeine Gebärde, öffnet sich der Embryo in der aufgerichteten Lage der Umgebung. Er balanciert den Kopf auf Wirbelsäule und Stamm und den Rumpf entsprechend wiederum auf Becken und Beinen. Somit gewinnt er die uranfängliche Frontalebene (der zweiten Embryonalwoche) zurück. Sowohl bei der Ausrichtung in der dorso-ventralen Achse als auch bei der Aufrichtung (in der kranio-kaudalen Achse) mag festgestellt werden, dass diese Ausrichtungen nun durch einen inneren Antrieb wiedergewonnen werden und nicht (wie in der zweiten und dritten Embryonalwoche) durch äußere Kräfte oder Beziehungen. Im Gegensatz zu dem pflanzenähnlich aufgerichteten (gestreckten) Embryo ist diese Aufrichtungsgebärde eine Gebärde der Freiheit zu nennen.

Bereits Goethe betonte die streng entgegengesetzte Ausrichtung von den oberen zu den unteren Gliedmaßen als wesentlich für den Menschen. Bei den verwandten Primaten und Mammalien geht diese Polarität wieder mit dem Ergebnis verloren, dass der untere Pol (Becken und Beine) zu schwach wird, um die aufrechte Lage zu behaupten und beizubehalten. Das kann einen Hinweis auf den Verlust sympathischer Offenheit des unteren Poles und auf das Vorherrschen der Schwere- und Erdorientierung des oberen Poles dieser Tierart geben.

Auf der anderen Seite verlieren die Arme und Hände der erwähnten Tiergattungen ihre ‹erdbefreite› Leistungsmöglichkeit. Wie der Kopf schließen sich auch die Arme der Tiere wieder den Einflüssen aus der Umwelt auf und werden mehr zu einem spezialisierten Instrument für die auf die Umgebung bezogenen Tätigkeiten. Bei vierfüßigen Tieren z. B. wird die Exorotation der Arme durch eine einrollende Bewegung ‹korrigiert›, welche sich aus der Endorotation des Vorderarmes ergibt, der dann in seiner Lage wie ein Bein fixiert wird (die Arme erhalten die Funktion der Beine). Bei vielen Primaten geht diese Polarität durch eine schwache Endorotationsgeste der Beine verloren, die zur ‹Vierhändigkeit› der Tiere führt. Das alles zusammengenommen erweckt das Bild von der aufrechten Haltung als einer Fähigkeit, die nur vom Menschen in dieser äußersten und grundlegenden Weise ausgeführt und derart **beibehalten** *wird. Das öffnet die Augen für die*

Idee, dass das aufrechte Gehen das Primäre und das Gehen auf vier Füßen das Sekundäre ist, ganz im Gegensatz zu der üblichen Auffassung in der Evolutionsbiologie. Der Mensch ist nicht das Abbild oder Ebenbild eines Wesens, das sich von seiner vierfüßigen Lage erhebt, sondern der aufrecht stehen kann und dafür die embryonale Anlage und Kraft bewahrt hält. Das ist das Prinzip der Zurückhaltung (Retardation). Siehe nächsten Vortrag.

Abbildung 20 zeigt die Deflexion oder Entfaltung als Schema. Es stellt eine Vorderansicht eines acht Wochen alten Embryos dar. Noch immer steht die gekrümmte, gebeugte Haltung des Embryos im Vordergrund. Jedoch macht sich schon die Streck-, besser Entfaltungs-Bewegung als Gegenbewegung insofern bemerkbar, als der Kopf ‹entrollt› und herausgehoben wird und der Embryo anfängt, uns ‹anzublicken›. Dennoch erscheint alles, Arme und Hände, Beine und Füße, Steiß und Kopf, noch auf das Zentrum orientiert. Mit dem nächsten Schritt werden Arme und Hände nach außen und Beine und Füße nach innen gedreht und Kopf und Becken zur Übereinanderordnung gebracht. Der Embryo öffnet sich sozusagen und erreicht eine wahre Polarität zwischen dem Kopf, der die abschließende Bewegung des ‹Hierseins› festhält (und den ganzen Embryo in die Kopf-Gebärde mit hineinnehmen möchte), und den Gliedmaßen, die entgegengesetzt in den Raum hinausstrahlen und sich der Welt öffnen. Die Gliedmaßen machen in ihrer Wachstumsbewegung die in die Welt hinausweisende Geste zueinander entgegengesetzt: Die Arme und Hände wachsen supinierend oder *exorotierend* aus, die Beine pronierend und *endorotierend* weiter. Sehen Sie sich die Pfeile in *Abbildung 20, Fig. b* an. Die Beine behalten sozusagen der Tendenz nach die Richtung des ersten Auswachsens der Gliedmaßen-Knospen bei, während die Arme sich davon zu befreien anfangen.

Abbildung 20 veranschaulicht noch einmal in der Wachstumsbewegung der Arme die Exorotationsbewegung und in jener der Beine die Endorotationsbewegung. Es ist wichtig zu bedenken, dass es sich hier noch um reine Wachstumsbewegungen handelt, die ohne das Vorhanden- und Beteiligt-Sein von Muskeln und Gelenken vorausgeübt und als ‹Wachstumsleistungen› ausgeführt werden. Dennoch lassen sich die Spuren dieser Bewegungen bei

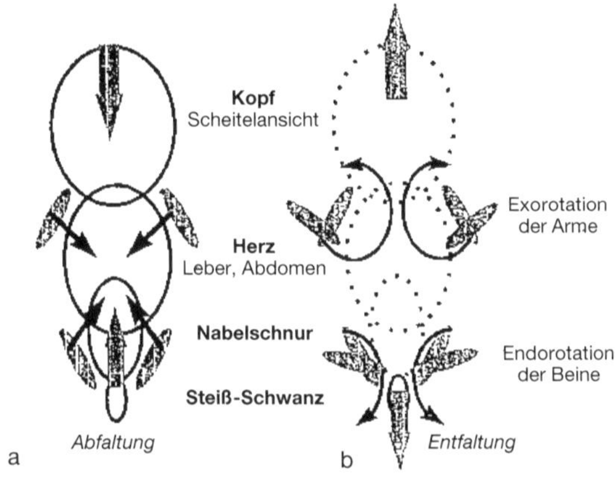

Abbildung 20. Wachstumsbewegungen der Extremitäten, schematisch. Vorderansicht eines Embryos von 8 Wochen. a. Wachstumstendenzen der Extremitäten, Kopf und Steiß verbunden mit der Abfaltung, b. Wachstumstendenzen der Extremitäten verknüpft mit der Entfaltung. Pfeile deuten das Exorotationswachstum der Arme und das Endorotationswachstum der Beine an. Nach J. C. van der Wal, nicht publiziert.

den Gliedmaßen eines ausgewachsenen Körpers auffinden, bzw. sie sind dem Knochenbau sowie der Anordnung der Gliedmaßenmuskulatur deutlich als ‹Erinnerungen› eingeprägt. Somit eilt die Bewegung der Bildung nicht nur voraus, sondern sie ist zugleich ihr ‹Vorbild›, nach welchem die Form ausplastiziert wird. Das können Sie den Bildern in jedem anatomischen Atlas entnehmen. Sie kennen doch sicher die *Dermatome*, diese Hautfelder, die noch mit den Segmenten verbunden sind. Wenn Sie einen Arm ausgerollt zur Seite ausstrecken, so weist der nach oben gerichtete Daumen darauf hin, dass seine Innervation einem höhergelegenen Bereich, einem mehr kranialen Segment, angehört und der darunter liegende kleine Finger einem unteren, mehr kaudalen Segment des Rückenmarkes zuzuordnen ist. Wenn Sie jedoch die Arme so ausrichten wollen, dass die Zuordnung der weiter nach innen gelegenen *Myotome* (Muskelfelder) zum Rückenmark anschaulich wird, so müssen Sie die Arme so weit ausrollen, dass die Handflächen nach oben weisen, wodurch die Muskelgruppe der Flexoren (u.a. mit Bizeps) ebenfalls nach oben schaut. Das heißt, dass die

Flexoren des Oberarmes mehr kranialen (zervikalen), während die Extensoren (u.a. mit Trizeps) mehr kaudalen (thorakalen) Segmenten des Rückenmarkes zugeordnet sind. Daran zeigt sich, dass die erwähnte Drehung zur morphologischen Gestalt wurde. Bei den sogenannten *Sklerotomen* (‹Kapsel-Bindegewebe-Gelenk-Felder›), die noch tiefer im Arm liegen, kann das eben Geschilderte noch weiter verfolgt werden.

In der Wachstumsbewegung der Arme übt die menschliche Seele etwas Wesentliches voraus. Erich Blechschmidt bemerkt dazu, dass, wenn wir als Embryo eine Bewegung wachstumsgemäß ausführen, z.B. die Arme ausrollen, wir die funktionellen und physiologischen Bewegungen unseres späteren Lebens vorausüben und bestimmen. Was wachsend sich bewegt, wird später als Funktion frei! In den Armen haben wir mit dieser Wachstumsdynamik die Fähigkeit und Möglichkeit erworben, die Arme in die Leichte zu erheben. Damit ist zugleich gemeint, dass den Armen, im Gegensatz zu den Beinen, eine Orientierung von der Erde wegstrebend in den Luft- und Lichtraum gemäß ist und (uns) geschenkt wird. Die Tiere, so wurde schon erwähnt, haben (oder behalten) diese entgegengesetzte Ausrichtung bzw. Drehung ihrer Gliedmaßen nicht.

Während in der Embryonalentwicklung der höheren Tiere eine anfängliche Exorotation der Armgliedmaßen zu bemerken ist, so fallen sie doch wieder in eine pronierende Wachstumsbewegung zurück. Somit ist die Orientierung des Tierarmes gleichzeitig die des Tierbeines. Der Mensch dagegen führt diese polare Bewegung nicht nur bis zum Ende durch, sondern hält sie sozusagen auch noch fest. Dadurch erreicht er, dass er sich durch die Bewegung von der Erde zu erheben und abzuwenden vermag.

Was zeigt sich während der Wachtumszeit der Gliedmaßen im Bereich der Kopfanlage? Wenn der Embryo die Entwicklungsphase erreicht, in der er am oberen Pol etwas aus der Vergangenheit der dritten bis vierten Embryonalwoche festhält und am anderen Pol sich wirklich der Welt öffnet und das noch dazu in entgegengesetztem Sinne, dann entsteht der Gegensatz zwischen dem Kopf und den Extremitäten als Wesenspolarität. Das kann in der Entwicklung des menschlichen Kopfes bemerkt[15] werden. In dem Antlitz eines sechs, sieben oder acht Wochen alten Embryos hat der Mensch noch ein ‹Quer-Gesicht›. Die Augen stehen an der Seite, die Nase ist sehr breit, die Nasenlöcher liegen weit auseinander, Ober- und Unterkiefer sind noch in die Breite gezogen, so dass der Mund noch einem Fischmaul oder einer Hundeschnauze gleicht. Die Ähnlichkeit mit einem Tierkopf ist unwiderlegbar. Wenn ich davon Waldorfschülern Bilder zeige, so kommt die spontane Äußerung, das sähe ja aus wie ein Fisch, ein Wal, ein Schweinchen oder Hundchen. Der Kopf hat sozusagen in diesen Stadien noch die Neigung, sich extremitätenartig, gliedmaßenmäßig zu orientieren. Es hat in gewisser Beziehung noch nicht die für den menschlichen Kopf so typische Abfaltungs- oder auch Abrundungsbewegung Platz gegriffen. Während bei den Tieren in der weiteren Ausformung des Kopfes die Tendenz, Gliedmaße zu werden, wirksam bleibt, setzt sich beim Menschen ganz allmählich die abschließende Tendenz, die der Kopfbildung eignet, durch. Die Antlitzbildung schließt und rundet sich ganz allmählich nach vorn ab. Dadurch rücken die Augen nach vorn, die Nase tritt zurück, und der Mund bleibt nicht länger eine nach vorn herausgezogene Schnauze, sondern wird mit dieser abschließenden Bewegung zurückgenommen. Dieser Vorgang, durch welchen das die Hauptesbildung charakterisierende, abschließend-rundende Prinzip fortwirkt, vollzieht sich über einen langen Zeitraum, auch wenn bei einem zwei Monate alten Fötus diese abschließende Bewegung in der Kopfbildung schon recht weit fortgeschritten ist. Beim Tier nimmt sich das sehr anders aus.

Im Laufe der Zeit polarisiert sich die Körpergestaltung immer mehr zwischen der sich im Kopfbereich fortsetzenden und verstärkenden Abfaltungsgebärde und einer, im Bereich der Gliedmaßen einsetzenden, Entfaltungsdynamik, welche die für die Gliedmaßen typischen, langgezogen-strahligen Formen hervorbringt. Aber nicht nur Kopf und Gliedmaßen, sondern auch Kopf und Becken vollziehen eine im wahrsten Sinne des Wortes gegensätzliche, aus dem Krümmungsstadium herausführende Entwicklungsbewegung. Auch wenn zwischen Kopf und Becken eine Art Spiegelung wahrzunehmen ist – so dass das Becken durchaus als ein Kopf, nämlich als der Kopf des unteren Poles, angesehen werden kann –, so wird das Becken niemals so kopfartig abgeschlossen wie der Kopf bzw. das Haupt selbst, sondern es verbleibt mehr offen, wodurch es einen Gliedmaßencharakter erhält. Wie dem auch sei, wenn der Embryo durch sein Wachstum sich ‹ent-faltet›, wobei er sich aus seiner zusammengekrümmten Lage befreit und ‹aufrichtet›, dann wird erst die wahre Gegensätzlichkeit zwischen Kopf und Gliedmaßen deutlich, wie wir sie aus der ‹prozessualen Dreigliederung› vom anthroposophischen Menschenbild her kennen und als Polarität zwischen Kopf- oder Nerven-Sinnes-Pol und Gliedmaßen- oder Stoffwechselpol charakterisiert und einander gegenübergestellt finden. Hiermit können wir sagen, die Kopf-Gliedmaßen-Polarität wird vom Menschen wachsend errungen! Später, d.h. im VI. Vortrag, werde ich ausführen, wie entscheidend es für den aufrechten Gang ist, dass der Mensch diese Polarität bewahren und anwenden kann. Denn die Tiere können diese Polarität zwischen Kopf und Gliedmaßen bzw. zwischen Kopf und Becken entweder gar nicht erst entwickeln oder sie müssen diese durch einen zweiten Entwicklungsschritt wieder aufgeben. Für das Menschsein oder Menschwerden ist es von großer Bedeutung, dass die Tendenz der Abfaltung, die Gebärde des Abschließens am Kopfpol während der Gegenbewegung, die durch das ‹Entkrümmen› bzw. Entfalten und aufrichtende Wachsen anhebt, aufrechterhalten werden kann. Dadurch überwindet der Mensch die Abfaltung als eine von der Umwelt sich abschließende Gebärde in seiner aufgerichteten, nach vorn der Welt sich öffnenden Gestalt und bewahrt sie zugleich in der Geste seiner Kopfbildung. Wird hieran nicht offenbar, dass die Gebärde der embryonalen Wachstumsbewegungen später zur Seelengeste bzw. zur Seelenfähigkeit wird oder, anders ausgedrückt, dass das Leibliche und Seelische eng miteinander verknüpft sind?

Beim Tier bleibt der Kopfpol zur Welt offen *(Abbildung 21)*. Der Mensch erlangt durch seinen Kopfpol die Fähigkeit zur Zurückhaltung, die beim Tier dadurch verloren geht, dass es sich sozusagen mit seiner Schnauze, die auch als eine Art ‹drittes Extremitätenpaar› anzusehen ist, der Welt preisgibt. Eigentlich formt sich beim Tier etwas aus, was beim Menschen als Möglichkeit auch angelegt ist, aber zurückgenommen und überwunden wird. Das Tier bildet als eine Art drittes Extremitätenpaar eine Schnauze, ein Maul oder einen Schnabel usw., mit welchen es sich mit der Welt beschäftigt, aus. Die Schnauzenbildung hat eine Geste, die so stark nach außen geht, dass das ‹Hierbleiben-Können›, das Abschließen und ‹Einkrümmen› aufgegeben werden muss oder nicht erreicht wird. Für den unteren Bereich gilt Ähnliches. Das menschliche Becken ist nach oben (kranial) orientiert und der Beckenboden nach unten (kaudal). Das tierische Becken dagegen ist nach vorn (ventral) und der Beckenboden nach hinten und unten (dorsokaudal) gedreht. Beides macht ihm das aufrechte Gehen unmöglich.

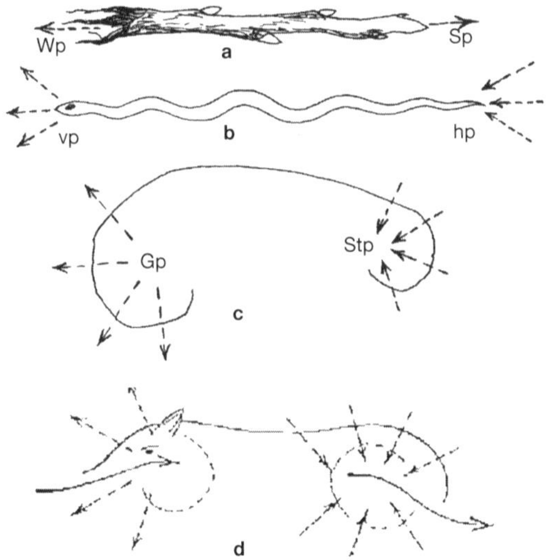

Abbildung 21. Formen der Kopf-Steiß-Polarität. a. Wachstumspolarität der Pflanze (Wp, Wurzelpol, Sp, Sprosspol), b. Äußere Bewegung des Tieres (vp, Vorderpol und Erstreben, hp, Hinterpol und Fliehen), c. Innere Organpolarität (Gp, Gehirnpol, Nerven-Sinnes-Pol, Stp, Steißpol, Beckenpol, Stoffwechsel-Ernährungs-Pol), d. Vorder- und Hinterpol der tierischen Organisation: Vorderpol ist Form- und Reizpol, auswärts gerichtet und aufnehmend, Hinterpol ist Stoffwechsel- und Bewegungspol, einwärts gerichtet. Nach Hartmann.

Wie ich nun schon oft wiederholt habe, ergibt der vierte große Schritt in der Embryonalentwicklung die Deflexion und Entfaltung unter Beibehaltung der sich zu eigen gemachten, sich abschirmenden ‹Kopf- und Beckenwelt›. Der Mensch ist eigentlich dazu geneigt und veranlagt, ein ‹Zurückhaltender› zu sein. Er hält in der Frontalebene etwas an sich, was das Tier nicht bewahren kann. Die Fähigkeit, Ursprüngliches zu bewahren, die der Mensch erlangt, muss das Tier früher oder später in seiner weiteren Entwicklung aufgeben oder verlieren. Dadurch wird es wie in seine Umgebung hineingezogen und ganz auf die Umwelt gerichtet. Das zeigt sich in besonderem Maße an der Kopfbildung des Tieres. Wir werden sehen, dass die ganze menschliche Evolution als nichts anderes zu betrachten ist als ein Ringen um diese Zurückhaltung – dass wir als Menschen die Ursprünglichkeit unseres embryonalen Seins behalten und nicht verlieren. Das werde ich im VI. Vortrag etwas näher ausführen.

INTERMEZZO

Der Mensch reproduziert sich nicht – er pflanzt sich nicht fort

Während des I. Vortrages wurden schon wichtige Argumente angeführt, mit deren Hilfe deutlich werden konnte, dass es sich bei der menschlichen Befruchtung und Konzeption keineswegs um eine Wiederholung, d.h. um Reproduktion im engeren Sinn handelt, da sozusagen ein Drittes anwesend ist und Einzug halten möchte. Jetzt ergänzt sich dieses Bild um ein weiteres. Durch die besondere Lage seines Beckens ist der Mensch in seiner Sexualbewegung nach vorn orientiert, dem anderen Menschen zugewendet, und nicht, wie das Tier, nach hinten. Nehmen Sie die volle Bedeutung dessen wahr, was es heißt, dass bei der Sexualbeziehung der Tiere keine Begegnung, sondern lediglich eine Re-produktion (‹re-› bedeutet wieder) stattfinden kann, durch die die Tiere sich als Art und Gattung wiederholen! Beim Menschen aber ist die Möglichkeit zur Begegnung – lieber wäre mir dafür der Begriff Ent-gegnung – bereitet, so dass ein Drittes sich ‹hernieder senken› kann. Sagen Sie niemals, dass der Mensch sich fortpflanzt, er kann es nicht, oder er darf es auch nicht, oder er will es nicht. Er will dem anderen Wesen begegnen. Und im Zusammentreffen von ‹Samenzelligkeit› und ‹Eizelligkeit›, wie ich bereits aufzeigte, öffnet sich der Raum für etwas Neues, für die Einwohnung eines dritten Wesens. Das Tier hat, auch schon durch die Anatomie seiner Sexualorgane bedingt, Drang und

Bestimmung, sich durch sein Sexualgebaren fortzusetzen und zu wiederholen. Diese Tendenz überwindet der Mensch u. a. durch seinen aufrechten Gang, d.h. humanembryologisch gesehen durch Entfaltung und Streckung. Und auch sei hier betont, dass ein Menschenwesen als geistig-biographisches Ich-Wesen und als einmalige Individualität sich nicht (im Nachwuchs) wiederholen oder reproduzieren kann.

Die Freiheit der Mitte

Zusammenfassung

Zur Gebärdensprache der Gestalt zurückkehrend, mögen die Ereignisse wie folgt zusammengefasst werden: Die Bewegungen des Beugens und Einhüllens bzw. der Abfaltung ergeben sozusagen eine innere Welt, die zu der äußeren Welt über die Sinne und Gliedmaßen bezogen ist. Wir kennen diese innere Welt im Tierreich in allen Äußerungen sowie durch Bau und Form ihres Körpers eng mit dem instinktiven Leben verknüpft. Die zwingende Gebärde des Abschließens und Einkreisens der inneren Welt wird durch die Bewegung der Entfaltung im Aufrichten überwunden und von den überragenden Kräften des aufrechten Menschen befruchtet. Auf dem Weg der Erfahrung dem Bewegungsausdruck der Formen des Embryos aufmerksam nachzuspüren, treffen wir auf eine moralische Erkenntnis, die sich uns durch diesen teilnehmenden Annäherungsversuch an das Formverständnis enthüllen kann: Die Embryologie des Menschen ist die Embryologie der Freiheit. Freiheit wird hier aufgefasst als ein Gleichgewicht zwischen einem Zuviel von diesem und einem Zuwenig von jenem, Freiheit, wie sie als die Qualität der dritten und mittleren Ebene begriffen werden kann,

Die Wirbelsäule im Besonderen und der Rumpf im Allgemeinen sind das vermittelnde Gebiet für die Freiheit. Hier sind die äußersten Gegensätze ausgewogen, wie sie sich als antipathisch-abschließende Geste des ‹Hier›-Seins und sympathisch-ausweitende Geste des ‹Dort›-Seins versinnbildlichen. In dieser Hinsicht ist es interessant, die Vorstellung der ‹drei Köpfe› anzuführen und darzustellen. Da gibt es einen ‹Hauptes-Kopf› im Schädel mit einer stark nach innen gekehrten Morphodynamik. Gegenüber zeigt sich der ‹Becken-Kopf›, in dem sich die Tätig-

keiten und Vorgänge der Eingeweide abspielen in offener und beweglicher Gestik. Dazwischen erscheint der vermittelnde Kopf des Brustkorbes. Die Rippen als seine bildenden Elemente führen, jede auf ihrer eigenen Stufe bzw. Höhe, eine ausstrahlende Geste aus. Im Zusammenhang des ganzen Brustkorbes jedoch bilden sie ein kopfähnliches, einen Innenraum umwandendes Ganzes. Weil die Rippen für sich allein weder Kopf noch Gliedmaße sein können, erreichen sie gemeinsam etwas, was sie allein nicht vermögen würden: Sie heben die beiden gegensätzlichen Prinzipien (Gliedmaßen – Kopf) in wechselseitiger Durchdringung auf eine höhere Stufe, wodurch als Steigerung ein drittes und neues Prinzip, **die Mitte**, *entsteht.*

Ähnliches gilt auch für die Wirbelsäule mit ihren mehr als dreißig Elementen. Jeder Wirbel für sich vollzieht vermittels seines Wirbelringes bzw. der Wirbelbögen die raumumschließende Geste des Kopfes. Durch die Verbindung untereinander wiederum bilden sie als ‹fünfte Extremität› die Wirbelsäule (die, wie Sie wissen, ein sehr wichtiger Arbeitsbereich der Physiotherapeuten ist). Der Rumpf wird damit zur Region ‹der Drei und des Einen›, von dem alles herkommt und zu dem alles hinführt. Das lenkt die Aufmerksamkeit auf die Einheit von Wirbel und Rippe als der ursprünglichen Einheit des Skelettes. Wir begegnen hier, tatsächlich in Form einer Lemniskate, einem Urbild, das wir als dasjenige in Betracht ziehen können, aus dessen Grundplan oder Urgebärde alle übrigen Glieder des Skelettes als Metamorphosen hervorgegangen sind. So wären z.B. das Schulterblatt und das Hüftbein anzusehen als Metamorphosen eines Wirbels, wohingegen dann Arme und Beine (auf ihre Weise natürlich als Gegensätze, durch die sich alles, das Innere nach außen, das Obere nach unten usw., umkehrt) sich als Metamorphosen der Rippen darstellen würden.

Wir können uns auch von einer anderen Seite dieser Sache nähern und sie zu erklären suchen. Gehen wir einmal davon aus, dass wir **drei** verschiedene **Köpfe** und **drei** verschiedene **Extremitäten** haben. Damit meine ich, dass das Kopfprinzip auf der einen und das Gliedmaßenprinzip auf der anderen Seite zunächst in drei verschiedenen Metamorphosen in der menschlichen Gestalt auftreten. Wir haben ja bereits die drei Metamorphosen des Kopfprinzips betrachtet, wie sie oben als Haupt, in der Mitte als Brustkorb und unten als Becken erscheinen. Ebenso haben wir nicht nur das unterschiedliche Wachstumsverhalten von Armen und Beinen veranschaulicht, sondern auch gesehen, wie die Tiere ihre Kieferregion zu Schnauze, Maul oder Schnabel ausbilden, die sie als ‹drittes Extremitätenpaar› benutzen, um mit ihm weit in die Welt vorzudringen. Nur der Mensch, so konnte uns deutlich werden, vermag durch das Bewahrenkönnen der Abfaltungsgebärde seinen Kiefer ‹aus der Welt› in die abschließende Geste der Kopfbildung zurückzunehmen. In diesem Sinne können wir auch von drei Metamorphosen des Gliedmaßenprinzips innerhalb der menschlichen Gestalt und demzufolge auch von drei verschiedenen Extremitäten sprechen. Die Beine wachsen, embryonal gesehen, in die Parallelität hinein. Sie sind zum Schwerefeld der Erde bezogen und zur irdischen Welt ausgerichtet. Die Arme sind befreit von der Schwere und wachsend in den Luft- und Lichtraum gehoben. Im Unterkiefer, in dem sich Rechts und Links zu einer Bildung vereint, treffen wir auf die dritte Extremität, die, wie ausgeführt, der Gestaltbildung des Kopfes unterliegt. So können wir den Unterkiefer als die Extremität unseres oberen Poles oder als Kopf-Extremität bezeichnen und finden ihn abgerundet und abgeschlossen wie den Kopf. Das Offenbleiben (nach vorn) ist bei ihm pathologisch (z.B. Gaumenspalt). Die Beine sind in ihrer Parallelität wie reine Strahlen, offen der Welt gegenüber. So gesehen stehen die Arme mitten dazwischen, insofern sie die Möglichkeit sowohl zu rundend-umschließender als auch zu strahlig-strebender Bewegung bieten. Während der Unterkiefer überhaupt nicht zur räumlichen Fortbewegung geeignet ist, sind es die Beine umso mehr. Auch unter diesem Gesichtspunkt stehen die Arme in der Mitte, sie können wie ein Kiefer etwas umfassen und eingrenzen, so dass wir mit ihnen etwas zu uns hernehmen, es ‹an unser Herz schließen› können. Auf der anderen Seite können wir, im übertragenen Sinne, beim Ausbreiten der Arme uns weit in den Raum hinaus bewegen, indem wir Bezug aufnehmen zum Umkreis, zur ganzen Welt. Wie den Kiefer das rundende, abschließende, verharrende Prinzip und die Beine das strahlige, eindeutig Gerichtete kennzeichnet und wie durch die Arme beides verbunden ist bzw. werden kann, wird Thema einer weiteren Ausführung sein.

Wie wir uns drei unterschiedlich ausgestaltete Gliedmaßen vor Augen gestellt haben, so haben wir entsprechend drei Arten von Köpfen betrachtet. Als Erstes ist da das menschliche Haupt, das ganz Kopf ist, sozusagen ein richtiger ‹Kopf-Kopf›. Als Zweites finden wir, von der Brustkorbkuppel gebildet, einen Brustkorb- oder ‹Rippen-Kopf›. Als Drittes erscheint in der Bildung des Beckens der ‹Becken-Kopf›. In der ersten und eigentlichen Kopfbildung haben wir den Hirnschädel, der als eine Einheit aufzufassen ist. Der Brustkorb- oder ‹Rippen-Kopf› hingegen ist insofern ein ‹Kopf der Freiheit›, als er nicht wie der Schädel von seiner Form **bedingt** wird. Das kann jeder gewahren, der bedenkt, dass eine einzelne Rippe niemals für sich ein Kopf sein kann, da sie von langgezogen strahliger Form ist bzw. ja nur ein schmales Knochenband darstellt und ein Röhrenknochen ist. Unter diesem Gesichtspunkt gehört die Rippe in ihrer langgestreckten Form niemals zum Kopf, sondern ist vielmehr Armen und Beinen, d. h. den Gliedmaßen verwandt. Ein ‹Rippen-Strahl› hat Anfang und Ende. Nur wenn vierundzwanzig solcher Einheiten, die einzeln nicht imstande sind, ‹Kopf zu sein›, zu einem Raum zusammenorganisiert werden, dann entsteht ein Kopf! Das bedeutet, dass der Kopf, der hier entsteht, gleichsam als Tat auf einer höheren Ebene **geleistet** wird, indem die einzelnen Rippen-Strahlen gemeinsam einen Kopf schaffen. Deshalb ist dieser ‹Brustkorb-Kopf› freier zu nennen als der eigentliche Kopf, der nichts anderes als ein Kopf sein kann. Die Kopfbildung des Brustkorbes kann deshalb als Leistung und **Steigerung** (der Rippen zum Kopf) aufgefasst werden, weil im Zusammenschluss der zwölf Rippenpaare die ‹Formgebundenheit› jedes einzelnen Rippenstrahles in dem innenraumbeherbergenden Rund des Brustkorbes gleichsam aufgeht und transformiert wird. Dadurch werden die beiden gegensätzlichen Formelemente von Kugel (Kopf) und Strahl (Gliedmaßen) in gegenseitiger Steigerung auf höherer Ebene miteinander verschmolzen.

Etwas Ähnliches wird auch sichtbar an der Wirbelsäule. Der Wirbel **an sich**, insbesondere jeder einzelne Wirbelring, lässt sich in seiner innenraumbildenden Abgeschlossenheit auch als ein kleiner Kopf betrachten. Damit ist gemeint, dass die Kopfbildung das knöcherne Geschlossensein eines Innenraumes ausmacht. Denken Sie wieder daran: An dieser Stelle ist ein offen verbliebener Wirbelring pathologisch. Gleich dem Schädel ist die Geschlossenheit für den Wirbel bzw. für den Wirbelring Bedingung und Notwendigkeit, weil das empfindliche Rückenmark (gemäß dem Gehirn) von einem knöchernen Rohr (dem Wirbelkanal) umwandet und geschützt werden muss. Bleibt der Wirbelkanal bzw. ein Wirbelring offen, so ist das eben, wie Sie wissen, pathologisch (z.B. Spina bifida). Das lässt uns den Wirbel an sich auch als einen kleinen Kopf, als eine Hauptesbildung im Kleinen, betrachten. Zweiunddreißig bis dreiunddreißig Wirbel zusammen ergeben, rhythmisch aufgereiht und übereinander getürmt, eine Säule. Hier finden wir wieder das Prinzip, dass etwas auf höherer Ebene neu gebildet und errichtet wird. Die herkömmlichen Physiotherapeuten wissen ganz gut, dass es sich bei der Wirbelsäule um eine Art ‹fünfte Extremität›[16] handelt, weil ihre einzelnen Wirbel-Elemente, von Muskeln zusammengefügt, gemeinsam diese Säule ausmachen. Doch diese Extremität selber, eingebunden zwischen Kopf und Becken, erscheint nicht durch ihre Form bedingt, sondern muss erst durch Aufrichtetätigkeit und durch vermittelnde Bewegungen erbildet werden. So wird die rhythmisch durchgegliederte Wirbelsäule eine Bewegungs-Säule und damit eine wahre Mitte. ‹Mitte-Sein› bedeutet hier, dass beide Pole, von denen die Rede war, aufgenommen und vereint werden, aber trotzdem die Mitte nicht bedingen. Die Mitte ist ‹frei› und eröffnet die Möglichkeit für Handlungen und ‹Leistungen› höherer Art. Brustkorb und Wirbelsäule machen diese Mitte aus, die vielleicht das **Zentrum** ist, von dem aus der Mensch seine Entfaltung vollzieht. Natürlich sehen wir an ihr Streckung und Strebung, aber dahinter verbirgt sich noch etwas mehr. Sie ist ein Zentrum, von dem aus die Polaritäten zwischen Kopf und Becken und Armen und Beinen auf der einen Seite auseinandergehalten und auf der anderen Seite zusammengefasst und miteinander in Beziehung gebracht werden. Dadurch entsteht in Brustkorb und Wirbelsäule ein Freiraum, der beide Polaritäten einschließt, der dem einen wie dem anderen Pol geneigt, der ‹beides und doch wieder keines von beidem› ist. Letzteres sind Rätsel-, aber auch Schlüsselworte, die diese Mitte bezeichnen. Die Zusammenfassung der Wirbelsäule zu dieser **Mitte** erklärt sich darin, dass sie beide Pole in sich trägt, aber weder Kopf noch Becken, noch Gliedmaßen-Strahl selber ist, und dadurch ‹Bewegungs›-**Freiheit** bietet. Das mag wie ein Rätsel klingen, das nicht mit dem Verstandes-Denken gelöst, sondern nur mit Hilfe von Imagination und Intuition begriffen werden kann.

INTERMEZZO

Die Freiheit der Mitte

Wir können in der Bildung des Brustkorbes die Urelemente, ja sogar die Urpolarität des Skelettes insofern wiederfinden, als die entodermale Stoffwechsel-Welt von den Rippen und die Welt des Neuralrohres, die ektodermale Welt, von den Wirbeln umfasst wird. Wir haben darin gleichsam die Urelemente des Bewegungsorganismus vor uns. Es ist auch möglich zu denken, dass so ein Wirbel-Rippen-Element sich in eine Extremität umwandeln und transformieren kann. Ich möchte Sie an dieser Stelle fragen: Erinnern Sie sich noch, was wir zu Anfang im Zusammenhang mit der räumlichen Einordnung des Embryos während der zweiten Woche der Embryonalentwicklung besprochen haben? Ich sage es in Stichworten: Vorne – Gliedmaßen – Stoffwechsel – der Welt in Sympathie zugeneigt – Tag versus Hinten – Kopf – Nervensystem – Antipathie – der Welt gegenübergestellt – Nacht.

Bei dieser Gelegenheit können wir auch sehen, wie wichtig es ist, dass die Arme sich von der Dynamik der Beinbewegung befreien bzw. durch die supinierende und exorotierende Wachstumsbewegung befreit werden. Die Polarität zwischen Armen und Beinen ist auch daran zu bemerken, dass linkes und rechtes Bein mehr zusammengehören als linker und rechter Arm. Das äußert sich durch sog. ‹geschlossene Muskelketten›, die erschweren oder sogar verhindern, das eine Bein ohne das andere beim Stehen und Gehen zu gebrauchen. Wir bewegen uns mit den Beinen auch noch mehr reflexmäßig. Bei den Armen aber haben wir die Möglichkeit, dass wir links und rechts voneinander getrennt bewegen und sie einander berühren lassen können, wobei wir unseren Willen anders bzw. verstärkt einsetzen. Die Selbstberührung ist eine wesentliche Bedingung für das Selbstbewusstsein. Selbstberührung kann nur sein, wenn links und rechts sich erst einmal geschieden haben und dann wieder zusammengeführt werden. Mit geöffneten Armen macht der Mensch eine weltumschließende Gebärde. Im Kreuzen (der Arme) nimmt er einen Teil der Welt für sich heraus, auf den er sich konzentrieren will. Wenn die Augen z.B. sich kreuzen, ist die Möglichkeit für Bewusstsein da. Auch die ‹Hörstrahlen› kreuzen sich. Kreuzung ist überhaupt ein überwiegendes Phänomen des zentralen Nervensystems. Deshalb ist es auch für Kinder, die gelähmt oder hypoton auseinanderfallen, so bedeutend, dass sie angeregt werden, die Selbstberührung mitzumachen. Selbstberührung hat mit Selbstbewusstsein und mit Selbsterkenntnis zu tun. Die Arme und auch die Nervenbahnen sind in ihrer Links-Rechts-Symmetrie so ausgebildet, dass durch das Kreuzen die Möglichkeit der Selbstberührung entsteht. Weiteres können Sie der *Abbildung 29* (Seite 206) entnehmen. Ich werde auch im VI. Vortrag noch mehr darüber sagen. Die Beine sind auch symmetrisch angeordnet. Doch versuchen Sie einmal selbst, Phänomene und Argumente zusammenzutragen und darüber nachzudenken, womit zusammenhängt, dass die Beine zwar morphologisch in der Symmetrie stehen, aber funktionell mehr zur Einheit neigen als die Arme.

Hartmann: «Beide Hände sind nur ein einziges Organ, einzige Funktion, die nur aus Raumgesetzlichkeiten in eine Zweiheit auseinandergelegt ist. .... Eine Handfläche, ein Seh- oder Hörstrahl ist nur die Hälfte eines dynamisch-funktionellen Ganzen, welche die andere Hälfte zur Ergänzung fordert.»

Die vermittelnden Arme

Zusammenfassung

Der Schultergürtel mit den Armen und der Beckengürtel mit den Beinen können als Gegensätze betrachtet werden. Auf der anderen Seite zeigen sie zu der Entwicklungsgebärde des Kopfes (bei der die Prinzipien von Verselbständigung und Antipathie bewahrt bleiben) entgegengesetzte Wachstumstendenzen. Die Gegensätzlichkeit der beiden Gliedmaßen untereinander hängt auf der einen Seite mit dem Einfluss des sog. Kranial-ascensus, der zum Aufwärtssteigen des Kopfpoles führt, und auf der anderen Seite mit dem nach unten wirkenden, zum Absteigen lenken-

den Einfluss des sog. Kaudal-descensus des Beckenpoles zusammen. Von diesem Blickwinkel aus handelt es sich dabei um die Gegensätze zwischen Oben und Unten. Wenn wir den Gesichtskreis erweitern, können wir drei Gliedmaßen-Paare aufzeigen, nämlich Unterkiefer, Arme und Beine, wobei zu beachten ist, dass die Arme mit dem Schultergürtel in der Mitte angesiedelt sind. Diese Dreifaltigkeit kann sehr gut durch den Gegensatz und die Durchdringung von Kugel bzw. Kreis und Strahl dargestellt werden. Der Unterkiefer vereinigt anatomisch die rechte und die linke Seite zu einem geschlossenen Rund (bzw. einer Spangenbildung). Die Beine dagegen gehen, anatomisch gesehen, strahlenförmig vom Rumpf weg und können funktionell nicht die Parallelität (z.B. von Schien- und Wadenbein) überwinden. Wir sehen die Unterkiefer in der Gebärde des Kopfes, in der Bewegung des Abschließens, in der Geste der Antipathie und durch ihr Gebundensein im ‹Hier› sich äußern. Hingegen vollziehen die vom Rumpf wegstrebenden Beine die Gebärde der Peripherie, indem sie sich in Sympathie dem ‹Dort› öffnen. Die beiden Unterarmknochen haben von beidem: Sie können bei der Ausrollung (Supination) parallel sein wie die Beine (bzw. die Unterschenkelknochen) und können bei der Einrollung (Pronation) gekreuzt werden und die abschließende Geste eines Unterkiefers ausführen (Tier). Dieses wird in dem Gemälde von Leonardo da Vinci ‹Das Abendmahl› dramatisch aufgezeigt; Christus vermittelt durch seine Arme zwischen behauptend-feststellender Pronations- und flehend-fragender Supinations-Gebärde. Die Geste der Mitte enthüllt sich bei den Armen ebenfalls sehr deutlich in der Tatsache, dass das Kreuzen (‹Schließen›) der beiden Unterarmknochen während der Einrollung den Armen etwas von den Beinen gibt (beim Stützen) und sie zur Erde richtet. Auf der anderen Seite führt die Parallelisierung der beiden Unterarmknochen dazu, dass sie gewissermaßen sich der Erde verschließen und sich dem Himmel öffnen.

Der Gegensatz zwischen Schulter- und Beckengürtel besteht ebenfalls in der dorso-ventralen Achse, zwischen hinten und vorn, indem der Arm (in seiner Bewegung) mehr nach vorn, die Beine mehr nach hinten gerichtet sind. Das Schulterblatt ist in der Frontalebene in der ‹Ebene der Zurückhaltung› (nach Rudolf Steiner), das Hüftbein mehr in der Sagittalebene, in der ‹Ebene der Ausgewogenheit und der Fortbewegung› gebildet und ausgerichtet. Das Schlüsselbein hat sehr treffende Merkmale. Schlüsselbein und Rabenschnabelfortsatz sind innerhalb der Evolution (Phylogenie) sehr alte und ursprüngliche Kennzeichen. Das Bewahren des Schlüsselbeines ist ein wichtiges Phänomen des aufrechten Menschen, da es streng auf die Lage des Schulterblattes hinten auf dem Rücken bezogen ist (und nicht wie bei einem auf vier Beinen sich fortbewegenden Tier seitlich dem Brustkorb anliegt). Zudem ist das Schlüsselbein der erste Knochen, der zu verknöchern beginnt (und der letzte, der den Verknöcherungsvorgang abschließt). Außerdem hat es auch keine Entsprechung im Beckengürtel (ilium – scapula, pubis – praecoracoid, ischium – coracoid). Es scheint ein Gesetz zu sein, dass dort, wo ein Schlüsselbein erscheint, erdgebundene Bewegung nicht das Ziel sein kann. Sobald bei einem Tier die Fortbewegung auf vier Beinen vorherrscht, ‹verschwindet› das Schlüsselbein als erster Knochen. Sobald aber das Klettern oder Greifen bei einem Tier überwiegt, so wird es beibehalten. (Somit ist das Vorhandensein des Schlüsselbeines einerseits an den aufrechten Gang, andererseits an die Betätigung der Arme geknüpft.)

Immer wenn Arme und Beine in angeblicher Formübereinstimmung *(Homologie)* miteinander verglichen werden, ergibt sich die Schwierigkeit, dass links und rechts vertauscht werden müssen. Nehmen wir z.B. einen rechten Oberschenkelknochen *(femur)* und schauen ihn von hinten an, wo wir u.a. die *Kondylen* und die *crista intertrochanterica* vor uns sehen. Wollen wir damit einen Oberarmknochen *(humerus)* vergleichen, so müssen wir einen **linken** Oberarm von vorn dagegenhalten, um beide Knochen *homolog* zu finden. Immer wenn die beiden Extremitäten miteinander verglichen werden sollen, muss man sich an der entgegengesetzten Seite orientieren. Wenn wir z.B. ein rechtes Bein- und ein rechtes Armskelett gemäß ihrer Lage im Körper miteinander vergleichen, können wir sofort sehen, dass da etwas nicht stimmt, weil dann z.B. der große Zeh auf der anderen Seite zum Daumen liegt. Um die beiden Gliedmaßenskelette einander ‹anzupassen›, d.h., um sie homolog zueinander betrachten zu können, müssen wir einen **linken** Arm nehmen, der erhoben bzw. auf seinem Kopf steht und auch noch supiniert gehört, damit nicht nur Knie und Ellbogen zueinander stimmen, sondern auch großer Zeh und Daumen auf der gleichen Seite liegen. Wir können jetzt mit Hilfe der Embryologie und der kennengelernten Wachstumsbewegungen verstehen, warum das so ist. Aus der Anatomie und Lage der beiden Extremitätenpaare allein werden die polaren Wachstumsbewegungen, womit die Arme sich gegenüber den Beinen ‹ausdrücken›, weder ersichtlich, noch wird daraus erkenntlich, wie die polaren Drehungen (Endo- und Exorotation) zusammenhängen. Durch die Embryologie jedoch können wir erst so recht verstehen, dass die beiden Extremitäten bis in ihre räumliche Ausrichtung hinein einander entgegengesetzt sind. Das ist aber noch nicht alles.

Sie kennen vielleicht die Arbeit von Dr. L. F. C. Mees[17], der die Homologien von Armen und Beinen untersucht hat. In seinem Buch zeichnet er ein linkes Schulterblatt *(scapula)* und ein rechtes Hüftbein *(os coxae)* nebeneinander (siehe *Seite 51* in seinem Buch). Auf den ersten Blick ist zwischen beiden eine Homologie zu sehen, z. B. zwischen der Hüftgelenkspfanne *(acetabulum)* und der Schultergelenkspfanne *(cavitas glenoidalis),* auch zwischen der Schulterblattgräte *(spina scapulae)* mit dem Schulterdach *(acromion)* und dem Knochenast des Hüftbeines, der u. a. zum Sitzbeinknorren *(tuber ischiadicum)* führt. Das das Schulterdach vervollständigende Band *(ligamentum acromioclaviculare)* schließt (oben) zwischen Grätenende *(acromion)* und Rabenschnabelfortsatz *(processus coracoideus)* eine Öffnung bzw. ein Loch ab, das wir unten als Hüftbeinloch *(foramen obturatum)* wiedererkennen, wenn auch ganz und gar von Knochenästen umrahmt. Die Schulterblattfläche *(ala scapulae)* lässt sich in der Fläche der Darmbeinschaufel *(ala ossis ilii)* wiederentdecken usw.

Aber meiner Meinung nach ist diese Methode, Homologien aufzuspüren, noch zu ‹flach›. Wir benutzen bei diesem Beispiel einen ‹Trick›: links und rechts werden verglichen. Wenn aber Homologes wirklich aufgefunden werden will, dann muss eine **Meta**morphose erkannt und dazu ein Instrument wie das *Lemniskatoskop,* von dem wir im I. Vortrag gesprochen haben, benutzt werden. Wir müssen ganz anders als bei einem einfachen Formvergleich vorgehen. Wir müssen also ein Schulterblatt nehmen und es zum Hüftbein **umdenken** und umstülpen. Es braucht dafür ein langes Studium und selbst ich bin erst auf halbem Wege. Aber versuchen wir es einmal, wenn auch ganz oberflächlich. Denken wir uns das Schulterblatt, das in der Frontalebene an der Hinterseite des Rumpfes liegt, auf den Kopf gestellt und kehren wir als Nächstes ein rechtes Schulterblatt im Denken so um und um, dass wir es auf die linke Seite bringen und dabei das Oben (kranial) zum Unten (kaudal) und das Innen zum Außen werden lassen. Wir müssen also ein Schulterblatt, eine *scapula,* völlig umkrempeln, bevor wir ‹zum Hüftbein *(os coxae)* kommen›. Es sieht dann so aus, als ob das, was an der Innenseite des Hüftbeines die *linea terminalis* bildet, welche das große vom kleinen Becken abgrenzt, der nach innen gebogenen Schulterblattgräte *(spina scapulae)* entspricht usw. Daraus lässt sich vermuten, was ich später noch etwas ausführen werde, dass der Schultergürtel mit den Armen und der Beckengürtel mit den Beinen richtige Polaritäten sind, weil sie sich nicht einfach wie eine Gegenüberstellung ausnehmen, sondern ihre gegenseitige Umkehrung sind, d.h., dass z.B. das Hüftbein als Umstülpung des Schulterblattes anzusehen wäre. Ich meine, dass wir dann einen Schritt weitergehen als bei der ‹bloßen› Homologie. Wir werden dann ein dynamisches Prinzip hinter beiden homologen Strukturen entdecken und deutlicher in das Blickfeld bekommen, dass sich ‹hinter› der Homologie wie eine Art ‹*Meta-logie*› versteckt, die auf Wachstumsbewegungen des Embryos zurückzuführen ist.

Gehen wir von den oben beschriebenen Betrachtungen aus und fügen wir zum linken Schulterblatt den entsprechenden Oberarm- *(humerus)* und zum rechten Hüftbein den dazugehörenden Oberschenkelknochen *(femur)* hinzu, dann sehen wir, wenn das Schulterblatt in der Frontalebene ausgerichtet der Rückseite des Brustkorbes sich anschmiegt, dass die eigentliche anatomische Position der Arme **in der horizontalen Ebene** zu suchen ist. Wir können sagen, dass es neben (oder statt?) der üblich beschriebenen anatomischen Position der Arme (d. h. neben dem Rumpf herabhängend) eine solche gibt, bei der die Arme auf der Horizontalebene liegen. Vollziehen Sie das einmal mit und entdecken Sie dann, dass in dieser Position der Arm ganz anders erfahren werden kann: Allseitig, d. h. der horizontalen Ebene entsprechend, dient der Arm dem Menschen in allen Richtungen des Umkreises zur Bewegung. Aus dem anatomischen Vergleich zwischen den Knochen des Schulter- und des Beckengürtels geht hervor, dass die Arme dem Bereich der Horizontalebene angehören und die Beine, wie man das schon aus ihrer Embryonalentwicklung ablesen kann, mehr in der Sagittalebene orientiert bleiben – während der Unterkiefer möglicherweise mit der Frontalebene zu tun hat. Wie dem auch sei, aus dieser Betrachtung gehen die Arme deutlich als **mittlere** Extremitäten hervor. Das macht die Sache so schwierig, wenigstens für diejenigen, die gerne in statischen Schemen denken. Aufgrund dieser Betrachtungen müssen einige Richtungen und Prinzipien durcheinander oder zusammen, d.h. dynamisch, gedacht werden. Denn eigentlich müsste auch das Formprinzip der Kopfbildung der des *Axialskelettes* (d.h. von Brustkorb und Armen, Becken und Beinen) gegenübergestellt gedacht werden, entsprechend der Polarität zwischen Kugel und Strahl, wie sie in ihren Formgebungen erscheint, oder, in unserer ‹embryo-sophischen› Sprache ausgedrückt, von ‹Erde und Himmel›. Wir polarisieren hierdurch die menschliche Gestalt zwischen einer Orientierung zum Zentrum (d.h. Kopfbildung) und einer Ausrichtung zur Peripherie (d.h. Gliedmaßenbildung). Auf der anderen Seite, wenn wir in der kranio-kaudalen Achse (von oben nach unten) polarisieren, dann erscheinen Kiefer – Arme – Beine. Nehmen wir aber das Axialskelett selber und polarisieren nur in diesem Bereich, dann stehen Beine und Arme wieder einander gegenüber, was wir erstaunlicherweise entdeckt haben, als wir den polaren Wachstumsbewegungen der beiden Extremitäten (Ausrollen im Gegensatz zum Einrollen) gefolgt sind. Aus diesem Grund muss die polare (bzw. dreigegliederte) Organisation des Menschen in **alle** Richtungen und Dimensionen gedacht und bewegt werden.

Während die Beine in einer Art Parallelorganisation ausgerichtet und in diese parallele Position gefesselt sind – was am deutlichsten an den beiden Unterschenkelknochen hervortritt –, finden wir im Gegensatz beim Unterkiefer die abrundende Form einer sich abschließenden und greifenden Gebärde, die auch als eine festgehaltene und formgewordene Pronations-Flexions-Bewegung angesehen werden kann. Sowohl die ‹Parallel-Organisation› der Beine bzw. des Unterschenkels wie die ‹abrundende Organisation› des Unterkiefers ist in der Form festgelegt. Sie führt zur Unbeweglichkeit (des Kiefers in sich) bzw. zum festen Stand durch die ‹unbewegliche› Verbindung von Schien- und Wadenbein. Welche Bewegung oder Bewegungsmöglichkeit offenbart sich aber bei den Armen? Der Arm gibt uns zwei Möglichkeiten!

Wir können durch eine Ausroll- oder Supinationsbewegung erstens die beiden Unterarmknochen in Parallelposition zueinander bringen, aber wir können auch von der Supinationsstellung der beiden Unterarmknochen ausgehen und zweitens zur Einrollung, zur Pronation, übergehen. Wir haben hierin Wahl und Freiheit! Was liegt in der Mitte zwischen Parallelität (Strahl) und Kreuzung (‹Kugel›) bzw. was geschieht anatomisch, wenn Kugelig-Kopfmäßiges und Strahlig-Gliedmaßenhaftes sich durchdringen? Wir kommen aus der supinierten Parallelposition beider Unterarmknochen pronierend in die gekreuzte Position. Anders ausgedrückt: Während wir einrollen, legt sich die Speiche kreuzend über die Elle. Nun schauen wir uns den Kiefer von Tieren an. Während der menschliche Kiefer, wie schon erwähnt wurde, seinen Abschluss in einer abgerundeten Form findet, ist der Tierkiefer mehr in der ‹schnauzenbildenden› Bewegung (siehe auch *Abbildung 21, Fig. d,* Seite 161) begriffen, die den Kiefer nicht sich abrundend abschließen, sondern ihn nahezu bei zwei parallelen Knochenstrahlen verbleiben lässt, die sich kaum in der Mitte erreichen und treffen. Jetzt schauen wir noch einmal auf die Bewegung der Arme bzw. auf das, was der Mensch mit ihnen ausführen kann. Wir können unsere Unterarmknochen in Parallelposition bringen wie die Beine bzw. die Unterschenkel; wir können sie aber auch kreuzen, dann erhalten wir eine Kieferbildung, eine abschließende Gebärde. Bemerken Sie aber, welche großartige Polarität dahintersteckt! Wenn wir anatomisch die Unterarmknochen parallelisieren, dann ist die Handfläche ‹von der Erde› (– Welt) abgekehrt, d.h. die Hände sind nach oben ‹zum Himmel gewendet› und damit zu ‹Luft und Licht orientiert›! Wenn wir anatomisch mit den Armen die Position der Beine einnehmen, indem wir die Unterarmknochen parallelisieren, bedeutet es, dass die Arme erhoben, von der Erde abgekehrt und dem Oben (Himmel) dargeboten sind. Rollen wir dagegen die Arme ein, pronieren wir sie und kreuzen wir unsere Unterarmknochen, dann machen wir mit ihnen eine Kiefer-Gebärde, d.h. eine Kopf-Gebärde, die dazu geeignet ist, uns mit den Händen auf die Welt, auf die Erde stützen zu können. Damit sind sie ‹erdorientiert›. Wie wunderbar tritt hier in Erscheinung, dass die Arme zwischen dem Irdischen, dem ‹Beinhaften›, und dem Himmlischen, dem ‹Kopfartigen›, zu vermitteln vermögen. Wir sollten also darauf aufmerksam sein, dass der Arm eine Extremität ist, die mit dem Gegenpol der Gliedmaßen, also mit dem Kopf, zu tun hat, aber dass er, da er in der Mitte zwischen Erde und Himmel ‹sich bewegt›, vielleicht auch zwischen dem Tierischen und dem Pflanzlichen ‹menschlich› vermitteln kann.

Das hier Erwähnte ist in dem Gemälde von *Leonardo da Vinci*, Das *Abendmahl*, auf wunderbare Weise ausgedrückt. Das Gemälde zeigt Christus inmitten seiner Jünger am Tisch sitzend. Es ist der Moment im Bilde festgehalten, in dem Christus sagt: «Einer von Euch wird mich verraten.» Dadurch entsteht große Verwirrung unter den Jüngern. Es kommt zu zweierlei Reaktionen. Die einen Jünger fragen: «Das kann doch gar nicht sein?» Die anderen rufen empört: «Wer ist es, sage Herr, wer es ist!» Deuten lässt es sich so, dass die eine Gruppe eine antipathische und die andere mehr eine sympathische Reaktion zeigt. Leonardo stellt die eine Gruppe der zwölf Jünger so dar, dass er sie entweder mit supinierten Armen erstaunt und flehend sich Christus zuwenden, zum Himmel, oder auf sich selbst fragend weisen lässt. Sie sitzen auf der linken Seite. Die anderen sechs Jünger zur Rechten des Christus, mit Johannes neben seinem Herrn und Judas neben ihm, halten alle (Johannes verschränkt seine Hände wie zum Gebet ineinander) die Arme in eingerollter, pronierter Stellung.

Sie sind Christus halb abgewandt und stützen sich entweder auf den Tisch oder die Hände sind abwehrend nach vorn erhoben oder in deutender Stellung. Christus aber wird dargestellt wie unter den Jüngern vermittelnd. Mit seiner rechten pronierten Hand hält er ab und greift zugleich offen und einschließend nach dem, was von den Jüngern zur Rechten zu ihm kommt. Mit seiner supinierten linken Hand ist er nicht nur den zur Linken sitzenden Jüngern wie hörend zugewandt, sondern macht eine Geste, die das von oben Empfangene nach unten weist. Eigentlich drückt das Bild aus, dass der Mensch (vermittelt durch die Christuskraft) zwischen der empfangenden (supinierenden) und schenkenden (pronierenden) Gebärde, oder wie das auch immer genannt werden mag, auswägen und ausgleichen kann. Es ist wunderbar, wie Leonardo da Vinci die Armgebärden in Verbindung mit dem mittleren Bereich so ungeheuer aussagekräftig gestaltet hat.

Mit diesem schönen Bild des Vermittelns schließen wir den heutigen Vortrag ab.

ENGLISH SUMMARIES CHAPTER IV

Extremities, a new principle

In this period the arrangement (Anlage) of the extremities appear. In the beginning they appear as flat 'fin-like' structures. The main axes are directed within the context of the whole 'head-shaped' embryo i.e. to the centre of the umbilicus (navel). Important feature is however that in the outgrowth of the extremities the segmental (which is reflexive) organization of the trunk tends to be overcome. In a kind of centripetal condensation the five to seven constituting segments are concentrated ('fused') to a limb bud (Extremitätenknospe). In this bud the Anlage of the hand respectively the foot are organized. From this 'point' a new diversification or peripherization appears in the fingers and the toes as well as a new fragmentation ('segmentation') in the elements of arm and leg bones. The formation of the brachial and lumbosacral plexus may be considered as a reminiscence of this principle of Neugliederung (reorganization). Extremities are not the 'result' of the trunk, they are 'new' elements, which seem to withdraw from the influence of the trunk organization (e.g. the limb bud is autonomous, the skeletal elements of the extremities develop from distal to proximal).

The extremities are the outgrowing dimension of peripherization. Are the elements of the girdles still originating from the parietal mesoderm i.e. in fact still of a 'truncal' dimension, the long (enchondral) bones of the extremities itself are new impulses. The extremities do not undergo the influence of the central organization of the trunk. They are neo-structures, quite autonomous in their development.

Arms and legs as polarities

In relation with the deflexion or erection of the whole embryo (resulting in the development of neck and waist), the two extremities exhibit a polar rotation growth. While the arms are exorotating, the legs orientate in an inward rotation. This results in the well-known opposition of flexor and extensor sides of the two extremities in the so called anatomical position; in the arm the pre-axial zone is turned to lateral, in the leg it is orientated medially. In its growth gesture the leg so to say 'follows' the deflexion of the pelvis and is orientated towards the earth and gravity, the arm so to say overcomes this orientation and follows the de-flexion of the head. As a result or as general gesture, the embryo 'opens up' and within the erect posture – with the head balancing upon the trunk which on its turn balances upon the pelvis and legs – the primeval frontal plane (second week of the embryo) is regained. As well as to this orientation (dorso-ventral axis) as well as to the erect position (cranio-caudal axis) it may be stated that they now are (re)gained by an inner 'drive' and not, like in the second and third week, by the outer forces or relations. Unlike the 'plant-like' erected or stretched embryo of the third week this erection gesture is a gesture of freedom and 'from inside'.

It was already Goethe who emphasized the strictly polar orientation of upper and lower extremities as essentially human. In the related primates and mammals the polarity is lost again with the result that the lower pole (pelvis and legs) become to 'weak' to maintain the erect posture, which may be indicated as a loss of sympathetic openness and orientation to earth and gravity. On the other side the arms and hands loose in the animal their 'earth-free' potential and like the head they again 'open up' and become more instrumental and specialized toward functions related with environment. In quadruped animals for instance the exorotation of the arm is 'corrected' by a pronator motion which results in an 'endorotation' of the forearm, which is becoming fixated in this position like a leg ('the arm acts like a leg'). In many primates the polarity is lost by a weak endorotation gesture of the legs resulting in a 'four handed' animal. This all raises the image of the erect posture as a quality that is performed by the human in the most extreme and essential way and maintained as such. This opens the eyes for the idea that going upright is primary and going on four feet or four hands is secondary, completely the reverse as in the 'regular' concepts on phylogeny. Man is not the image of a creature that erected himself from the quadruped position, but that stayed upright and maintained the original potency of the embryo. This is the principle of retardation (see next chapter).

Freedom is in between

Returning to the language of Gestalt and Gestik (gesturing) the events up to now may be summarized as follows. The motions of flexion, envelopment and Abfaltung results in an inner world (room) related with outer world by the senses and extremities. It is the inner world that we know in all her manifestations from the domain of the animals, where body form and structure and the instinctive life are one and united. In the gesture of erection and 'DE'velopment ('Ent'-faltung) the compulsory gesture of closing and rounding up of the inner world is overcome and impregnated by the sovereign forces of the erected human. Via the path of experiencing the forms of the embryo with a participating attitude in order to understand their gesture, we now also meet the moral experience that might be revealed by this approach of participation: human embryology is the embryology of freedom. Freedom is here defined as the balance between too much of this and too much of that, freedom as the quality of the third and middle dimension.

The vertebral column in particular and the trunk in general are the mediating room of freedom. Here the extreme of 'being there' and sympathy is balanced by the extreme of 'being here' and antipathy. In this respect it is interesting to adapt the concept of the three heads. Here is a 'head-head' i.e. the skull as extremely introverted principle like the principal of the neural tube, there is a 'pelvis-head' with visceral functions and gesture, open and mobile. In between there appears the intermediating 'head of the thorax', of which the constituting elements i.e. the ribs each at their individual level perform the gesture of radiation, of the extremities, but in composition or as a whole constitute a head-like structure (thorax). On a hierarchically higher level the ribs reach what they cannot reach on their individual level (Steigerung or functional elevation). The same is true for the vertebral column where more than thirty elements which individually make the gesture of enclosing heads, in composition constitute the 'fifth extremity' (important work domain of the physiotherapist). The trunk is the sphere of the THREE AND ONE, where it all 'comes from' and 'may lead to'. This draws the attention towards the vertebra-rib-unit as the primeval unity of the skeleton. In fact a 'lemniscate' in apparition, a primeval image ('Urbild') from which all the other skeleton units may be considered to be a metamorphosis. The scapula e.g. and the os coxae as metamorphoses of 'the' vertebra, arms and legs as ribs, on their turn again as polarities turned inside out, upwards down and so on.

Arms mediate

Shoulder girdle with arm and pelvic girdle with leg may be seen as polarities, while on the other hand they both are representing the polar tendency of outgrowth opposite to the gesture of the head development where the principle of 'emancipation' and 'antipathy' is retained. The polarity of the two extremities on their turn is related to cranial (ascensus) head pole and caudal (descensus) pelvic pole. In this scope their polarity is that of above and down. If one however broadens the scope, one could state the existence of three *pairs of extremities i.e. jaws, arms and legs with the shoulder girdle and arms appearing in the middle. This can very well be demonstrated by the polarity of circle and radius. The jaws anatomically fuse left and right to a closed circle, the legs radiate anatomically and are not functionally able to overcome this parallelization (of tibia and fibula). The jaws in the gesture of the head, of the closure, of antipathy, of 'here', the (distal) legs in the gesture of periphery, of opening, of sympathy, of 'there'. The arms however can be parallel (supination) like a leg or can cross and close up like a (animal) jaw (pronation). This is dramatically shown in the painting of Leonardo da Vinci (The Last Supper); Christ mediating between the pronators (stating) and supinators (asking). The middle dimension of the arms is also dramatically exposed by the fact that crossing ('closing') opens up the arm as a leg and orientates it to the earth (supporting) and on the other hand parallelization ('opening') closes the arm so to say for the earth and opens it up to heaven.*

The opposition between shoulder and pelvic girdle also exists in the dorsoventral axis, with the arm orientated ventrally, the leg dorsally. The scapula is orientated in the frontal plane (the plane of reserve, Zurückhaltung according to Steiner), the os coxae more in the sagittal plane (the plane of balancing and loco-

motion). Striking feature is the clavicle. In evolution (phylogeny) the clavicle and a coracoid bone are a very 'old' and original feature. As soon as quadruped locomotion prevails, this is the first bone to 'disappear', as soon as climbing or grabbing prevails, it is 'retained'. The retention of the clavicle is an important phenomenon in man, it relates strongly with the position of the scapula on the back (and not on the lateral side of the thorax as in quadruped locomotive animals). This bone is the first one to ossify and in the pelvic girdle there exists no equivalent to that structure (ilium ~ scapula; pubis ~precoracoid; ischium ~ coracoid). A rule seems to be: 'where the clavicle appears earthbound locomotion is not the aim.'

V. Vortrag: Der Mensch – Zurückhaltung und aufrechter Gang

Metamorphosen im menschlichen Skelett

Zusammenfassung

Die Atmung vollzieht sich im Hin- und Widerspiel zwischen Ein- und Ausatmen. Sie schwingt im rhythmischen Wechsel zwischen hier und dort, zwischen innen und außen. Der Wechsel von Wachen und Schlafen ist ebenfalls ein Atemrhythmus. Nur sind die Pole, die dabei umschwungen werden, andere. Dienen beide Atemphasen der Erhaltung des Lebens sowie des Bewusstseins, so zehrt das Wachen am Leben und der Schlaf löscht das Tagesbewusstsein aus. Der Rhythmus von Wachen und Schlafen spielt demnach zwischen einem Bewusstseins-Gewinn und einem Bewusstseins-Verlust und gleichzeitig zwischen einem Zurückdämmen und Aufblühen des Lebens. In diesem Sinne könnte Reinkarnation als die letzte und höchste Stufe des Atemrhythmus erwogen werden: hier ereignet sich Ein- und Ausatmung als Verlieren und Neugewinnen von irdischem Bewusstsein und Leben. Das bestätigt sich in dem Maße, wie es gelingt, Kopf und Gliedmaßen als ihre gegenseitige Umstülpung ansehen zu können. Diese Gedanken können in verschiedenen Vorträgen Rudolf Steiners bestätigt gefunden werden, in denen er wiederholt über die Umwandlung des Rumpfes der vorangegangenen Inkarnation in den Kopf der folgenden Inkarnation spricht: «Der Kopf, der jetzt auf Ihrem Rumpf sitzt, ist der umgebildete Organismus Ihres vorigen Lebens.» Um diese Metamorphose morphologisch verstehen zu können, müssen wir uns die Gesetzmäßigkeiten aus der Projektiven Geometrie zu Hilfe nehmen. Außerdem benötigen wir die schöpferische Einbildungskraft, dass hinter dem Krümmen bzw. der Abfaltung und der Streckung, d.h. dem Sich-von-der-Erde-Erheben des aufrecht stehenden Menschen eine ‹überhöhte Aufrichtung› als weitergeführte Entfaltungsbewegung oder Hyperextension liegt (welche zugleich ein Beugen oder Krümmen auf einer höheren Ebene darstellt). Die Gebärde der ‹Entwicklung› kehrt sich gleichsam so lange in eine ‹Ein›wicklungsgebärde um, bis wieder auf einer kosmisch, punktähnlichen Ebene einer neuen Befruchtung alle Kräfte und Anstrengungen der vorigen Inkarnation sich zu dem Geistkeim zusammenziehen, welcher sich in der Erscheinung des kopfförmigen Organismus des Embryos entfaltet. In unserem Kopf ist ‹Vergangenheit› zusammengezogen, die sich auf ihre Weise in einem neu sich dazu fügenden Organismus (Rumpf und Gliedmaßen) entwickelt. Mit dem Letzteren begegnen wir der Welt und gestalten in Wechselwirkung von altem und neuem Karma unsere Biographie. So ist Sterben als ein Ausatmen, Befruchtung als Einatmen, der Kopf als Vergangenheit, die Gliedmaßen als Zukunft zu denken. Morphologisch kann der Schädel tatsächlich als eine Verwandlung des anhängenden Skelettes gedacht werden, indem das Letztere, einschließlich rechts und links, so um und um gewendet wird wie ein Handschuh, den man umstülpt.

Jetzt möchte ich weitergehen und den Versuch machen, einerseits in die Vergangenheit der Evolution und andererseits in die Vergangenheit des individuellen Menschseins zu gehen, und Ihnen etwas vortragen, was auch in meinen Gedanken und Vorstellungen noch im Entwicklungsstadium ist. Beinahe alles, was ich Ihnen jetzt erzählen möchte, wenn ich den Bogen von der Vergangenheit zur Zukunft schlage, hat für mich noch Untersuchungs-Charakter. Es befindet sich demzufolge noch in der Entwicklung, so dass Sie keine völlig klaren Antworten erwarten können. Aber denken Sie einmal meine Fragen mit! Es ist vielleicht im Allgemeinen ein wohlgemeinter Rat, wenn ich sage: Es ist wichtiger, Fragen zu stellen, als Antworten zu bekommen! Gerade Anthroposophen sollten weniger darauf bedacht sein, die richtigen Antworten zu finden, sondern, wenn sie schon etwas Richtiges für sich beanspruchen, so sollten sie eher die richtigen Fragen stellen!

Als Erstes möchte ich anhand von zwei Abbildungen noch einmal die Entwicklungsgebärden der oberen und unteren Extremität zusammenfassen. In *Abbildung 22, Fig. a* (Seite 184) wird gezeigt, wie am Anfang Arme und Beine polar zueinander wachsen: die Arme in Pronation, die Hände in Flexion, sich einander in der Medianebene berührend (‹Greifen›), die Beine in Supination, die Füße in Extension gegen die Nabelschnur stoßend (‹Strampeln›). *Abbildung 22, Fig. b* zeigt die dann folgende Entfaltungsdynamik, wobei die Arme supinierend exorotieren (‹ausrollen›) und die Beine pronierend endorotieren (‹einrollen›).

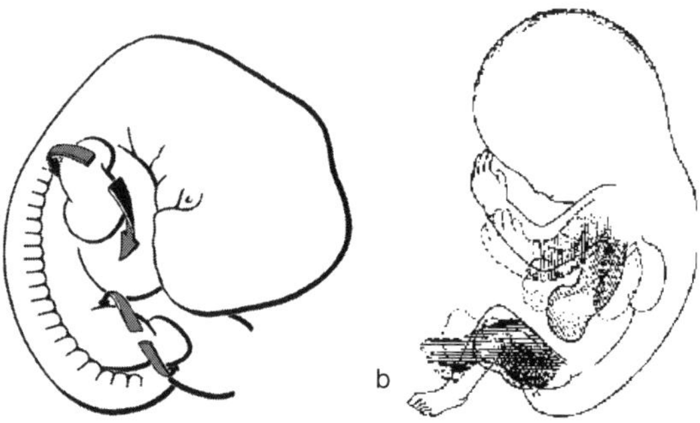

Abbildung 22. a. Embryo 5 Wochen alt. Arme adduzierend und pronierend gegen den Herzwulst gelegen, Beine adduzierend und supinierend gegen die Nabelschnur. b. Wachstumsbewegungen der beiden Extremitäten in verschiedenen Stadien der Embryonalentwicklung. Nach Tuchmann-Duplessis.

Anschließend erinnere ich Sie noch einmal an die Auseinandersetzungen des vorigen Vortrages, bei welchem wir entdeckten, dass die polare Wachstumsdynamik der Extremitäten im erwachsenen Skelett nur für denjenigen wiederzuerkennen ist, der zu einem dynamischen ‹Umdenken› fähig ist. Wir waren dabei einem nächsten Problem begegnet. Wenn wir die einzelnen Knochen oder auch ganze Skelettbereiche, wie Arme und Beine und Kiefer und Rumpf, homologisch miteinander vergleichen möchten, stoßen wir darauf, dass uns die Kreuzung zwischen rechts und links und oben und unten, vorn und hinten irgendwo entgeht, und dass wir auch, zum Auffinden der wahren Homologie, eine Art ‹Metalogie› – d. h. ein dynamisches Prozessgeschehen, das hinter diesen homologen Skeletteilen wirkt – denken und suchen müssen. Das bringt uns zu einer wichtigen Aussage Rudolf Steiners, in der er immer wieder betont, dass wir in der Gestaltung unseres Körpers Vergangenheit und Zukunft vereinen, dass in unserer körperlichen Organisation etwas von der vorherigen Inkarnation(en) und auch etwas von der jetzigen Inkarnation erscheint, womit wir sozusagen auf die Welt zugehen. In den Arbeitervorträgen, in denen er sehr deutlich und freudig über solche Dinge gesprochen hat (übrigens hier in diesem ‹Schreinereisaal›), hat er den einfachen Satz gesagt: «Der Kopf, der jetzt auf Ihrem Rumpf sitzt, ist der umgebildete Organismus Ihres vorherigen Lebens.» Das kann sich sehr komisch anhören, und doch ist es sehr wesentlich. Wir sind in unserer Gestalt nicht nur eine Erscheinung des Himmlischen und des Irdischen, sondern auch eine solche von Vergangenheit und Zukunft. Kann das vielleicht im Bau des menschlichen Skelettes wiedererkannt werden? Wenn wir es mit Homologien versuchen, werden wir dabei erfahren, dass das nicht geht. Wollen wir die einzelnen Teile des Skelettes homologisch miteinander vergleichen, wird es uns ohne das Umdenkungsprinzip nicht gelingen können.

Ich greife noch einmal zurück auf die Ausführungen von Dr. Mees. In seinem Buch[18] (Seite 66) zeigt er u. a. den Vergleich zwischen einem Schulterblatt *(scapula)* und einem Schläfenbein *(os temporale)*. Wieder trifft man auf die Schwierigkeit, dass man, um eine ‹richtige› und ‹passende› Homologie herstellen zu können, ein linkes Schläfenbein und ein rechtes Schulterblatt *(scapula)* für den Vergleich nehmen muss (oder umgekehrt, das spielt keine Rolle). Wenn Sie das Felsenbein, die Schläfenbeinschuppe, das Jochbein und die Pfanne des Kiefergelenkes beim Schläfenbein anschauen, so sagt ein erster, flüchtiger Blick, dass das Schläfenbein und das Schulterblatt eine gewisse Ähnlichkeit haben. Halte ich, wie es Dr. Mees auch getan hat (Seite 67 und 69 in seinem Buch), unter das kopfübergedrehte Schulterblatt ein entsprechend gewendetes Hüftbein und stecke beide Knochen ineinander und suche nochmal mit diesen beiden so ‹vereinten› Knochen den Vergleich, dann kann ich eine weitere Ähnlichkeit bemerken. Wenn ich dann auch noch den Eindruck verstärke, indem ich zum Schläfenbein den Unterkiefer und zum Hüftbein den Oberschenkel in die Pfanne einfüge (Seite 69 des erwähnten Buches), dann ist die Ähnlichkeit zwischen der Einheit s*capula – os coxae – femur* und *os temporale – mandibula* verblüffend (*Abbildung* 23, Seite 186). Aber um dieses Bild zu erreichen, benutzen wir ein **linkes** Schläfenbein und einen linken Unterkiefer sowie ein **rechtes** Schulterblatt und ein rechtes Hüftbein.

Auch Dr. Mees hat versucht, die Aussage Rudolf Steiners aufzugreifen, indem er das uns diesmal angehörende Skelett, das in der

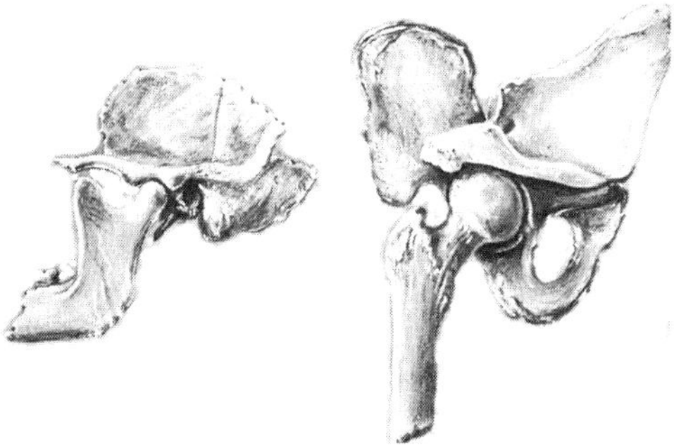

Abbildung 23. Links: Seitenansicht eines linken os temporale mit mandibula. Rechts: Rechte scapula (umgekehrt) mit rechtem os coxae und rechtem femur. Nach L. F. C. Mees, *Das menschliche Skelett,* Seite 69.

nächsten Inkarnation die Anlage unseres Kopfes werden soll, entsprechend zu transformieren trachtet. Wenn wir sterben, gelangen wir nach dem Tode aufsteigend und uns immer mehr ausbreitend und auflösend in den geistigen Raum, in den Gegenraum. Wenn wir wieder zur Erde zurückkehren, sammeln wir das, was herausgelöst und ausgebreitet und einmal unser Körper war, mit dem wir uns mit der Welt beschäftigt hatten, zusammen und bringen ihn verwandelt und gleichsam zusammengeballt als Anlage für unseren Kopf in die neue Inkarnation mit.

Unter diesem Gesichtspunkt versucht Dr. Mees an die Metamorphose der Knochen heranzugehen. Bei dieser Bemühung vergleicht er die Schläfenbeinschuppe *(squama ossis temporalis)* mit der Schulterblattfläche *(ala scapulae)* und greift für seine Untersuchungen die Ähnlichkeit zwischen Jochbogen und Schlüsselbein heraus *(Abbildung 23).* Doch es bleibt weiterhin mit der Spiegelung von rechts und links schwierig. Er sucht die Polarität und Umwandlung zwischen Gliedmaßenorganisation und Kopf auch auf diese Weise herauszufinden, dass er von vorn auf die Rückwand des Beckens mit dem Kreuzbein zwischen den beiden Darmbeinschaufeln blickt und dagegen eine Ansicht der Schädelbasis von oben setzt, bei welcher von hinten nach vorn auf das Keilbein zwischen den beiden Schläfenbeinschuppen geschaut wird. Er findet bei diesem Vergleich zwischen der Rückwand des Beckens von vorn und der Schläfenbeingrube, der Schädelbasis, von hinten betrachtet, weitere Homologien und Entsprechungen (gezeigt auf Seite 70–73 seines Buches). Das führt ihn zu der Vermutung, dass das, was im Becken nach hinten, bei der Schädelbasis nach vorn gerichtet ist und dadurch vielleicht eine Polarität sein könnte.

Seine Annahmen enthalten aber nicht zu lösende Schwierigkeiten. Das wird auf sehr eigenartige und klare Weise in einer Abbildung auf Seite 57 des erwähnten Buches deutlich. Dr. Mees versucht die Beine mit dem Unterkiefer zu ‹homologisieren›. Er muss dabei die Füße in eine Stellung bringen, die nicht stimmen kann. Denn auf diesem Bild sind die Kniekehlen nach hinten gerichtet und mit dem Fuß muss, damit beim Vergleich die Zehen (und Finger) zu Zähnen ‹umgemodelt› erscheinen können, etwas Komisches getan werden: Der ‹homologe› Fuß muss, etwa um 180 Grad gedreht, in eine Art Hyperdorsalflexion gebracht werden! Wir können vielleicht ahnen, warum das nicht stimmt. Wir haben gehört, wie der Embryo eine Kreuzung oder eine entgegengesetzte Bewegung in seinen Extremitäten ausführt, indem er die Beine endorotierend und die Arme exorotierend nach hinten bewegt. Vielleicht kann das (bei Dr. Mees' Arbeit) nicht herauskommen, weil er sozusagen ‹auf der gleichen Ebene› bleibt, zwar schon mit der Spiegelung zwischen rechts und links und oben und unten arbeitet, aber die Umstülpung nicht miteinbezieht. An dieser Stelle fehlt noch etwas Wichtiges. Das wird gleich geklärt werden.

Denken Sie bitte nicht, dass ich mit meinen Ausführungen an dem verstorbenen Dr. Mees Kritik üben will. Er war für mich ebenfalls ein großer Inspirator. Er kannte jedoch die Wachstumsbewegungen des Embryos nicht und konnte deshalb nicht das erreichen, was mit Hilfe der Embryologie erkannt werden kann. Sehen Sie sich jetzt *Abbildung* 24 (Seite 188) an, eine Kopie der Abbildungen 87 und 88 aus dem Buch von Dr. Mees.

Er hat die Umwandlung so zu denken versucht, dass er den Menschen eine Haltung einnehmen lässt, bei der er sich im Kniestand so weit nach vorn beugt und zusammenkrümmt, dass der Schultergürtel über den Beckengürtel geschoben ist und hinter dem Rücken mit den Gliedmaßen eine kieferartige Bewegung gemacht werden kann bzw. mit Armen und Beinen eine Stellung eingenommen wird, die wie ein Ober- und Unterkiefer aussieht. Das wird in dem erwähnten Buch (Seite 77–86) gezeigt und ausführlicher

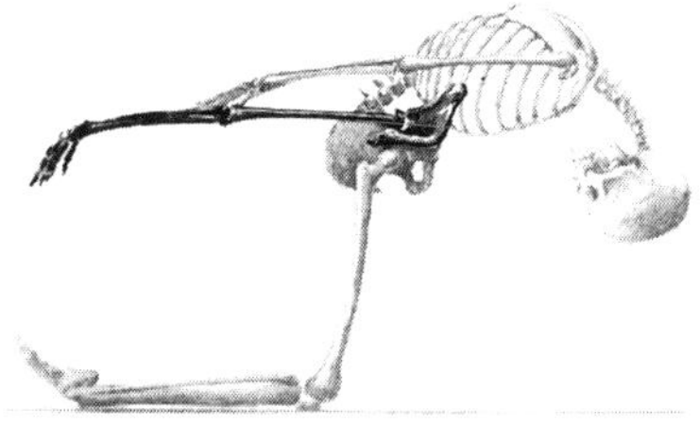

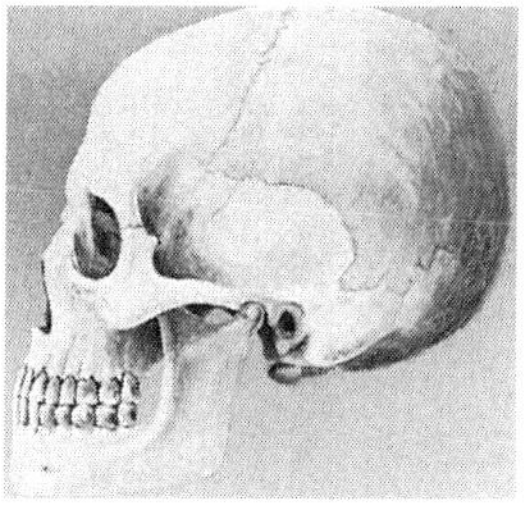

Abbildung 24. Links: Rechte Seite von Schulter- und Beckengürtel ‹eingerollt› ineinandergesteckt. Rechts: Homologie des rechten Arm-Bein-Komplexes mit linker Gesichtsschädelhälfte. Nach L. F. C. Mees, *Das menschliche Skelett,* Abb. 87 und 88.

dargestellt und argumentiert. Sehen Sie sich dazu *Abbildung 24* an. Spätestens jetzt müssten wir ganz kräftig protestieren. Um zu erreichen, dass irgendwo eine Kieferform daraus wird, stellt sich Dr. Mees eine Bewegung vor, die eigentlich gegensätzlich ist zu der Bewegung, die der Embryo beim Wachsen der Gliedmaßen ausführt. Der Schlüssel zu diesem Geheimnis liegt also irgendwo anders. Er ist zu finden in der Gebärde, die ich *Hyperextension* nennen und auch erklären möchte. Vielleicht verstehen wir mit ihrer Hilfe Rudolf Steiner besser, wenn er sagt: ‹Der Kopf ist die aus der Vergangenheit hervorgekommene Körperlichkeit der vorigen Inkarnation.› Wie soll das ohne den Gebrauch des Umstülpungsdenkens vorzustellen sein? Wenn die Beine endorotierend in der Frontalebene stehen und die Arme sich exorotierend und erhebend nach hinten bewegen, streckt sich und deflektiert die ganze Menschengestalt. Wir haben das als Entfaltungsgebärde (Vortrag IV) bezeichnet. Diese Wachstumsdynamik schafft dem Menschen die Möglichkeit für ein wahres Aufrechtgehen, welches Schultergürtel und Arme von Schwere und Fortbewegung befreit, während die Beine mit dem Beckengürtel der Schwere hingegeben bleiben, was sie für das aufrechte Gehen und Stehen geeignet macht. Stellen wir uns einmal vor, dass der Mensch in erster Linie in diesem Erdenleben jene Bewegung abschließt, aber dass er, wenn er stirbt, die uns aus der Embryologie bekannte Wachstumsdynamik seiner Gliedmaßen und seines übrigen Leibes in den Gegenraum weiterführt! Nach der weitergeführten Deflexions- und Aufrichtungsbewegung ergeben sich vielleicht ‹auf der anderen Ebene› z.B. eine *Hyperextension* des Rumpfes und Ansätze zu einer Gegenbewegung und damit zu einem erneuten Zusammenballen. Vergessen dürfen wir dabei nicht, dass wir in den Gegenraum kommen. Das bedeutet, was hier in den Gegenraum endorotierend ‹verschwindet›, erscheint auf der anderen Seite im Gegenraum sozusagen als Exorotieren. Danach kehrt es aus der Unendlichkeit zurück und geht durch den Punkt der Konzeption. Fassen wir das gut auf, dass dabei zweimal ein Umstülpungspunkt überquert und durchschritten wird: Wir gehen in die Unendlichkeit, das ist die eine Dimension, und kehren aus ihr zurück, das ist die andere Dimension. Das entspricht demjenigen, was wir bei der Betrachtung der Konzeption kennengelernt haben. Es erscheint etwas aus der Peripherie im Zentralkörper des Embryos entgegengesetzt, da es sich beim Durchgang durch den Haftstiel sozusagen auch gekreuzt und polarisiert hat. Erinnern Sie sich auch noch an die Umstülpungsübung mit dem Dreieck vom I. Vortrag. Betrachten Sie jetzt einmal die Umstülpung in *Abbildung 2* (Seite 54). Ich kann mir vorstellen, dass etwas, was in der einen Richtung in die Unendlichkeit verschwindet, aus der entgegengesetzten Richtung wie umgewendet zurückkehrt. Auf diese Weise kann ich mir z.B. denken, dass Arme und Beine als kieferartige Anlage zurückkehren. Die Bilder von Dr. Mees stimmen nur, wenn sie unter Einbeziehung des Gegenraumes umgedacht werden. Gewiss kann uns dabei die *Projektive Geometrie* weiterhelfen. Dann werden z.B. auch die Links-Rechts-Umwandlungen klar verständlich. Das sind alles nur Denkanstöße und Vorschläge, die ich Ihnen geben kann. Das muss noch viel weiter bearbeitet, durchdacht und mitgedacht werden. Dazu wird auch die ganze Anatomie mit allen ihren Knöchelchen usw. benötigt. Zurzeit versuchen wir zu mehreren das Umdenken auch über das Mittel des Zeichnens und der *Projektiven Geometrie* in die Tat umzusetzen. Wir verfolgen und üben z.B., wie ein Arm nach dem Durchgang durch den Gegenraum zum Oberkiefer werden kann. Das könnten auch Sie ausprobieren! Wenn wir mit unseren Händen einen Unterkiefer nachahmen möchten, so geht das ganz leicht, weil wir mit unseren Daumen, die den unteren oder den Willenspol der Hände darstellen, und mit unseren Fingern, die den oberen oder Nerven-Sinnes-Pol unserer Hände bilden, ganz leicht ein Unterkiefergebilde formen können, bei dem unsere Zeigefinger die Backenzähne und die kleinen Finger die Schneidezähne ergeben. Will ich dagegen einen Oberkiefer mit meinen Händen bilden, so muss ich schon eine Kreuzungsbewegung ausführen. Wenn ich mir aber vorstelle, dass das eine Bildung auf einer neuen Ebene sein soll, die sich durch eine Umkehrung im Gegenraum und eine zweite Umstülpung durch die Konzeption ergeben hat, dann kann ich mir denken, dass meine jetzigen unfreien Beine, die mehr an die Einheit, an Biomechanik und Gravitation gefesselt sind, vielleicht mehr als freie bewegliche Unterkiefer zurückkehren, während meine in der Bewegung ‹erdenfreien› Arme vielleicht zu dem in den übrigen Schädel unbeweglich eingebundenen und geschlossenen Oberkiefer werden, und schließlich, dass z.B. meine Zehen und Finger als ‹die Welt der (Milch-)Zähne› (lateral-medial ebenfalls umgedreht) zurückkehren. Das bedeutet aber nicht, dass sie buchstäblich zurückkehren. Damit ist vielmehr gemeint, dass dasjenige, was jetzt als Prozess bzw. Kraft durch die Extremitäten hindurchwirkt, sich in die Kräfte, die hinter der Kopfbildung der nächsten Inkarnation stecken, metamorphosieren wird. Weiterhin kann ich mir vorstellen, dass vielleicht alles das, was in der Schädelbasis und in dem übrigen Kopf versammelt ist, Abdruck und Anlage meiner Erlebnis- und Tatenwelt des vorhergehenden Lebens ist.

Wir müssen uns vor allem vor Augen führen, dass wir zwischen zwei Erdenleben in der Unendlichkeit der geistigen Reiche gewissermaßen erst dem Kosmos darbieten, was wir mit unserem jetzigen Tätigkeitsleib vollbracht haben. Danach sammeln wir als Geistkeim für ein neues Erdenleben, was wir dem Kosmos hingegeben haben, und benutzen es als neue Keimanlage. Was wir aus der Vergangenheit mitbringen, erscheint, nachdem es durch den Kreuzungs- oder Umstülpungspunkt der Konzeption gegangen ist, auf der anderen (hiesigen) Seite wie ein Kopf, wie ein Kiefer usw. So ist eigentlich in unserem Haupt beschlossen, was wir im Jetzt und Heute erleben und denken, was wir aus der Zukunft in unser Denken und Handeln hereinzuholen vermögen und was wir, wie eine Art Anlage, aus der Vergangenheit der vorigen Inkarnation an Erfahrungen zusammentragen und mitbringen konnten. Alles, was ich im heutigen Erdenleben im Handeln und Erleben mit all seinen Konsequenzen vollziehe, kann sich metamorphosiert als Anlage in der nächsten Kopforganisation zusammenschließen. Es ist ja auch nicht zu übersehen, dass der Embryo einen riesigen Kopf hat und zunächst eigentlich ganz Kopf ist. Es mag eigenartig klingen, was Rudolf Steiner dazu sagt: ‹Wir kommen erst als Kopf auf die Erde und dann entfalten wir auf der anderen Seite unser Arm- und Beinskelett, unser peripheres Skelett sozusagen.› Dann entstammt unsere Veranlagung der Vergangenheit und die Zukunft entspricht unserem Handeln, d.h. das Bewegen unserer Glieder liegt auf der entgegengesetzten Seite. Dazwischen erscheint der Mensch in der Gegenwart. Karma und Schicksal, Leben und Biographie ergeben sich einerseits aus einer Vergangenheit von Anlagen und andererseits aus der Begegnung im Jetzt und Heute mit der Zukunft. Zwischen Vergangenheit und Zukunft gestaltet sich somit die Biographie. Das hat mit Vorbestimmung und ‹Prädestination› herzlich wenig gemein.

Bedenken Sie bei all diesen Ausführungen, dass alles, was Rudolf Steiner darüber gesagt hat, auf etwas trifft, was erst seit dreißig Jahren durch die Embryologie beginnt verständlich zu werden. Erst in den letzten Dezennien ist auf diesem Gebiet mehr erforscht und veröffentlicht worden, so dass wir die Bewegungen und Gestaltungen dieser kosmischen Atmungsbewegung der Reinkarnation, von der Rudolf Steiner in den zwanziger Jahren des 20. Jahrhunderts gesprochen hat, erst jetzt mit den Fakten von Formen und Bewegungen eines Embryo verbinden können.

Kehren wir zurück zu dem Thema der Aufrichtung des Menschen. Wie schon vorher (IV. Vortrag) erwähnt wurde, ist die Wachstumsgebärde der Streckung und Deflexion etwas, was Mensch und Tier anfänglich beide vollziehen. Der Mensch aber wird prinzipiell durch die Tatsache gekennzeichnet, dass er diese Tendenz beibehält. Bei Säugetieren und Primaten geht z.B. die Polarität von Kopf und Becken, von Armen und Beinen usw. verloren. Das macht uns aufmerksam auf die Fähigkeit des Menschen, Zurückhaltung in der Entwicklung üben zu können.

Zurückhaltung im Bewegungsorganismus

Zusammenfassung

Wenn wir den großen Anatom Louis Bolk ehren wollen, sollten wir an seinem Erstaunen und an seiner Begeisterung teilnehmen, die ihn ergriff, als er den Grundsatz prägte, dass ‹der Mensch ein retardierter (verzögerter und stehengebliebener) Fötus ist›. Dabei konzentrierte er seine Aufmerksamkeit auf drei wesentliche Merkmale, nämlich auf die Nacktheit des ausgewachsenen Menschen, auf das Kinn und auf das Hinterhauptloch des Schädels. Heutzutage können viele Phänomene als typisch menschliche Verzögerungs- bzw. Retardationsmerkmale erklärt werden. Retardation bedeutet, dass der Mensch die Kraft besitzt, seine ursprüngliche und uranfängliche, d. h. embryonale Körpergestaltung zu bewahren.

Die menschliche Hand ist im Vergleich zu der Hand eines Affen (Primaten) stark zurückgeblieben. Sie kann bis zu der uranfänglichen Hand des ältesten terrestrischen Vertebraten (Festland-Wirbeltier) zurückverfolgt werden. Die große Beweglichkeit der Kopfgliedmaße bzw. vorderen oder rostralen Gliedmaße ist ein Urmerkmal, welches schon bei sehr niederen Primaten vorkommt. Der breite Brustkorb, welcher zulässt, dass das Schulterblatt auf dem Rücken liegt (ein Vorteil für die aufrechte Haltung), ist ein embryonaler Charakterzug und wird vom Menschen bewahrt, während er bei den höheren Säugetieren und Primaten verloren geht. Dem menschlichen Schulterblatt fehlt es an Längenausdehnung gegenüber dem Schulterblatt eines Säugetieres. Mit ihm hängt die große Beweglichkeit des Schultergürtels zusammen, was wieder ein Phänomen der Retardation ist. Die starke (Auswärts-)Drehung, welche beim Oberarm durch seinen mittig gelegenen Kopf besteht, passt auch zu dem Grundsatz, dass Schultergürtel und Arm von der Fortbewegung bewahrt bleiben, weil ihre embryonale Art und Beschaffenheit sie davor schützt.

Wie auch immer, Retardation kann auch ein verzögertes oder zurückgebliebenes Wachstum bedeuten. Die Gliedmaßen entwickeln sich von ihrem äußeren, rumpffernen Ende zum Rumpf hin. Ein Fuß oder eine Hand ist immer den ausgewachsenen Verhältnissen (Proportionen) näher als ein Unterschenkel und dieser wiederum näher als ein Oberschenkel oder Oberarm. Ein zurückbleibendes Wachstum führt zu einer stärkeren Entwicklung der rumpfnahen Gliedmaßenabschnitte: Der Mensch hat relativ kleine Hände und Füße, relativ kleine Zehen und eine relativ große Ferse, relativ kurze Unterarme usw. Die im Verhältnis extrem langen Beine des Menschen sind ein Ergebnis einer sehr starken Verzögerung bei einer Verlängerung der Wachs-

tumszeit, aus welcher dann die relativ große Länge der menschlichen Beine folgt. Im Allgemeinen kann festgestellt werden, dass Retardation bedeutet, dass eine Spezialisierung, wie sie bei Tieren anzutreffen ist, vermieden wird, um den Wesensmerkmalen des Menschen Ausdruck zu gewähren: ‹Je mehr tierische Spezialisation, je weniger menschliche Bestimmtheit› (Verhulst 1995).

Wenn der Embryo die Gestaltungsphase zu erreichen beginnt, die ihn zur Aufrichtung bringt, dann ist uns dabei klar geworden, so denke ich, dass mit dieser streckenden Entfaltung, mit dem Finden des Mittelpunktes und des Gleichgewichtes zwischen oben und unten, die Grundlage geschaffen wird, mit der wir uns später auch anatomisch, physiologisch und bewegungsmäßig aufrichten können. Schon der Embryo macht sozusagen wachstums- und leistungsgemäß diese Aufrichtung zum aufrechten Gang als Gebärde durch. Wenn Sie die Entwicklungsreihe des Kopfes eines menschlichen Embryos anschauen, dann wird Ihnen auffallen (und ich mache Sie darauf noch einmal besonders aufmerksam), dass es entscheidend für die Menschwerdung ist, dass wir an unserem Kopfpol eine Einballung, eine Abkrümmung, nicht nur erreichen, sondern auch behalten. Dieses Beibehalten der Abkrümmungsbewegung können Sie an verschiedenen anatomischen Gegebenheiten und Verhältnissen wiederfinden. Wenn Sie betrachten, wie der Hinterkopf, das Hinterhauptbein, sich über der Wirbelsäule nach hinten herauswölbt, oder wenn Sie sich im Inneren das Verhältnis zwischen Wirbelkanal und Schädelbasis ansehen, so bemerken Sie, dass diese Knochenformationen gegeneinander abgeknickt sind. Dieses Abknicken, was nichts anderes als das Beibehalten der Abkrümmung während der Streckung der ganzen Embryogestalt ist, finden Sie noch an verschiedenen anderen Stellen, z. B. vorn an der Oberseite der Nase gibt es einen Knick zwischen Siebbein *(os ethmoidale)* und dem Nasenbein selber. Vergleichen Sie das beispielsweise mit einem Hund (*Abbildung 25*, Seite 195), dann können Sie wahrnehmen, wie beim Tier diese embryonalen Verhältnisse der Kopfbildung ‹verschwinden›. Ein Hund hat sozusagen als Embryo die Abkrümmungsbewegung der Potenz nach auch, aber er verliert sie durch die Neigung, sich mit seinem Kopf der Welt zu öffnen und eine Schnauze (viscerocranium) auszubilden, mit der er in die Welt vordringt und sich in ihr betätigt. Daran erkennen Sie in der Tat, dass der Mensch etwas festhalten kann, was er einmal erreicht hat.

Das ergibt eine vollständige Umkehrung der üblichen Anschauungsweise und bedeutet, dass **das Menschliche das Ursprüngliche ist**, und dass auch bei einem Säugetier wie dem Hund das ursprünglich Menschliche da ist, aber verloren geht. Dabei ist von Bedeutung, dass wir Menschen uns in die Frontalebene zurückfinden, so dass wir wirklich in der Frontalebene aufrecht gehen können. Eigentlich kann man sagen, dass sich das Tier in der Frontalebene nicht freimachen kann, während der Mensch aus ihr hervortritt und sich von dieser Ebene befreit und selbständig wird. Diesen Entwicklungsschritt haben wir als Embryo bereits voraus vollzogen, indem wir in der zweiten Woche schon in der Frontalebene lebten. Wir haben sie dann verloren, um ein Inneres, ein Seelisch-Astralisches auszubilden. Später sind wir wieder in sie zurückgekehrt und haben uns das Emanzipierende und Individualisierende, ‹Selbstheit-Bringende› dabei bewahrt. Indem sich der Mensch beim aufrechten Gehen mit seinem unteren und oberen Pol nach vorn orientiert, behält er die Frontalebene bei, wohingegen das Tier, schon von seiner Embryonalentwicklung her, von ihr abweicht und sich von ihr entfernt.

Das sind Tatsachen, die eine deutliche Sprache sprechen. Was hierin offenbar wird, zeigt deutlich, dass die menschliche Embryologie eigentlich die Embryologie der lebendigen Natur ist und dass das Prinzip der menschlichen Entwicklung den Untergrund (man kann auch sagen: Hintergrund) abgibt für alle tierische, vielleicht auch pflanzliche Entwicklung. **Die menschliche Entwicklung ist nicht Folge einer Entwicklung, sie ist das eigentliche Primat.** Das Tier macht mit seiner embryonalen Streckbewegung einen Anfang, die unteren und oberen Extremitäten zu polarisieren, fällt aber, wie Goethe schon bemerkte, wieder in seine Vierfüßigkeit (und manchmal auch in seine Vierhändigkeit) zurück. Die wesentliche Polarität zwischen oben und unten ist mit der Frontalebene verknüpft. Das Tier, das sie wieder verliert, löst diese Spannung auf und gibt sich an die Welt zurück. Das alles macht die menschliche Embryonalentwicklung zu der Ur-Entwicklung schlechthin.

Nun möchte ich Sie mit einer Wahrnehmung und Erkenntnis von *Prof. Louis Bolk* konfrontieren, die, wie Sie bemerken wer-

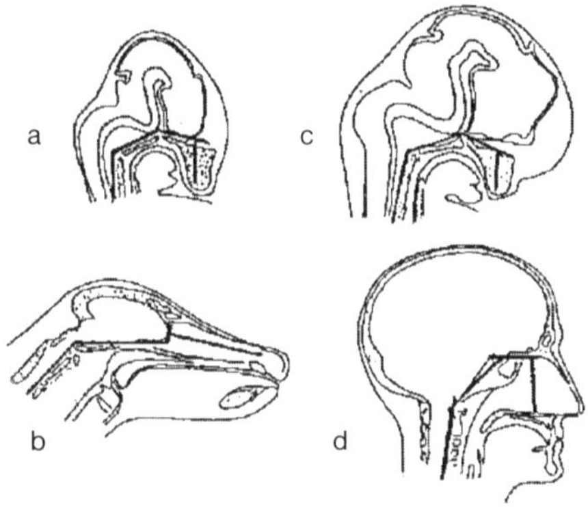

Abbildung 25. Schädelkrümmung und Winkel zwischen canalis vertebralis, clivus, os ethmoidale und lamina perpendicularis ossis ethmoidalis (septum nasi) im Embryo von etwa 20 mm (a, b) und bei einem erwachsenen Organismus (c, d). a. und c. Hunde, b. und d. Mensch. Beim Menschen wird die typisch embryonale Schädelkrümmung erhalten, die Hundeschnauze bildet sich in Längsrichtung aus. (Mit Genehmigung von Verhulst.)

den, der Abstammungslehre Darwins widerspricht, wenn es denn so gesehen werden will. Es gibt keine schlagenden Gegenbeweise gegen die Abstammungslehre. Letztere hat mit einem vorwissenschaftlichen Standpunkt zu tun. Es hängt vom Standpunkt und *Paradigma* des Betrachters ab, wie er die Tatsachen auslegt. Erstens ist Darwinismus eher eine politische Stellungnahme als eine Wissenschaft oder wissenschaftliche Hypothese. Zweitens müssen wir zwischen ‹Evolutions-Theorie› und ‹Abstammungs-Lehre› *(Deszendenztheorie)* unterscheiden. Grob gesprochen ist Evolution beinahe ein ‹Faktum›, zumindest ist sie ein Bild. Deszendenz dagegen ist eine Erklärung und Auslegung. Auch Louis Bolk beschäftigten solche Überlegungen. Er bezweifelte nicht die Erkenntnisse des Darwinismus der zwanziger Jahre, er vermutete aber, dass die Zusammenhänge und Verbindungen zwischen den Tatsachen ganz anders sein könnten. Louis Bolk war Anatom und Embryologe – sozusagen ein Kollege von mir – und arbeitete zur Zeit seiner Entdeckung am Anatomischen Institut in Amsterdam. Das Institut erhielt von dem benachbarten zoologischen Garten *(Artis)* häufig frisch verstorbene Tiere aller Art

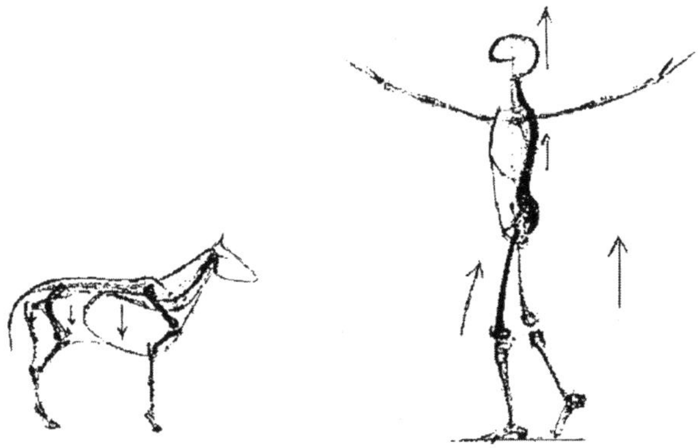

Abbildung 26. Lastende Schwere: Tier – Tragende Leichte: Mensch.
Nach Hartmann.

für Untersuchungs- und Präparationszwecke. Eines Tages erhielt Louis Bolk eine schwangere Schimpansin, an der er, wie ich noch schildern werde, seine entscheidende Entdeckung machte. Er hatte Fragen an die Deszendenztheorie der Naturforscher wie Darwin und Haeckel und spürte, dass die Abstammungslehre, die, wie allen bekannt, den Menschen vom Tier (Affen) abstammen sieht, so nicht stimmen konnte. Was erschwerte es ihm, diese Theorie anzuerkennen? Es ist vielleicht in der heutigen Zeit recht unverständlich, dass ein Wissenschaftler wie Louis Bolk aus seiner Art zu denken und die Dinge anzuschauen die Frage stellte: «Wie kann es denn sein, dass aus einem Kampf ums Dasein ein Wesen hervorkommt, das die Liebe kennt?»[19] Das ist eine Frage, die heute in der Wissenschaft nicht gestellt wird. Eher sind heutzutage viele Menschen noch davon überzeugt, dass auch so etwas wie *Altruismus* oder Nächstenliebe in den Genen steckt. Nehmen Sie als Beispiel die Ideen von *Richard Dawkins*[20]. Bolk jedoch als Philosoph, Anatom und Embryologe hatte eben die Frage, wie es sein könne, dass aus einem Kampf und Krieg ein Wesen hervorkommt, welches den Krieg überwinden kann. Bolk war vertraut, wie die meisten von uns heutzutage, mit der Idee, die u.a. von *Haeckel stammt*, dass der Mensch in seiner Embryonalentwicklung die evolutionäre Entwicklung der Tiere in gewissem Sinne und mit großen Schritten wiederholt. Heute sind die meisten Biologen – aber leider nicht das allgemeine Publikum! – davon überzeugt, dass dieses sog. *biogenetische Grundgesetz* prinzipiell nicht stimmt: Die (menschliche) Embryonalentwicklung (*Ontogenese*) ist ein ganz anderer Prozess, verläuft biologisch ganz anders, als die Entwicklung der Gattungen (*Phylogenese*). Doch die Ähnlichkeit zwischen den Gestaltungen des menschlichen Embryos und den Gestaltungen der Tiere ist nicht zu leugnen (wir haben davon auch hier schon gesprochen). Weil beim üblichen Denken das Tier dem Menschen in Zeit und Erdengeschichte vorangeht, kann es nicht anders interpretiert werden, als dass der Mensch dem Tier gleicht und nicht umgekehrt!

Als Bolk nun diese schwangere Schimpansin zu Untersuchungszwecken zur Verfügung gestellt bekam, war er auf das Äußerste gespannt, was er vorfinden und sehen würde. Schimpansen sind, wie das durch die moderne Biologie ‹sicher›gestellt ist, die dem Menschen ähnlichste Affenart. Unsere DNS, unser *Genom* (d.h. die Summe der erblichen Codes unserer Chromosomen) unterscheiden sich ‹nur› um etwa 1 oder 2 % von denen dieses Affen. Seien Sie vorsichtig mit dem Wort ‹nur›! Das ist die wichtigste Äußerung des modernen philosophischen Materialismus. *Rupert Sheldrake* nennt es den *Nothing-butterismus*. Das bedeutet, dass jedes Mal gesagt wird: ‹Das und das ist **nichts anderes als** *(nothing but)* ...› So gesehen ist ein Mensch ‹nichts anderes als› ein kompliziertes Tier, ein hoch entwickelter Menschenaffe. Das wird u.a. damit argumentiert, dass der Unterschied in Genomen zwischen einem Schimpansen und einem Menschen ‹nur etwa 1 oder 2 %› beträgt. Wer kann dann noch dem winzigen Unterschied zwischen dem, was angeblich gleich ist, überhaupt Bedeutung beimessen? Es bedarf (materiell) also nicht viel, denn was sind schon 1 oder 2 %, damit ein Mensch zum Affen und ein Affe zum Menschen wird? Was machen diese 1 oder 2 % Unterschied in den DNS von Menschen und Affen aus? Geht es dabei um den **Wesens-Unterschied?** Das Tier als Affe ist ein astralisches Wesen, das ebenfalls einen Innenraum, eine Seele und ein Bewusstsein hat, das die Welt kennt, wahrnimmt und scheinbar auch denken kann. Was also macht dieses ‹Mehr› nun wirklich aus? Es bedarf nur einer winzig kleinen Bewegung, nämlich der, dass ein seelisches, ein astralisches Wesen sich in seinen Innenraum stellt und sagt: «Hier, das bin ich.» Das ist dann vielleicht noch ein Unterschied von nur 0,001 %, doch Welten eröffnen sich mit dieser winzig kleinen Bewegung! Wie wir in der Embryonalentwicklung gesehen haben, können kleine Unterschiede wesentliche Umkehrungen in der Orientierung und Seinsrichtung bedeuten. Erinnern Sie sich an das, was wir im I. Vortrag an Gegensätzlichem zwischen den vier Stufen der Naturreiche in Verbindung mit den vier Phasen der Embryonalentwicklung entdeckt haben. Das Quantitative kann niemals Maßstab für das Qualitative sein!

Als Bolk die Schimpansin eröffnet hatte, mochte er seinen Augen kaum trauen; er sah auf diesen **Affen**fötus und fand an ihm **menschliche** Züge (die Originalzeichnungen von Bolk sind enthalten in dem Band *Gehirn und Kultur*). Die Ähnlichkeit mit dem Menschen war frappant, die menschenähnlichen Merkmale waren offensichtlich. Später hat er bei genauerer Untersuchung noch viel mehr menschliche Kennzeichen entdeckt. Ich gebe Ihnen einige Beispiele davon. Der Fötus war ganz deutlich nackt, mit einem ausgebildeten Kinn und einem wunderbar gewölbten Kopf, der auf der Wirbelsäule frei getragen, oben aufsaß und nicht, wie bei Tieren und auch sonst bei den Affen, an der Wirbelsäule hing. Nacktheit ist ein einzigartiges menschliches Merkmal! Bei allen Tieren hat die Haut ein Fell, Schuppen, Haare, Federn oder Ähnliches. Beim Menschen ist sie nackt! Der Mensch ist auch das einzige Wesen, das seinen Kopf – wie gerne würde ich hier ‹hoofd›, d. h. Haupt, sagen (siehe entsprechende Fußnote 15 im IV. Vortrag) – in einer ganz subtilen und labilen Balance auf seinem Rumpf trägt. Sie brauchen, um von dieser labilen Kopflage ein Bild zu gewinnen, sich nur die Eindrücke einer morgendlichen Zugfahrt vorzustellen, bei der die zu ihrer Arbeit fahrenden Menschen um Sie herum der Reihe nach einnicken. Wie da die Köpfe sowohl nach vorne als auch nach hinten wegsinken können! – Bolk entdeckte, dass im Gegensatz zu den Tieren sonst, die ihr Hinterhauptloch *(foramen magnum)* an der Schädelbasis nach hinten geöffnet bzw. orientiert und die Schnauze nach vorn herausgezogen haben, dieser Schimpansenfötus seinen Kopf oben auf der Wirbelsäule aufsitzen hatte, genau wie es für den Menschen typisch und einzig ist. Dieser Affenfötus hatte auch ein Kinn. Woher kommt das? Wir Menschen sind mit unserer Kieferbildung in der Gebärde der Zurückhaltung und des Abschließens begriffen und öffnen uns daher nicht, wie ich Ihnen das schon ausführlich darstellte, der Welt durch eine zur Parallelität neigende tierische Kieferbildung. Durch diese abschließende Gebärde hält der Mensch seine Kiefer und seine Zähne so weit zurück, dass er ein Kinn ausbilden kann. Wenn die Anthropologen einen Unterkiefer mit einem Kinn finden, dann ist es eine anthropoide, eine menschliche Kieferbildung.[21] Fassen wir zusammen: Bolk entdeckte, dass der acht Monate alte Schimpansenfötus menschlich war, hatte er ihn doch – gemäß der vorherrschenden Gedankenrichtung des Darwinismus und des *biogenetischen Grundgesetzes* von *Haeckel* – tierisch und mit allen Merkmalen eines Affen zu finden erwartet! In einem ‹Geistesblitz› hat er gedacht und dann auch geschrieben: ‹Dann ist ja die Entwicklung umgekehrt, wie Darwin und Haeckel sie dachten.› Bolk sagt es so: ‹Der menschliche Bauplan ist deshalb Primat und nicht der tierische, das Menschliche geht dem Tierischen voraus!›

Auch Bolk war oft im Artis-Tiergarten gewesen und wusste nur zu gut, wohin sich dieses menschenähnliche Wesen, dieser Affenfötus, entwickeln würde (*Abbildung* 27, Seite 200). Er wusste, dass aus dieser menschenähnlichen Erscheinung – nackt und mit ausgeformtem Kinn und einem auf der Wirbelsäule ausbalancierten wohlgerundeten Kopf – spätestens nach einem Jahr ein Affe geworden sein würde, mit einer herausgezogenen Schnauze, die einen großen Nackenkamm erfordert, an dem die kräftigen Nackenmuskeln ansetzen, um diese mächtige Schnauze zu halten und zu heben, auch dass ihm ein dichtes Haarkleid gewachsen sein würde usw. Bolk war der Erste, der gesagt hat, dass ‹der MENSCH der Primat ist›, dass der Mensch seinen Embryonalzustand behält und dass der Affe uns deshalb von den Tieren am nächsten ist, weil er so lange den menschlichen Zustand erhalten kann und ihn offensichtlich erst nach der Geburt verliert. Bolk hat damit entdeckt, dass es sich umgekehrt verhält, als üblicherweise noch immer angenommen wird, wo das Tier in seiner Entwicklung dem Menschen vorangeht. Er selber hat seine Theorie die *Fötalisation* des Menschen genannt («Der Mensch ist ein zur Geschlechtsreifung gekommener Primatenfötus»). Später redete er von *Retardation* (Zurückhaltung) als dem charakteristisch menschlichen Prinzip. Wir können das an dem Beispiel der folgenden Abbildungen erkennen. Beim Hundeschädel z. B. ist das Hinterhauptloch ganz hinten gelegen, beim Schimpansen rückt es schon weiter nach vorn und beim Menschen liegt es mitten unter der Wölbung des Schädeldaches. Sehen Sie sich dazu *Abbildung 25* (Seite 195) an. Dort ist deutlich gezeigt, dass die Schädelwölbung, die die menschliche Kopfbildung als solche kennzeichnet, ein embryonales Merkmal ist, und dass z. B. diese Wölbung beim Hund ursprünglich auch vorhanden ist, aber dann verschwindet oder, darf man sagen, verloren geht? Alles das wird in *Abbildung 28* zusammengefasst. Auch die Entwicklung der relativ großen Gehirnrinde, die dem Menschen eignet, ist nur möglich, weil der Mensch seine embryonalen Verhältnisse beibehält! Gerade unser Gehirn hat embryonalen Charakter! Die Verhältnisse sind wirklich – Bolk hat es richtig gesagt – genau umgekehrt!

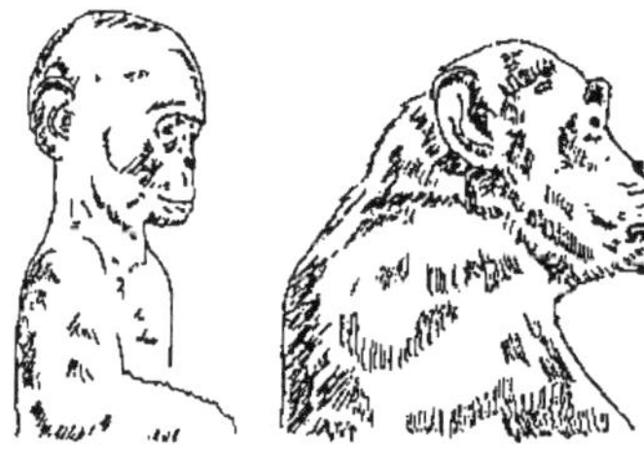

Abbildung 27. Links: Junger Schimpanse. Rechts: Erwachsener Schimpanse. Nach Poppelbaum, *Mensch und Tier,* Dornach 1956.

Da uns jetzt die Zeit fehlt, das Angeführte mit Tatsachen – von denen es inzwischen sehr viele gibt – genauer zu belegen, bitte ich Sie zu bedenken oder es wenigstens hinzunehmen, dass jeder Embryo von jedem Säugetier und auch von den Affen ‹menschlich› ist, d. h. in der Entwicklung beim Menschen anfängt. Jeder tierische Embryo hat am Anfang menschliche Eigenschaften, die er aber aufgibt oder verliert. An den pränatalen, d. h. embryonalen Verhältnissen von Kiefer und Schädel wird erkennbar, wie die Affen von der ursprünglichen, d. h. embryonalen Form sich entfernen und nur der Mensch dieses zurückgehaltene Kinn bis in sein Erwachsensein beibehält. Nur der Mensch kann diesen zurückgenommenen Kopf bewahren. Das ist der entscheidende Unterschied. Und wir werden noch auf die Suche gehen, ob wir im menschlichen Bewegungsapparat bzw. Bewegungsorganismus entdecken können, dass es sich nicht nur um die Anlage zu einem aufrechten Gang handelt, sondern auch um die Kraft und Leistung, den aufrechten Stand und Gang durch Entwicklung und Leben forttragen zu können. Bemerken Sie den Unterschied, dass wir als Menschen uns nicht nur gegen die Schwere oder gegen das Tierische behaupten, indem wir uns entfalten, sondern dass wir das Entfaltete erhalten und bewahren, entgegen den Tendenzen, die es überall gibt, das Erhaltene wieder zu verlieren. Erleben Sie die Freude mit, die Louis Bolk bei seiner Entdeckung empfunden hat, dass es umgekehrt ist: Die Affen sind unsere Schwestern und Brüder, weil sie so lange in der Entwicklung mit uns mitgehen und erst spät ihre Menschlichkeit einbüßen. Verwandte sind sie – ja! –, doch unsere Vorfahren sind sie nicht! Ich möchte dies alles zusammenfassen mit der Aussage: «**Das Tier schreitet fort, wo der Mensch stehenbleibt.**»

O.J. Hartmann sagt es folgendermaßen: «Der menschliche Leib muss allseitig beweglich und plastisch sein, wenn sich durch ihn als Werkzeug ein weltumfassendes geistiges Leben soll betätigen können. ... Die Hände z.B. sind so gebildet, dass sie nicht, wie die tierischen Extremitäten, einseitig mechanisierte Werkzeuge für bestimmte Instinkthandlungen sind, Krallen, Grabfüße etc., sondern zu den verschiedensten Gesten, Gebärden und Handfertigkeiten geeignet sind.»

Dies alles lässt sich vorläufig zusammenfassen mit der Aussage: «**Das Wesentliche der menschlichen Organisation liegt also gerade in ihrer Unvollkommenheit und damit in ihrer Allseitigkeit!**»

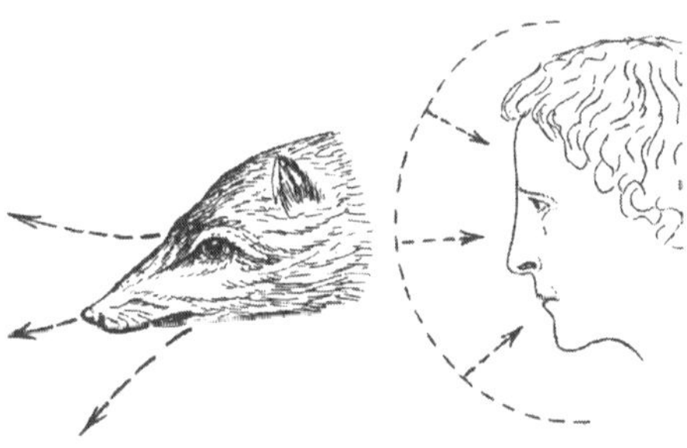

Abbildung 28. Hemmungslose Unmittelbarkeit der tierischen Gestalt und beherrschte Verhaltenheit des menschlichen Antlitzes. In der tierischen Gestalt wirken Umweltmotive zwingend ein, in der menschlichen ‹Besonnenheit› ist freie Selbstbestimmung gestattet. Nach Hartmann.

ENGLISH SUMMARIES CHAPTER V

Metamorphoses in the human skeleton

Breathing in the strict sense of inspiration and expiration is the rhythm of in and out, of in and ex, of here and there. The rhythm of awakening and sleeping may also be considered as a rhythm of breathing, be it that the poles between which the breathing takes place, are different. Does the former breathing take place with preservation of life and consciousness, the latter means the rhythmic loss of consciousness, though with the preservation of life. Reincarnation could be considered as the ultimate level of breathing: here inspiration and expiration occurs with the loss of (earthly) consciousness and loss of (earthly) life. Since the head and extremities are their Umstülpung, this might elucidate the repeated statements of Rudolf Steiner about the transformation of the trunk of the former incarnation into the head of the new one. "Der Kopf, der jetzt auf Ihrem Rumpf steht, ist der umgebildete Organismus Ihres vorherigen Lebens." To understand this metamorphosis morpho-logically we need projective geometry and the imagination that behind the deflection and extension (erection) of the upright standing human lays the hyperextension (which is a flexion in the other dimension). Development turns inside out into envelopment and so on, till again in the cosmic point like dimension of a new conception all the forces and intentions of the former incarnation(s) concentrate as a Geistkeim, which 'de-folds' itself in the appearance of the head-shaped organism of the embryo. In our head 'past' is concentrated, which on its turn develops into a new appendicular organism (trunk and extremities) with which we meet the world and shape our biography in the interaction between old and new karma. Dying as expiration, conception as inspiration, head as past, extremities as future. Morphologically one can transform a skull out of the appendicular skeleton by turning the latter inside out completely (including left and right) like the 'invagination' of a hand glove.

Retardation in the locomotor system

Honouring the great anatomist Louis Bolk we all should participate in his astonishment and enthusiasm when he discovered the principle of 'man being a retarded foetus'. The main features he focused upon at first sight were the nakedness of the human adult, his chin and the position of the foramen magnum in the skull. Nowadays a lot of other phenomena can be interpreted as retardation features of the human. Retardation means the potency of man to reserve the original and primeval i.e. embryonic body configuration.

The human hand is in comparison with the hand of primates strongly retarded and goes 'back' to the primeval hand of the oldest terrestrial vertebrates. The great mobility of the 'cranial' (rostral) extremities is a primitive feature, already existing in very low primates. The broad thorax (a benefit for the upright position) which allows the scapulae to be positioned at the back, is an embryonic feature which is retained by man, but lost by the higher primates. The human scapula fails the elongation of the mammalian scapula; this allows the high mobility of the shoulder girdle and, again, is a phenomenon of retardation. The strong (exo)torsion that exists in the humeral bone with a medially positioned head also fits within the principle that the shoulder girdle and arm have been retained from locomotion by guarding their embryonic characteristics. And so on, and so on.

Retardation however can also mean retardation of growth. Extremities develop from the distal end towards the trunk. A foot or hand is always nearer to its adult proportions than forearm/foreleg, which again more than upper arm/foreleg. Retardation of growth leads to a stronger development of the elements near the trunk: man has relatively small hands and feet, relatively short toes and a relatively big heel, relatively short forearms and so on. The relatively extreme long legs of the human are the outcome of a very strong retardation by lengthening the time of growth, resulting in the long human legs. In general it can be stated that retardation means the refraining of animal specialization which allows the explicitation of human features. "The more animal specialization, the less human explicitation" (Verhulst, 1995).

VI. Vortrag: Alles in einem – was macht uns frei?

Wiederholung – Die anatomische Haltung?

Zusammenfassung

Was ist genau die anatomische Haltung? Die Antwort auf diese Frage hängt von dem Gesichtspunkt ab, den Sie beziehen. Beide Gürtel mit den dazugehörenden Gliedmaßen können (entsprechend, entgegengesetzt) als Verwandlungen des Wesenhaften von einem Wirbel mit dazugehörender Rippe angesehen werden. Der Nachklang dieser Umgestaltung ist in einem ausgewachsenen Skelett nachverfolgbar. Hüftbein und Schulterblatt können gegenseitig zum anderen Knochen umgeformt werden, indem sie in alle Richtungen und Ebenen umgekrempelt werden, so dass zuletzt aus der Gestaltung von zwei Schulterblättern ein Wirbel ‹hergeleitet› werden kann. Von diesem Gesichtspunkt aus stellt sich die anatomische Haltung für den Arm in einer Abspreizung vom Rumpf um 90 Grad dar, die den Arm der Horizontalebene zugehören lässt. Das scheint mit der Tatsache zusammenzuhängen, dass die ursprüngliche Gliedmaßenknospe des Armes eine zu der Wirbelsäule abgewinkelte Lage hat, während die Gliedmaßenknospe der Beine mehr eine Lage einnimmt, die deutlicher in einer gestreckten Linie parallel zur Wirbelsäule (Rücken) verläuft. Von der horizontalen Lage aus kann der Arm zwischen allen Haupt-Ebenen und -Richtungen vermitteln. Auf der anderen Seite und von einem anderen Gesichtsfeld aus können bei ausgerolltem Unterarm die extrem weit nach oben erhobenen und mit den Handflächen nach hinten weisenden Arme die letzte ‹anatomische Haltung› ausdrücken, indem sie auf die Gebärde der Entfaltung verweisen.

Wir werden jetzt noch einen kurzen Blick auf die embryologische Vergangenheit richten und uns die Haltung und Ausrichtung des Menschen im Raum, für die sein Leib gedacht und geschaffen wurde, vergegenwärtigen. Wir werden das Ganze in Beziehung setzen mit dem Verlauf der Menschheitsentwicklung, um zum Schluss noch einen kleinen Ausblick in die Zukunft tätigen zu können.

Wir haben gesehen, wie der Mensch in seiner Embryonalentwicklung die Raumesebenen nacheinander durchlebt, sie wieder verliert, um sie im Sinne eines labilen Gleichgewichtes wiederzugewinnen. Dadurch erhält der Mensch in seiner Körperanlage die Möglichkeit, die Raumesebenen miteinander auszuwägen und in ihnen sein Gleichgewicht zu finden. Schauen wir uns eine Pflanze an, so können wir sagen, dass diese in gewisser Weise Symmetrie besitzt. Bei der Pflanze sind aber ein Rechts und ein Links noch nicht ausdifferenziert, so dass eine Selbstberührung, die für Mensch und Tier, jedoch besonders für den Menschen, von großer Wichtigkeit ist, für die Pflanze nicht möglich wird. Das bedeutet, dass das ‹bewegliche Darinnenstehen› in der *Symmetrieebene*, das Unterscheiden wie Verbinden zwischen rechts und links im Kreuzen, Bewusstsein erzeugt und zu sich selbst – zum Ichbewusstsein – führt. So können die von der Fortbewegung frei gewordenen oder frei gelassenen Arme und Hände dem Selbstbewusstsein zum wichtigen Instrument werden. Das kommt in der Selbstberührung beim Falten der Hände, bei dem der Mensch sich gleichermaßen selber fasst, in besonderem Maße zum Ausdruck. Als Potenz ist die Selbstberührung mehr in den Armen als in den Beinen entwickelt. Auf das Phänomen der Kreuzung treffen wir auch bei den beiden Augenachsen. Die Kreuzung von links und rechts ermöglicht, dass der Mensch die ganze Welt erfassen und sich zum Bewusstsein bringen kann. Sehen Sie sich dazu die *Abbildung 29 A und 29 B* (Seite 206) an.

Auch in der *Frontalebene* sind wir Menschen sozusagen eine ‹gleichgewichtige› Gestalt. Die Frontalebene, von Rudolf Steiner als *Ebene der Zurückhaltung* charakterisiert, wird jetzt durch die Wachstumsbewegung der Streckung und Entfaltung, die etwa in der sechsten Embryonalwoche einsetzt und sich bis zum dritten Monat durchzieht, vom Menschen ergriffen. Sie wird aus dem Zentrum, d.h. aus dem eigenem Wesenskern heraus errungen und nicht mehr, wie in der dritten Embryonalwoche und bei der Pflanze, von ‹außen› bestimmt. Ähnliches gilt auch für die *Transversalebene,* die als Ebene die Polarität zwischen oben (Kopf) und unten (Becken mit Beinen) scheidet. Auch sie wird in der Bewegung und für die Bewegung erkämpft. So ist es von Bedeutung, wenn wir sagen, dass der Mensch sich streckt. Er richtet sich als Embryo auf, aber wir dürfen nicht vergessen, dass es noch bedeutungsvoller ist, dass der Mensch dieses Aufrichten bewahren und fortführen kann. Ich habe ja schon ausgesprochen, dass dieses Aufrechterhalten und damit das Zurückhalten viel tiefer reicht als das, was davon im Raum als das aufrechte Gehen sichtbar wird. Das hat mit der Körperlichkeit des ganzen Menschen zu tun. Um sich in dieses Phänomen zu vertiefen, sind wir Prof. Louis Bolk und seiner Frage mit Staunen gefolgt und haben feststellen können, dass das, was eigentlich die menschliche Äußerlichkeit und Körperlichkeit an erster Stelle kennzeichnet und den Menschen als einmalig und einzig heraushebt, von seinem embryonalen Charakter und Wesen kündet.

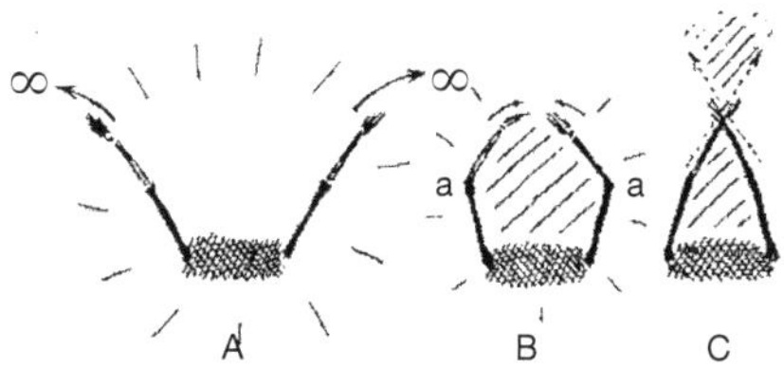

Abbildung 29 A. Die Bedeutung der Überkreuzung und Selbstberührung für das Zustandekommen des Bewusstseins. Die Polarität von Außenraum (a) und Innenraum (i). Der Armstrahl ist nur die Hälfte eines dynamisch-funktionellen Ganzen, welches die andere Hälfte zur Ergänzung fordert. Nach Hartmann.

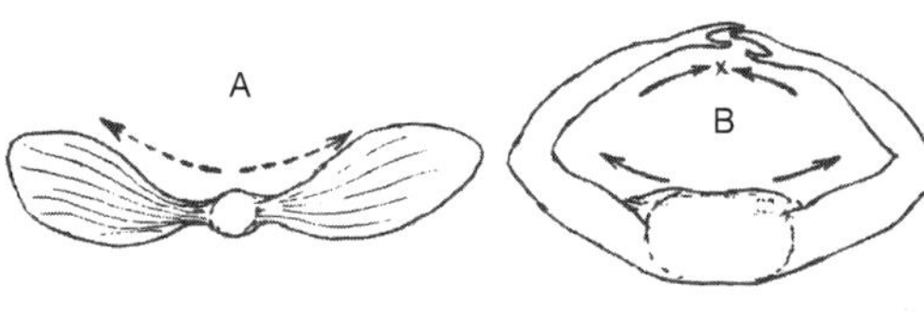

Abbildung 29 B. Links: Starre Symmetrie einer Pflanze, Ausstrahlen nach entgegengesetzten Seiten ins Grenzenlose. Rechts: Dynamisch-bewegliche Symmetrie des Menschen, Ausstrahlen beider Arme in entgegengesetzte Richtungen, aber mit der Möglichkeit, sich durch die Raumesweite hindurch (und diese einschließend) wieder zu begegnen. Nach Hartmann.

Das Bewahren der Aufrechten

Ich habe Sie schon darauf hingewiesen, dass die Zurückhaltung – oder wie Bolk es genannt hat, die *Retardation* –, das Zurückbleiben auf embryonaler Stufe, auf vielen Ebenen in Erscheinung tritt und in einem viel tieferen Sinn das **Wesen des Menschen** ausdrückt. Im anthroposophischen Menschenbild ist die Mitte zwischen den Polen und Gegensätzen ein wichtiger Begriff. Wir haben bereits von der vermittelnden Kraft der Armorganisation gesprochen, die u.a. in der Ein- und Ausrollgebärde (Pronation und Supination) zum Vorschein kommt und in welcher sich die Fähigkeit des Menschen niederschlägt, ein Vermittelnder zwischen Erde und Himmel zu sein bzw. zu werden. Im Allgemeinen sind wir Menschen in der Bewegung unserer Arme frei, alle Ebenen aufeinander zu beziehen. Vermittels dieser Freiheit können wir z.B. das Vorn mit dem Unten und das Hinten mit dem Oben verbinden usw. Die Arme sind in eben der Weise Gliedmaßen der Mitte, wie der Brustkorb als ‹Kopf› der mittleren Region zwischen Hauptes- und Becken-Organisation angesehen werden kann. Erinnern Sie sich daran, was im IV. Vortrag von mir dazu ausgeführt wurde.

Die zuletzt erwähnte Gegebenheit wird verstärkt und ergänzt durch die Lage der Schulterblätter (*scapulae*), die bereits beim Embryo in der Frontalebene, dem Brustkorb hinten anliegend, gebildet werden. Zum Säugetier besteht der wesentliche Unterschied darin, dass sich dort die Schulterblätter in der Sagittalebene, d.h. in der Ebene der Fortbewegung seitlich am Brustkorb befinden. Weshalb nun können die menschlichen Schulterblätter der Frontalebene angehören? Weil der Brustkorb zu diesem Dienste vorn und hinten abgeflacht ausgebildet wird, was wiederum wesentlich zur Entstehung einer frei vermittelnden Extremität beiträgt. Beim Tier liegt das Schulterblatt deshalb an der Seite, so müsste gesagt werden, weil der Brustkorb schmal ist, d.h. es bleibt sozusagen an der Stelle, an der es ganz zu Anfang embryonal entstanden ist. Die Extremitäten werden bei Tier und Mensch an der Seite durch eine Adduktionsbewegung angelegt und wachsen auch in dieser Bewegung weiter nach außen. Nachdem die Schulterblätter des Menschen sich (in Nachfolge des Oberarmes) an der Seite gebildet haben, ‹ziehen› sie sich auf die Hinterseite des Brustkorbes ‹zurück› und ordnen sich dadurch in die Frontalebene ein. Es kann deshalb ohne weiteres gesagt werden: Solange ein Extremitätengürtel in der Sagittalebene verbleibt, dient er der Fortbewegung. Sobald dieser jedoch an den Rücken und dadurch in die Frontalebene gelangt, wird die Extremität von der Fortbewegung frei. Das gilt auch für das Schlüsselbein *(clavicula)*, welches sich ebenfalls in die Frontalebene einfügt. Für das geschilderte Phänomen ist das Schlüsselbein sehr typisch. Es wird bei den höheren Säugetieren schon sehr früh angelegt, verschwindet jedoch bei den meisten Säugern, oder es wird sehr klein, wodurch das Schulterblatt *(scapula)* wieder an die Seite, d.h. in die Fortbewegungs-Ebene kommt. Beim Menschen bleibt das sich in die Frontalebene hineinweitende, horizontal verlaufende Schlüsselbein im geschilderten Sinne embryonal. Es mag Ihnen unbekannt und deshalb erstaunlich sein, dass auch der Brustkorb, der ein Schulterblatt an seiner Rückseite trägt, **embryonal geblieben** zu nennen ist. Jedes höhere Tier fängt nachweislich mit einer breiten Brustkorbanlage an. Das ist ein weiteres Beispiel für das Prinzip, dass Tier und Mensch im Keimstadium gleiche oder ähnliche, universelle Anlagen tragen.

Der Brustkorb des Affen wie der aller höheren Tiere wächst während der Fötalzeit zunächst mehr in die Breite und erst später verstärkt in die Länge, wodurch er schmal und langgezogen wird. So können wir wiederum feststellen, dass bei den Affen erst in zweiter Linie die Möglichkeit zu einer freien Armbewegung, die mit dem breit angelegten, mehr sphärisch veranlagten, d.h. menschengemäßen Brustkorb verbunden ist, aufgegeben wird. Durch den schlank und schmal werdenden Brustkorb gelangen die Schulterblätter nach vorn bzw. an die Seite. Die Arme werden zu vorderen Extremitäten und können somit nicht länger Extremitäten der Freiheit und der Mitte bleiben, sondern geraten in die Notwendigkeit der Fortbewegung. Das deutet wieder darauf hin, dass der Mensch ein Wesen ist, das sich seine embryonalen Verhältnisse bewahrt. Das heißt nichts anderes, als dass der Mensch zu einer allseitigen Befähigung im Gleichgewicht der Kräfte begabt ist. Er ist dafür vorgesehen, seine ursprüngliche Bestimmung und Veranlagung in schrittweiser Entwicklung durch die ganze Menschheitsevolution hindurchzutragen. Dafür ist die Zurückhaltung, die Louis Bolk *Retardation* nannte, ein Abbild. Darüber hinaus führt die Retardationstendenz auch dazu, dass das Schulterblatt beim Menschen nicht der Längsachse folgend langgestreckt ist wie beim Tier, sondern sich mehr in die Breite ausdehnt, wodurch es eine ausgewogene Form erhält. Es ist also zu sehen, dass das Schulterblatt eines Säugetieres im Allgemeinen mehr eine Längsachse besitzt, während das Schulterblatt des Menschen die Breite und Horizontale dadurch betont, dass es schon mit seiner Fläche, die noch dazu durch Gräte und Acromion seitlich übergriffen wird, den Brustkorb zur Seite weit überragt. Selbstverständlich hängt das damit zusammen, dass bei den Säugetieren, einschließlich der Affen, das Schulterblatt mit dem ganzen Arm (d.h. mit der vorderen Extremität) in die Fortbewegung eingebunden ist. Wieder stoßen wir auf die Tatsache, dass Mensch und Tier in der ersten Entwicklungsphase die Urform eines Schulterblattes gemeinsam haben, von welcher ‹abweichend› (‹abzweigend›) das tierische sich entwickelt. Also auch das menschliche Schulterblatt bleibt embryonal, d.h. es wahrt und behält die Urform.

Dieses Phänomen kehrt ebenso bei der Dreh- bzw. Rotationsbewegung wieder. Wir haben erfahren, wie beim Menschen z.B. eine Exorotationsbewegung in den Armen stattfindet, die wir als eine typisch menschliche charakterisierten. Mit der Drehbewegung geht einher, dass zwischen dem Schaft des Oberarmes *(humerus)* und seinem Gelenkkopf *(caput humeri)* eine Art Winkelung oder Abbiegung entsteht, die wir Menschen brauchen. Denn bei einer Fortbewegungs-Extremität, wie es beim Tier der Fall ist, sind Schulterblatt, Oberarm und Unterarm eine gegenseitige Verlängerung, d.h. sie verlaufen in einer Richtung neben dem Brustkorb. Beim Menschen finden wir die schon erwähnte Winkelung, die mit einer Drehung bzw. einer spiraligen Verwringung im Oberarmschaft verbunden ist. Wieder ist eine solche Drehung bei den (Säuge-)Tieren der Anlage nach vorhanden, verschwindet jedoch wieder. Manche Tiere vollziehen auch eine Art *Exorotation* in ihren vorderen Extremitäten, fallen jedoch wieder in die Endorotation zurück, um ihre Arme für die Fortbewegung benutzen zu können. Alles wiederholt sich in dieser Weise und ich kann deshalb nur immer das gleiche Lied singen: Der Mensch ist insofern embryonal, als er etwas Embryonales, Keimhaftes behält. Wir haben uns dieses Phänomen auch bei der Bildung des Hauptes betrachtet, wobei es für die menschliche Gehirnbildung entscheidend ist, dass ein aufgerollter, zusammengeballter Kopfpol beibehalten werden kann. Nur so können eine Kopflage und Verhältnisse innerhalb des Schädels geschaffen werden, die wiederum zulassen, dass ein menschliches Gehirn sich formen und aufgenommen werden kann. Im V. Vortrag haben wir bereits erwähnt (u.a. *Abbildung 25*, Seite 195), dass auch unser sog. Großhirn ‹embryonal›, d.h. von embryonaler Form und Bildbarkeit ist. Das menschliche Gehirn wird weder vor der Geburt noch nach der Geburt spezialisiert, wenigstens nicht, was seine äußere Struktur und Anatomie betrifft. Das auf diese Weise Unspezialisierte ist das Menschliche! Wie gesagt, das Gehirn des Menschen hat sich nicht spezialisiert, um menschlich zu werden, sondern im Gegenteil, das Menschliche macht gerade das aus, dass die Verhältnisse embryonal und damit plastisch bildbar bleiben. Seine funktionelle Bildbarkeit (und ‹Plastizität›) ist und bleibt das charakteristischste Merkmal des menschlichen Gehirns.

Wir können das Phänomen der Zurückhaltung *(Retardation)* überall verfolgen und es auch bei der Hand antreffen. Schauen wir uns z.B. die Handbildung bei einem Embryo eines Makaken, einer bestimmten Affen- bzw. Meerkatzenart, und eines Menschen an. Beide haben in gleicher Weise einen Daumen, der als typisches Kennzeichen der embryonalen Hand zu den übrigen Fingern abgewinkelt ist. Beim Makaken verschwindet die abgespreizte Stellung des Daumens, wodurch das Gleichgewicht (bzw. Polarität) zwischen Daumen und Fingern verloren geht und die ‹daumenlose› Affenhand dabei herauskommt. Bei der menschlichen Hand bleiben unterdessen die embryonalen Verhältnisse bestehen, sowohl was die Gliederung der Hand in der Länge, d.h. ihre Proportion, als auch was die Lage der Finger zueinander anbelangt. Nicht nur für diese Affen trifft das zu, sondern das gilt für alle ‹menschennahen› Affen: Mensch und Affe fangen sozusagen mit der gleichen Handbildung an, die wiederum nur der Mensch aufrechterhalten kann. Dadurch erreicht er einen Griff, den sog. *Pinzettgriff,* den kein Tier auszuführen in der Lage ist. Mit diesem Griff hat der Mensch die Welt verändert. Denn dadurch, dass der Mensch seinen Daumen opponiert, den übrigen **gestreckten** Fingern gegenüberstellen kann (Pinzettgriff), wird er überhaupt erst in die Lage versetzt, zu ‹manipulieren›, geschickt und kunstfertig zu hantieren. Mit diesem ‹menschlichen Griff› konnten überhaupt erst Werkzeuge, Kultur, ja Kunstwerke geschaffen werden. Wenn wir also mit unseren Händen und Fingern feinfühlige und geschickte Bewegungen ausüben, führen wir eine embryonale Gebärde aus! Unsere Hand ist deshalb für feinmotorische Bewegungen geeignet, weil sie embryonal und daher universell bleibt oder weil sie in ihrer Form für keine spezialisierten Bewegungen festgelegt ist.

Auch auf den Fuß trifft das Gleiche zu. Wir haben gesehen, wie zunächst der Fuß gemäß der Hand angelegt wird, aber schon sehr früh mit der Nabelschnur in Berührung kommt und sich in einer Dorsalflexion gegen einen Widerstand, d.h. zum Unterschenkel abgewinkelt, ausbildet. Hingegen können Arm und Hand schon sehr früh frei hinauswachsen. Somit ist ein embryonaler Fuß von vornherein, oder zumindest äußerst bald, etwas ganz anderes als eine Hand und stellt keine spätere Spezialisierung der Hand dar. Hier zeigt sich als ein weiteres Beispiel, was auch für andere Affenarten zutrifft, die große Ähnlichkeit zwischen dem Fuß eines menschlichen Fötus und dem eines Makaken. Was verändert sich an dem Fuß der Meerkatze im Verlaufe der embryonalen Entwicklungszeit? Wir sehen ihn sich von den embryonalen Verhältnissen entfernen und wieder zu einem Greifinstrument mit langen Fingern werden, während der menschliche Fuß in seinen Proportionen unverändert, d.h. ein ‹wirklicher› Fuß bleibt, mit anderen Wachstumsbedingungen als die Hand. Er wächst, wie jetzt schon mehrfach erwähnt, gegen einen Widerstand, so dass die große Zehe mit den anderen Zehen in die gleiche Richtung und nicht wie der Daumen zu den übrigen Fingern abgewinkelt zu liegen kommt. So ‹entsteht› ein Instrument des Tragens, wohl geeignet, ein aufrecht gehendes Wesen zu stützen. Die wichtigste Bedingung für den aufrechten Gang ist der menschliche Fuß als ein embryonales retardiertes Merkmal! Louis Bolk hat noch gezögert, die Frage zu stellen, ob womöglich auch der aufrechte Gang des Menschen keine Spezialisation sein könne. Andere Wissenschaftler haben diese Idee (von der ich jetzt gerne mehr erzählen möchte) weitergeführt und haben genug Phänomene entdeckt, die gute Argumente für die Aussage bieten, dass auch der aufrechte Gang des Menschen eine ‹embryonale› und ‹ur-typische› Fähigkeit ist!

Im Urbeginne war das Wort

Zusammenfassung

Indem beim Menschen das Prinzip der Polarisation der beiden ‹Körperenden› mit ihrer charakteristischen Endeinrollung und Aufstauung, sowohl am Kopf- als auch am Steißende, während der Streckungs- bzw. der Entfaltungs-Phase aufrechterhalten bleibt, bedeutet das im Grunde genommen, dass beide Pole, der Gehirn- oder Nerven-Sinnes-Pol wie auch der Stoffwechsel-Becken-Pol des Menschen, sich nach vorn richten können. Das Tier hingegen verlässt diesen ur-embryonalen Bauplan, indem es u. a. sein Gehirn wieder auffaltet (was die Entwicklung einer geschickt zu benützenden Schnauze gewährleistet) und z. B. auch das Becken ‹entrollt›, wodurch das tierische Becken aus der ‹aufrechten› in eine mehr horizontale Lage zu liegen kommt. Wie Dr. H. Poppelbaum festgestellt hat, heißt es: «In diesem Hauptes-Pol spart sich der Mensch etwas aus der Vergangenheit auf, welches beim Tier verloren geht. In seiner unteren Organisation gelangt der Mensch zu einer Verpflichtung der Erde gegenüber, die dem Tier verschlossen bleibt.» Aufrechte Haltung und aufrechter Gang des Menschen werden durch die embryonalen Merkmale ermöglicht! Während der Beckengürtel und die Beine für Gleichgewicht und Fortbewegung bestimmt sind, werden die Hände davon freigehalten und zum Handeln verfügbar. Im Besonderen wird der Kopf von der Spezialisierung für bestimmte Tätigkeiten befreit. Die ursprünglichen räumlichen Verhältnisse innerhalb des Schädels, welche die relativ umfängliche Entwicklung des Gehirnes zulassen, werden beibehalten, und Mund und Kehlkopf erhalten die Lage, die sie für die Sprache geeignet macht. Zusammenfassend gesagt: Während der Phylogenie wie der Ontogenie kommt die Bestimmung zur Sprachfähigkeit vollständig zum Ausdruck.

Ich könnte mit hunderten von Beispielen fortfahren. Ich habe immer wieder betont und kann es nicht oft genug wiederholen, dass es beim Menschen in keiner der Bildungen seines Körpers zu Spezialisierungen kommt, weder bei der Hand noch beim Fuß. Hierdurch finden wir als Wesensmerkmal, dass in der Entwicklung des Körpers alle Formgestaltungen embryonal belassen werden. Das wurde nicht nur von Prof. Bolk, sondern von vielen Menschen, Wissenschaftlern wie Philosophen, ausgearbeitet. Seitdem wurde noch vieles dazu entdeckt. Das lässt sich in folgendem Satz zusammenfassen: *«Der menschliche Leib muss allseitig beweglich und* plastisch *sein, wenn sich durch ihn als Werkzeug ein weltumfassendes geistiges Leben soll betätigen können»* (Hartmann).

Louis Bolk hat gesagt: «Was uns Menschen körperlich arm macht, macht uns geistig reich. Die Spezialisation des Tieres würde uns behindert haben, einen menschlichen Geist zu entfalten.» (Siehe *Abbildung 28,* Seite 201). So ist *Retardation* (ich werde später noch zu einem anderen Begriff kommen) eine wichtige Bedingung für das Vermögen geistiger Entwicklung. Die Hände sind so gebildet, dass sie nicht wie die tierischen Extremitäten einseitig spezialisierte Werkzeuge für bestimmte Instinkthandlungen sind (Krallen und Grabfüßer usw.), sondern sich für verschiedenste Gesten und Gebärden und Handfertigkeiten eignen. Das Wesentliche der menschlichen Organisation liegt also gerade in ihrer Allseitigkeit, in ihrer ‹Embryonalhaftigkeit› (*Abbildung 30,* Seite 215).

Das Geschilderte kann als die Zurückhaltungsgebärde des Menschen verstanden werden. Ich sagte bereits, dass sich diese Ausführungen noch fortsetzen lassen. Wenn wir z.B. die Formgebärde des Kopfes anschauen, so ist es bedeutsam, dass diese Zurückhaltungsgeste auch im Antlitz vollendet wird. Das Antlitz kann sich deshalb schließen, weil das menschliche Gehirn nicht vorn wie das tierische, sondern hauptsächlich hinten im Schädel Platz findet. Das Schließen des Antlitzes nach vorn ermöglicht ein Verhältnis zwischen Mund- und Nasenraum, welches den Menschen zur Sprache befähigt. Dr. J. Verhulst, der nächstes Jahr ein Buch zu veröffentlichen hofft[22], hat sozusagen die Ideen von Prof. Bolk weitergeführt und erweitert. Er bringt alle Phänomene der *Retardation* des Menschen unwiderlegbar mit der Möglichkeit, einen Sprachorganismus auszubilden, in Zusammenhang. Für ihn ist das das Zentralthema – die Entwicklung der menschlichen Gestalt! Ich vermittle Ihnen jetzt ein paar Auszüge daraus.

Dadurch, dass der Mensch einen breiten Brustkorb besitzt, können seine Arme Werkzeuge oder Instrumente zum Greifen, zum Manipulieren und zur Ausführung kunstvoller Betätigungen werden. So werden Mundraum und Kiefer von dieser Art Tätigkeit und Beschäftigung befreit. Das bedeutet, dass eine ursprüngliche Hand, also eine Primitiv-Hand eigentlich den Mund befreit von der Notwendigkeit, mit ihm zu greifen und anderweitige Hantierungen ausführen zu müssen. Wohingegen die Schnauze des Tieres wie zu einer ‹Werkzeughand› und einem ‹dritten Extremitätenpaar› ausgebildet wird *(Abbildung 28,* Seite 201, und *Abbildung 30).* Ein weiteres Zeichen der Retardation sind die langen Beine des Menschen. Der Mensch übt nicht nur Zurückhaltung in der Vervollkommnung und Spezialisierung seiner Gestalt, sondern er behält auch die embryonalen Wachstumsverhältnisse bei. Das führt dazu, dass die Beine wie auch die Arme des Menschen über einen längeren Zeitraum als beim Tier in embryonaler Art wachsen, wodurch der Mensch über verhältnismäßig sehr lange Beine verfügt.

Zum besseren Verständnis ist es notwendig zu erwähnen, dass nicht nur Wachstums-**Formen** – oder besser: Wachstumsgebärden – embryonal sein können, sondern auch die Maß- und Geschwindigkeitsverhältnisse des Wachstums nach embryonaler Art und Weise vor sich gehen können! Durch seine langen Beine wiederum vermag der Mensch sein Becken und seinen Rumpf beim Aufrichten im Gleichgewicht zu halten und seinen Kopf über der Wirbelsäule auszubalancieren. Der aufrechte Gang gibt die Hände von der Fortbewegung und Mund und Kiefer von werkzeugartiger Betätigung frei, so dass der Mensch zu einem zu Handlung und Sprache befähigten Wesen wird.

Dieses Freigelassensein betrifft auch unsere Lungen und unsere Atmung. Doch wovon ist unsere Atmung frei geworden? Da der Mensch nackt, ein Wesen ohne Haarkleid ist und relativ gesehen über die meisten Schweißdrüsen des ganzen Tierreiches verfügt, ist er mit einer Haut versehen, die es ihm ermöglicht, seine immer neu entstehende Wärme auf einfachste Weise zu kühlen und an die Umgebung abzugeben. Dazu brauchen wir Menschen nicht länger unsere Lungen. Erinnern Sie sich nur, wie sich ein Hund über seine aus der Schnauze heraushängende Zunge durch Hecheln abkühlt. Lungen und Atmung, auch Kehlkopf und Zunge, werden frei für ... die Sprache! Das Phänomen der menschlichen Nacktheit erhält allein dadurch noch eine andere Perspektive, dass der Mensch die Freiheit hat, mit Kleidung und Zierrat sich zu schmücken. Das Tier **ist** immer geschmückt, während der Mensch sich schmücken oder in Sack und Asche kleiden

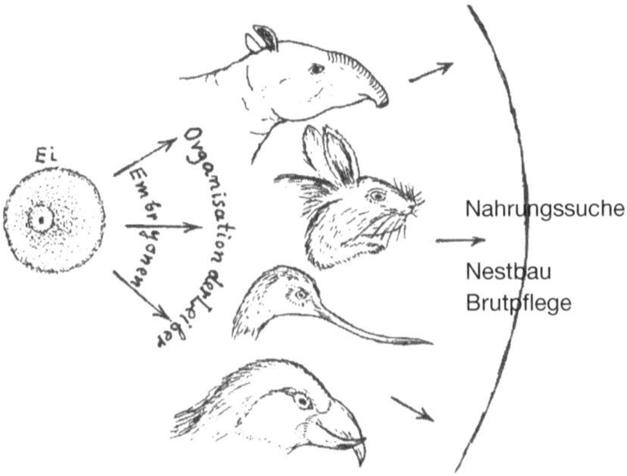

Abbildung 30. Die aufeinanderfolgenden Offenbarungen tierischer Wesen: Organisation einseitig spezialisierter Leiber, Entfaltung einseitig spezialisierter Triebe und Instinkte innerhalb einseitig spezialisierter Triebziele und Umwelten. Nach Hartmann.

kann! Auch auf diese Weise tritt der Mensch als eine Komposition in Erscheinung, die zutage fördert, dass alle Merkmale, die sich verzögert und zurückgehalten zeigen, embryonalen Verhältnissen entstammen bzw. embryonale Fähigkeiten sind. Alle damit verbundenen Eigenschaften münden ein in die allumfassende Befähigung zur Sprache. Somit verdanken wir die Möglichkeit, sprechen zu können, der Gabe, Embryo geblieben zu sein. Auch die Sprache ist keine später hinzugekommene spezialisierte Möglichkeit des Menschen, sondern sie ist von Anfang an gegeben. Das Verdienst der Arbeit von Dr. Verhulst ist, dass er einen unglaublichen Zusammenhang ans Licht fördert, worin die einzelnen Retardations-Phänomene in einen bedeutungsvollen und sinnvollen Zusammenhang gestellt werden. So besitzt der Mensch Beine zum Aufrechtgehen, Arme, die frei für die Handhabung von Werkzeugen sind, und ein Haupt, dessen Antlitz, das von Umweltbetätigung entbunden, frei für die Sprache ist.

Das Wort, das Weltenwort tritt durch das Evolutionsgeschehen in der menschlichen Gestalt in Erscheinung. Das ist die eigentliche und tiefere Bedeutung dieses ‹Embryo-Seins und -Bleibens› des Menschen! Alle Bildungen und Erscheinungen weisen von Anfang an auf die Sprache, auf das ‹Wort, das Fleisch werden soll›, hin.

So ist die Sprache weder etwas Neues noch Hinzugefügtes oder Spezialisiertes. *«Throughout phylogeny and ontogeny it is speech that comes to explication» (Verhulst)*. Das möchte ich erklären. Es hat keinen Sinn, bei der Terminologie von Retardation und Zurückhaltung steckenzubleiben, es muss auch in einer Terminologie des ‹Expliziten› gedacht werden. Während der ganzen Evolution *(Phylogenie)* – ebenso während der menschlichen *Ontogenie* (Embryonalentwicklung) – kommt das Mensch-Sein zur Äußerung und Entfaltung, d.h. zur *Explikation*. Ich gebe Ihnen ein Beispiel dafür. Wenn wir bis zu den wirbellosen Tieren zurückgehen, finden wir schon einen Winkel oder Knick zwischen der Mundöffnung und der Analöffnung (was u.a. dazu führt, dass der Verdauungskanal von vorn nach hinten verläuft). Als ‹Kopf-Winkel› könnte das bezeichnet werden. Wissen Sie, dass der Mensch, der am Ende der Evolutionsreihe steht, der Einzige ist, der eben diesen Winkel zwischen seinem nach vorn gerichteten Antlitz und der Wirbelsäule, der Hauptachse seines Körpers, beibehält und noch immer in sich trägt? Diese Winkelbildung ist also ein Zeichen, das sehr weit in der Evolution zurückreicht. Schon bei wirbellosen Tieren zeigt sich eine menschliche Anlage, die nur beim Menschen zur Ausgestaltung und zur Äußerung, d.h. Explikation kommt. Wenden wir uns den sog. Prävertebraten zu, so finden wir bei diesen Tieren den angesprochenen Winkel auch in ihrem Nahrungskanal. Bei diesen Gattungen kommt noch hinzu, dass sie eine Chorda erhalten, durch die ihre ganze Körperanlage der Fortbewegung untergeordnet wird. Allerdings haben die Prävertebraten diesen Winkel nur in ihren juvenilen, d.h. in jungen Stadien. Später verlieren sie diesen Knick (Winkel) und sind dann eigentlich nur noch ein Kopf, der auf der Erde stehen kann. Trotzdem ist das Prinzip eines somatischen Systems veranlagt, das zur Ausbildung einer Chorda als Symmetrielinie und zur Fortbewegung führt. Nur der Mensch trägt die erwähnte Abwinkelung in seinem Verdauungskanal und den Aufbau eines somatischen Systems fort. Das sind nur zwei Beispiele, wie beim Menschen Potenzen zur Explikation kommen.

Bei den Säugetieren haben wir gesehen, dass sie diese Einballungstendenz während der Abfaltungsphase zwar mitmachen, aber sie während der nachfolgenden Streck- oder Entfaltungsphase aufgeben. Sie führen die Streckbewegung so weit fort, dass

Kopf und Becken diese Zurückhaltungsgeste nicht beibehalten können. Das Becken verliert sich in die Fortpflanzungsbewegung und der Kopf bzw. die Nase und der Kiefer bilden sich zum Instrumentarium der Schnauze um, womit sie in die tierische Entwicklung einmünden bzw. in ihr enden. Aber die Möglichkeit, ein Mensch zu werden, hat bestanden. Wir sollten festhalten, dass nur der Mensch in der Lage ist, das dynamische Gleichgewicht zwischen den Kräften so zu halten, dass er zwischen den entgegengesetzten Einballungstendenzen von Kopf und Becken ausgleichen und eine raumgebende Mitte schaffen kann. Die Affen, so stellten wir fest, halten in dieser Entwicklung mit dem Menschen sehr lange Schritt, um erst spät, eigentlich erst ganz zum Schluss, die Möglichkeit, Mensch zu werden, verlieren. Wir sprachen von Kennzeichen und Eigenschaften, die sehr weit in die Evolution zurückreichen. Wir trafen dabei auf die Tatsache, dass der Mensch bzw. das Prinzip der Menschwerdung schon lange, eigentlich vom Urbeginn an, aus jeglichem Werden spricht und somit die ‹Bestimmung› zur Sprache die ganze Evolution durchzieht.

Der Mensch als Vermittler

Zusammenfassung

Wenn wir unseren Blick zur Befruchtung zurückwenden, können wir darin das ungeheure, kosmische Spannungsfeld erkennen, welches die zentripetal-zusammenziehenden, erdgebundenen Kräfte mit den zentrifugal-entladenden (weitend-lösenden), dem Himmel verbundenen Kräften, wie wir sie in den Gegensätzen von Samenzellen und Eizelle verkörpert fanden, im Gleichgewicht hält. In diesem labilen Gleichgewicht zwischen ‹Hier und Dort› schließt sich die Biologie einer höheren Sphäre der Hierarchie auf und die Inkarnation, der Einzug des Geistes in den Stoff, wird gewährt. Nach langen Umwandlungsvorgängen steht der Mensch in seiner Gestalt vor uns. Er bietet sein Haupt, diesen Pol der Vergangenheit, dieses geschlossene Rund der Abstraktion und Antipathie, dem Himmel dar. Auf der entgegengesetzten Seite öffnet er sich mit seinem ausstrahlenden, ‹sympathischen Pol› in Bereitschaft der Erde, um auf ihr zu arbeiten und neue Beziehungen zu knüpfen (Karma). Wieder – wie bei der Befruchtung – wird das Gleichgewicht, die Freiheit in der Mitte gewonnen. Das Schlüsselwort der Freiheit ist sozusagen ***und – und****, aber auch zugleich* ***weder – noch****. Nur eine äußerst gegensätzliche Organisation befähigt ein Wesen, die Ebene der Mitte und Freiheit aufrecht zu halten.*

In der Befruchtung haben wir ein Gebäude wie einen Tempel sich erschließen und aufrichten sehen, bei dem der zur Inkarnation bereite Mensch erst wie von fern her anwesend war. Sein Geistwesen war zu dieser Zeit noch grenzenlos in die Weiten des Kosmos ausgebreitet, seine physisch materielle Erscheinung ‹keimte› als winzig kleine, fast nur punktförmige Andeutung mitten darin. Inzwischen sind wir der Embryonalentwicklung so weit gefolgt, dass der Mensch durch seine physische Gestalt hindurch für uns sichtbar geworden ist. Das Geistige ist zwar noch immer um die Leibesanlage herum, sie gleichsam einhüllend, aber es ist schon viel mehr davon in das Physisch-Materielle einverleibt.

Da steht nun diese Menschengestalt! Oben, mitten über den Schultern das Haupt tragend, in welchem dynamisch-morphologisch gesehen, einkreisende, zum Mittelpunkt bezogene, d.h. zentripetale Wachstumsgebärden vorherrschen. Dort hat sich die astral-tierische Abfaltungsgeste, die abschließende Gebärde eines Zu-sich-Kommens und eines Besitz ergreifenden An-sich-Nehmens konzentriert. Am gegenüberliegenden Ende weisen die unteren Gliedmaßen gestreckt und strebend in den umgebenden Raum, zur Erde. Hier walten zentrifugale Wachstumstendenzen. Die in den Umkreis fliehenden und ausstrahlenden Richtungskräfte haben langgezogene, stabähnliche Formen hervorgebracht. Vergleichen wir das so Entstandene mit den Vorgängen während der Konzeption, so finden wir gegenteilige, umgekehrte Verhältnisse. Als peripher ausstrahlend trafen die zentripetal, zusammenziehend wirkenden Samenzellen auf die sich zentrifugal-ausweitende und zugleich rund und abgeschlossen in sich ruhende Eizelle.

Da steht nun vor uns diese Gestalt im Gleichgewicht der Kräfte, zwischen oben und unten, zwischen Himmel und Erde, als **die Gestalt der Mitte!** Können wir nicht auch sagen: «Der Mensch bringt (in seiner physischen Gestalt) seinen Erdenpol, das Haupt den Himmeln dar und seinen Himmelspol, die Gliedmaßen der Erde?» Der Mensch ist das vermittelnde Wesen, welches das Getrennte zu vereinen vermag. Nur er hat die Möglichkeit, dieses vermittelnde Wesen zu sein, weil er mit seiner unteren Seite (Becken-Beine-Stoffwechsel-Pol) so Erden-geneigt, so offen zur Erde ist, wie kein Tier das jemals sein kann. Mit seinem Kopfpol (d. h. Nerven-Sinnes-Pol und zu einem gewissen Teil auch mit seinen Armen) hat er dagegen eine Erden-Unabhängigkeit, ja eine ‹Himmel-Offenheit› und Freiheit, die den Tieren (schon durch ihre gliedmaßenhafte Schnauzenbildung) verwehrt bleibt.

Der Mensch trägt in seinem Leib die Gestaltung von Gleichgewicht und Vermittlung, deren reines Abbild die Arme sind. Auf der einen Seite könnte das menschliche Haupt erdgeformt, aber den Sternen verbunden genannt und auf der anderen Seite Arme und Beine als sternstrahlend gebildet, aber erdzugewandt und erdenoffen charakterisiert werden. «Die menschliche Leibesgestalt veranschaulicht die lebendige Verbindung zweierlei äußerster Weltgegensätze, der geistig-überräumlichen Sphäre und des räumlich-materiellen Mittelpunktes. Im Denken (des Kopfes) gleicht er einem körperlosen und unirdischen Geiste, der gleicherweise das Nächste wie das Fernste überschaut und ganz befreit vom ‹Dort›, von der Umwelt, sich im Denken und Vorstellen bewegen kann. Hingegen ist der Mensch mit seinen Beinen in das ‹Hier› hineingestellt, das er nicht einfach überfliegen, sondern nur in mühevoller Wanderung in ein anderes ‹Hier› vertauschen kann. Trotz aller Willensmühe bleibt er da zunächst seinem Körper und den Gesetzen des Raumes verhaftet. Gerade dadurch entzündet sich in ihm ein starkes, persönliches Ichgefühl. Dabei ist der Mensch nur dann in vollem Sinne Mensch, wenn er beide Weltengegensätze in sich harmonisch verbindet. Diese Verbindung ist der tiefere Sinn seiner anatomischen Leibesgestalt.» Das Letzte sind Sätze, die teilweise O. J. Hartmanns Schriften entliehen sind.

Das aufrechte Gehen und Stehen ist sowohl Urbild der Zurückhaltung und Retardation und Urphänomen des Gleichgewichtes als auch das eindrucksvollste Bild der Vermittlung. Der Mensch als ein Wesen der Mitte ist weder von ‹Hier noch von Dort›, und doch ist er zugleich von ‹Hier und von Dort›. Ich kenne keine exaktere Definition des Begriffes der ‹Mitte› als **und – und** und zugleich **weder – noch**. Sie ist das Eine und das Andere, sie ist beides und doch weder das Eine noch das Andere. Erinnern Sie sich noch an das Kräftefeld des ‹Präkonzeptionellen Attraktionskomplexes›? – Da lautete es: «Ich war Du, und Du warst Ich und wir wurden der Andere.»

Siehe, der Mensch: – *Ecce Homo.* –

Schlussbetrachtung: Eine neue Erde und ein neuer Himmel?

Ich halte den Schluss meiner Vorträge deshalb so kurz, weil ich noch gespannter bin als zu ihrem Beginn. Mich beschäftigt – oder soll ich sagen: beschäftigte? – die Frage: «Werden Menschen wie die Physiotherapeuten, die ein solches Bedürfnis nach praktischer Tätigkeit haben, es ertragen können, dass ich nur von Bildern rede, von Möglichkeiten und Potenzen, von Zukünftigem und Allgemeinheiten, die in der menschlichen Gestalt liegen?» Immer hallt in mir die Frage nach, die immer wieder an mich gestellt wurde: «Was kann ich denn damit anfangen?» Ich hoffe doch, dass durch mich wenigstens das Embryo-Wesen – der Mensch als Embryo – selber zur Erscheinung gekommen ist. Ich war auch deshalb so gespannt, weil ich die Verantwortung gefühlt habe, das erste Mal in meinem Leben hier in Dornach die Anthroposophie in diesem Sinne zu ‹repräsentieren›. Das war schwer für mich, und es haben sich mir in dieser Anstrengung mehr Fragen ergeben als Antworten.

Ich habe auch hier meine wichtigsten Inspiratoren herbeigerufen. Da war Prof. Erich Blechschmidt, Dr. Leen Mees, Dr. O. J. Hartmann, Prof. Louis Bolk, Dr. Jos Verhulst, aber vor allen anderen doch Rudolf Steiner! Ich verdanke, nein, wir verdanken es ihm, dass wir in dieser Art denken und sprechen (oder wenigstens einen Versuch dazu machen) können. Hier in diesem Raum hat er die Anthroposophie in die **Herzen** der Menschen gelegt. Auch mein Versuch, Sie an dem Wunder des Menschwerdens teilnehmen zu lassen, kam aus dem Herzen (und hoffentlich auch in Ihre Herzen!).

Deshalb will ich meine Vorträge mit einem Spruch beschließen, der für mich Leitmotiv gewesen ist in all den 25 Jahren des Studiums der Anthroposophie. Dieser Spruch, den Rudolf Steiner uns gegeben hat, schildert den Menschen in seiner heutigen Drei-Gliedrigkeit. Er ist zugleich jedoch voller Hoffnung für die

Zukunft. In der Zukunft liegt, dass wir Menschen unsere polaren Kräfte miteinander verbinden. Das bedeutet u.a., Bewusstsein im Willen und Willen im Bewusstsein zu entwickeln, damit ein neuer Mensch auferstehe, der die Polaritäten auszugleichen und sie auf eine höhere Ebene zu heben vermag. Unsere Gestalt verspricht, dass wir diese Fähigkeit erringen werden. Wir haben von der Evolution wie von der Embryonalzeit her in unserer Gestalt die Veranlagung, Neues zu schöpfen, weil es unsere Aufgabe ist, Polaritäten miteinander zu verweben und zu verbinden, woraus wir als ein neuer Mensch hervorgehen werden. Zu Anfang haben Sie von mir gehört, wie der ganze Kosmos jetzt auf dieses ‹Kind› wartet mit der Frage: «Wird es zurückkommen, bringt uns dieses ‹Menschenkind› das mit, was wir nicht kennen und was nur der Mensch allein entwickeln kann?» Das ist die Freiheit! Wir haben bei unseren Untersuchungen auch entdeckt, was für eine wichtige Rolle die Freiheit in der Gestaltung des Menschen spielt. Wir Menschen sind durch unsere Gestalt berufen, die Freiheit zu entwickeln!

Ich hoffe auch, dass Sie etwas von der Freude mitnehmen können, sich mit der menschlichen Gestalt so beschäftigt zu haben, dass Sie darin erleben und entdecken können, wie weisheitsvoll und voller Zukunft unsere Gestalt bereits jetzt erschaffen ist! Ich weiß, dass ich keine Hinweise für die Praxis geboten und Ihnen auch nicht vermittelt habe, wie mit dem vorgetragenen Wissen kranken und gelähmten Menschen zu helfen ist. Das kann ich nicht. Ich kann Ihnen nur diese Betrachtungen schenken als das Fest des Menschen – als das Fest der Freiheit –, als das Fest der Liebe.

Jaap van der Wal[23]

ECCE HOMO

In dem Herzen webet Fühlen,
In dem Haupte leuchtet Denken,
In den Gliedern kraftet Wollen.
Webendes Leuchten,
Kraftendes Weben,
Leuchtendes Kraften:
Das ist der Mensch

Aus: Wahrspruchworte von Rudolf Steiner

ENGLISH SUMMARIES CHAPTER VI

Review – the anatomical position?

What exactly is the 'anatomical position'? The answer to this question depends on the scope you apply. Both girdles and related extremities can be seen as (on their turn opposed) metamorphoses of a vertebra-rib-entity. In the adult skeleton the echo of this transformation still is retraceable. Os coxae and scapula can be transformed into each other and reverse by turning inside out in all directions and dimensions and at least from the configuration of two scapulae the primeval configuration of a vertebra can be deduced. Taking this scope it comes out that the 'anatomical position' of the arm is that of 90 degrees abduction and does the arm 'belong' to the horizontal plane. This seems to be related with the fact that the primary limb bud of the arm has a position angular to the vertebral column, while the limb bud of the leg acquires a position more in line and in parallel to the column (back). From that position on, the arm can mediate between all the main planes and directions. On the other hand (in another scope) the arms in extreme elevation with the volar side of the hands backwards and the forearm in supination express the ultimate 'anatomical position' referring to the gesture of unfolding (Entfaltung).

Staying upright and retardation

In comparison with the hand of primates, the human hand has been strongly retarded and goes 'back' to the primeval hand of the oldest terrestrial vertebrates. The great mobility of the 'cranial' (rostral) extremities is a primitive feature, already existing in very low primates. The broad thorax (a benefit for the upright position) which allows the scapulae to be positioned at the back, is an embryonic feature which is retained by man but lost by the higher primates. The human scapula lacks the elongation of the mammalian scapula; this allows the high mobility of the shoulder girdle and, again, is a phenomenon of retardation. The strong (exo)torsion that exists in the humeral bone with a medially positioned head also fits within the principle that the shoulder girdle and arm have been retained from locomotion by guarding their embryonic characteristics. And so on, and so on.

Retardation however can also mean retardation of growth. Extremities develop from the distal end towards the trunk. A foot or hand is always nearer to its adult proportions than forearm/foreleg, which again more than upper arm/foreleg. Retardation of growth leads to a stronger development of the elements near the trunk: man has relatively small hands and feet, relatively short toes and a relatively big heel, relatively short forearms and so on. The relatively extreme long legs of the human are the outcome of a very strong retardation by lengthening the time of growth, resulting in the long human legs. In general it can be stated that retardation means the refraining of animal specialization which allows the explicitation of human features. "The more animal specialization, the less human explicitation" (Verhulst, 1995).

In the beginning the word

Actually this means that the principal polarization of the two 'body-ends' (with the characteristic Endeinrollung and Aufstauung at both the cranial and caudal ends) is retained in the human: as well the brain-pole as the abdomen (pelvis) pole are orientated ventrally, while the animal leaves this primeval embryonic organization and a.o. folds back the brain (allowing the development of a manipulator snout) and e.g. does not keep the pelvis in upright position. Or like Dr H. Poppelbaum stated: "In his cranial pole man reserves something from the past which is lost by the animal; in his caudal organization man reaches for an engagement with the earth which is closed down for the animal." All together, the next composition comes to appearance. The upright position of man is allowed by maintaining the embryonic characteristics. Since the pelvic girdle and legs are completely dedicated to balancing and locomotion, the hands are kept free from that and become available for manipulation. This frees the head, and in particular the face, from manipulatory specialization and reserves primeval spatial relations within the skull allowing the enormous development of the brains and the possibility to keep mouth and larynx in the position to enable speech. Summarizing: "Throughout phylogeny and ontogeny, it is speech ('the word') that comes to explicitation" (Verhulst).

Man as mediator

If we go back to conception we might see the image of the enormous cosmic field of tension that is balancing between centripetal, contracting, earthbound forces and centrifugal, relaxing and opening, heaven bound forces, represented by the polarity of the sperm cells and the egg cell. In this labile balance between 'here' and 'there' biology is 'opened up' for higher levels of hierarchy and incarnation of spirit 'into' matter is allowed. After a long process of metamorphosis, there stands the human Gestalt. He brings his head – this pole from the past, this closed sphere of abstraction and antipathy – to heaven; on the opposite side he opens his radiating pole of sympathy and openness towards the earth to work on it and to create new relationships (karma). Again the balancing, the freedom is gained in the middle. The keyword so to say for freedom is and-and but also neither-nor. Only an extremely polarized organization enables a being to behold the dimension of the middle and of freedom.

Schulungsmotive für den Physiotherapeuten

Dieser Beitrag wird – wie die ganze Tagung – Werkstattcharakter haben. Das liegt schon in dem Thema dieses Beitrages begründet. Es geht um Motive eines Weges, und dieser Weg heißt Arbeit, heißt Schulung. Die Motive können Anregungen sein, der Weg kann skizzenhaft angedeutet werden – das Entscheidende ist jedoch, dass es zu einem individuell ergriffenen Prozess wird, der seine Konkretisierung und Fortsetzung findet.

Rudolf Steiner hat für viele Berufe Schulungsangaben gegeben, und zwar immer dann, wenn man ihn fragte. Oder, wie es bei den Krankenschwestern war, da hat Ita Wegman Rudolf Steiner gefragt und er gab eine spezielle Meditation zur spirituellen Vertiefung der Pflege. So haben viele Berufe: Lehrer, Priester, Ärzte, Landwirte, Heilpädagogen Inhalte bekommen auf ihre Fragen hin, wie sie ihren Berufsweg geistig vertiefen können.

In der Anthroposophie gibt es drei verschiedene Arten des Schulungsweges: Die erste Art ist rein persönlich. Jeder Mensch geht seinen eigenen individuellen Entwicklungsweg mit seinen ganz bestimmten Anforderungen, seinen Freuden und Leiden. Wenn Sie Rudolf Steiners Entwicklungsbuch lesen «Wie erlangt man Erkenntnisse der höheren Welten?» oder auch den «Pfad der Erkenntnis in der Geheimwissenschaft», dann begegnen Sie dort einer Fülle von Übungen, und Sie werden sich fragen, wie man das in einem Leben schaffen soll. Wenn Sie jedoch bedenken, dass dieses Buch für die Menschen des 20. Jahrhunderts geschrieben ist, so muss da doch für jeden ein Einstieg in diese persönliche Wegsuche gegeben sein. Und dass das so ist, merkt man immer mehr, wenn man dieses Buch mit der Frage liest: Was ist meine Aufgabe? Was ist das, was ich jetzt in der nächsten Zeit entwickeln will? Was betrifft mich? Was ist für mich wesentlich? Wer das Buch mit dieser Frage liest, der erhält beim Lesen Antwort. Oder es wirkt beim Lesen so, dass man merkt: Das ist jetzt noch zu weit weg, das betrifft mich nicht. Manchmal gibt es auch das Empfinden, dass man das schon könne. Das ist individuell verschieden. R. Steiner schreibt im Nachwort zu diesem Schulungsbuch: Man nehme doch dieses Buch wie ein Gespräch, das der Verfasser mit dem Leser führt. Und wenn R. Steiner so etwas sagt, so meint er es ernst. Das heißt, er möchte über seinen Tod hinaus Gesprächspartner sein, Werkstattgespräche über Schulung führen, und wenn man ihn fragt, so kann er durch sein Buch Antwort geben. Dann schlägt man es entweder gerade da auf, wo man es braucht, oder man hat die Idee: Ich fang mal wieder ganz von vorne an und merke an einer bestimmten Stelle: Darauf kommt es jetzt an. Diese ganze Sphäre des persönlichen Übens, wo jeder sich bemüht, an seiner Menschlichkeit zu arbeiten, diesen Bereich besprechen wir jetzt nicht. Das ist aber ein ganz wesentlicher Bereich der Schulung. Dass man sich selber analysiert, sich fragt: Wie lebe ich in meinem Denken, in meinem Fühlen, in meinem Wollen? Wie passen meine Handlungen, meine Worte zu den äußeren Verhältnissen? Wie lerne ich mich so einbringen, dass dadurch Menschlichkeit gefördert wird? Denn Anthroposophie sagt ihrer Wortbedeutung nach nichts anderes aus, als «zu wissen, was menschlich ist». Anthroposophie heißt Sophia = Weisheit, Menschen – Weisheit. Darum geht es bei der Schulung, es geht um Menschlichkeit. Und je mehr wir unser Menschentum verstehen, umso mehr verstehen wir die Welt. Je mehr wir unseren eigenen Geist erkennen, umso mehr finden wir Anschluss an das, was geistig unserer Welt zugrunde liegt und was sie geistig begleitet. Das ist die erste Schicht des Übens, der Schulung.

Dann hat R. Steiner, wie schon angedeutet, sogenannte berufliche Schulungswege gegeben, die Berufsesoterik neu begründet.

Und so hat er den Waldorflehrern, Priestern und Ärzten ein großes Kompendium an wunderbaren Übungen übergeben, auch solche, von denen man deutlich empfinden kann, dass diese noch eine andere medizinische Berufsgruppe betrifft. In den Meditationen für Ärzte, die alle ganz verschieden sind, gibt es immer auch Motive, die mit der besonderen Aufgabe eines anderen therapeutischen Berufes zu tun haben. Da gibt R. Steiner z. B. eine Meditation, die das heilende Wesen der Pflanzen betrifft. Da können wir üben, mit dem Geistig-Wesenhaften in der Natur, insbesondere mit den Heilkräften in den Pflanzen, in eine meditative Verbindung zu kommen. Die Pharmazeuten haben entdeckt, dass sie ebenfalls sehr fruchtbar mit dieser Meditation arbeiten können.

Man spürt elementar: das ist wahr. Da können die Ärzte nicht nur für sich etwas finden, sondern auch sich in spiritueller Weise mit den Pharmazeuten verbinden, um mit ihnen in eine vertiefte Zusammenarbeit zu kommen.

So gibt R. Steiner auch einen Spruch für die ärztliche Meditation, von dem ich meine, dass wir ihn auch gemeinschaftlich mit den Physiotherapeuten pflegen können:

Schau was kosmisch sich fügt:
Du empfindest Menschengestaltung.
Schau was luftig dich bewegt:
Du erlebest Menschenbeseelung.
Schau was irdisch sich wandelt:
Du erfassest Menschendurchgeistung.

Auf diese Meditation aus dem Jungmedizinerkurs (GA 316, Seite 172) möchte ich Sie gerne hinweisen. Hier geht es um den physischen Leib. Wie ist er gebildet? Aus welchen Kräften? Es gilt den Blick zu weiten über die Empfängnis und die Geburt hinaus in das Vorgeburtliche hinein. Da war der Mensch im Kosmos noch ausgebreitet. Und so wie der Mond alles herein spiegelt, was die Sterne tun, und das so getreu macht, dass er der Erde immer dieselbe Seite zeigt, die das Licht und mit ihm die Gestaltungsimpulse reflektiert. Seine Bewegung um die Erde und die Drehung um seine eigene Achse sind immer so aufeinander abgestimmt, dass das möglich ist. Er justiert seine Bewegungen hoch kompliziert, so dass er wirklich immer dieselbe Seite zur Erde wendet und im Laufe von nur vier Wochen einmal durch den ganzen Tierkreis wandert, so dass er aus jeder Tierkreisregion alles, was an Sternenlicht auf diesen Mond fällt, zur Erde herunterspiegeln kann. R. Steiner formuliert es so:

Schau was kosmisch sich fügt: Du empfindest Menschengestaltung.
Dabei sollen wir uns die Kraft des Mondes und seine Tätigkeit im Weltall vorstellen.
Die nächste Zeile heißt:
Schau was luftig dich bewegt: Du erlebest Menschenbeseelung.

Da ist das Seelenleben des Menschen betroffen, seine Strahlkraft, das Sonnenhafte des Menschenwesens offenbart sich hier. Es ist ein Geschenk der inneren und äußeren Sonne.

Als Drittes haben wir unser Erdenwerkzeug, das wir vom Ich aus verwandeln. Leib und Seele werden im Laufe des Lebens verwandelt. Ja, der Sinn der Inkarnation ist die Verwandlung der Erde. Das Leben auf Erden ist ein Verwandlungsweg, der den Leib wieder der Erde ähnlich macht, wo der Leib zerbricht und der Geist sich befreit. Aber im langsamen Zerbrechen des Leibes während des Lebens ist es so, dass das Selbstbewusstsein, das seelische Erleben durch die Führung des Geistes errungen wird.

> *Schau was irdisch sich wandelt: Du erfassest Menschendurchgeistung.*
> Nach meinem Empfinden ist diese Meditation im Rahmen des ärztlichen Schulungsweges die Anschlussstelle zur Berufsgruppe der Physiotherapie.

Als Zweites habe ich ein Gebet ausgewählt. Sie finden das auf Seite 159 im Zyklus GA 140, R. Steiner «Okkulte Untersuchungen über das Leben zwischen Tod und neuer Geburt» im Vortrag: Der Durchgang des Menschen durch die Planetensphäre und die Bedeutung der Christuserkenntnis.

Dieser Vortrag endet mit diesem Gebet:

Je mehr ich mir bewusst werde,
wie ich heraus geboren bin aus dem Weltenall,
je mehr ich die Verantwortlichkeit fühle,
die Kräfte in mir zu entwickeln,
die ein ganzes Weltenall mir gegeben hat,
ein umso besserer Mensch
werde ich werden können.

Der Beruf erfordert vom Physiotherapeuten sehr viel. Er stellt ganz hohe moralische Anforderungen und das hängt einfach mit der Natur des physischen Leibes zusammen. Er ist Ebenbild Gottes. Wir stehen immer vor Gottes Bild, wenn wir einen menschlichen Leib anschauen, wir begegnen Gott. Daher rührt letztlich auch die Faszination, die vom Leib ausgeht, auch bei Menschen, die Gott fliehen, die Lust haben, diesem Leib zu schaden, ihn zu zerbrechen in verbrecherischer Handlung. Angesichts des physischen Leibes stellt sich die Frage: «Bin ich vorbereitet, mit ihm zu arbeiten?»

Ich verstehe gut, wenn Sie sagen, ich kann nicht immer froh sein, ich kann nicht immer ehrfürchtig sein, das halte ich gar nicht aus. Aber der Beruf fordert es. Wenn man nach der Berufsesoterik fragt, nach dem Berufskleid sozusagen, dann muss man sich immer, wenn man zur Arbeit geht, in die Verfassung bringen, die die Arbeit braucht, auch wenn man persönlich noch weit dahinter zurückbleibt und «noch nicht so weit ist». Bei den Lehrern ist R. Steiner rigoros. Da fordert er, dass, wenn sie in die Schule kommen, nach schlecht geschlafener Nacht, Ärger in der Familie u. a., dass sie an der Schwelle zum Klassenzimmer «ihren maroden Menschen» am Kleiderhaken aufhängen. Sie müssen ihn ausziehen und mit «heiterer, frischer Seelenart» ihrer Klasse entgegentreten und die Kinder willkommen heißen. Wenn die Kinder ihren Lehrer im Unterricht erleben, so müssen sie Mut zum Leben, Freude am Leben empfinden. Das erwartete R. Steiner von den Lehrern.

Bei uns Therapeuten würden die Patienten z. T. wegbleiben, wenn wir nicht freundlich sind. Viele kommen tatsächlich auch deshalb zu uns, weil wir auch menschlich nett sind. Ja, sie suchen im Physiotherapeuten einen Menschen, der die Kleinarbeit ernst nimmt, auf den man sich verlassen kann, der Mut macht, für einen «da» ist.

Und wenn man jetzt fragt «Schulung?», dann muss man sich fragen: Wie kann man das ehrlich machen, wirklich «so sein», damit es nicht ein Image wird, hinter dem der wirkliche Mensch langsam ausbrennt?

Wenn wir an den physischen Leib herantreten, müssen wir unsere Arbeitsmotive aus den höchsten Ansprüchen herholen und nach dem tiefsten Sinn der Verwandlung fragen, um uns die Erneuerungskräfte zu holen. Da möchte ich nun ganz aphoristisch ein paar mögliche Arbeitsmotive nennen, von denen ich den Eindruck habe, dass sie für den Arbeitsbereich des Physiotherapeuten hilfreich sein können.

Ich will das Ganze mit einer Krankengeschichte einleiten. Wir hatten in unserer Arbeitsgruppe noch eine Frage, auf die wir nicht mehr eingehen konnten: Wie mobilisiert man anthroposophisch ein Knie? Da fiel mir eine Krankengeschichte ein aus meiner Zeit in Herdecke, wo ich ein Mädchen über einige Jahre betreut habe, das im Alter von zwei Jahren eine schwere, primär chronische Polyarthritis bekam. Wir haben in der Klinik immer nur vorübergehend helfen können. Die neuen Schübe waren nicht vermeidbar. Zu Hause wurde sie dann oft auch schulmedizinisch weiter betreut, da sie nicht so oft in die Klinik kommen konnte. Zwei- bis dreimal im Jahr war sie aber da und die Bewegungsfähigkeit ließ sich relativ gut erhalten.

Dann geschah es, dass sie eines Tages im Alter von fünf Jahren mit steifem Knie in die Klinik eingeliefert wurde. Zu Hause in der ambulanten Behandlung hatte es nicht verhindert werden können, und jetzt war die Frage: Kann man noch einmal einen Mobilisierungsversuch unter Narkose machen oder findet man sich damit ab, dass das Knie steif ist? Ich fand es furchtbar, dass wir entscheiden sollten, ob dieses Kind sein Leben lang ein steifes Knie haben soll. Ich setzte mich dafür ein, dass das Knie doch in Narkose mobilisiert wurde, und eine phantastische Krankengymnastin und die Mutter haben das Kind nachher intensiv behandelt. Wir haben natürlich mit dem Kind gesprochen und gesagt, nach der Narkose tut das Knie weh, aber, wenn du das aushältst und es jeden Tag tüchtig bewegst, dann kannst du später tanzen und so laufen wie die anderen Kinder auch. Wir haben also Vorbereitungs- und Motivationsarbeit geleistet und – oh Wunder – dieses Kind, das sonst furchtbar empfindlich war, war motiviert und übte fleißig und ließ nicht nach. Heute ist sie eine junge Dame und freut sich, dass sie tanzen kann. Es ist gut gegangen.

Was heißt es aber, ein Knie zu mobilisieren? Es ist Arbeit am physischen Leib, den die Götter zwar geschaffen und veranlagt haben, der aber durch das Karma der Menschen seine Mängel bekommen hat, aus welchen Gründen auch immer, und wo jetzt wiederum das Karma der Menschen danach verlangt, das, was im Schicksal sozusagen als Behinderung sich aufgetan hat, mit vereinten Kräften und Liebe zum Schicksal zu wandeln und zu heilen. Wir «planen» unsere Krankheiten vorgeburtlich in der geistigen Welt. Dort nehmen wir uns vor, was wir für den Schicksalsausgleich, für unsere eigene Entwicklung brauchen. Die Erde ist der Ort, wo wir dann daraus lernen, wo die Heilkräfte aufgerufen werden und wo wir im Heilen lernen, was Gesundheit ist, und wo wir dankbar für dieses Göttergeschenk sein dürfen. Wir zeigen durch die Kräfteanstrengungen, z. B. das Knie wieder zu erobern, den Göttern unseren guten Willen. Die Krankheit ist um des Heiles willen da. Sie ist nicht zum Ärgern, sondern zum Freuen, zum Verwandeln, zum Arbeiten da, so merkwürdig das auch klingen mag.

Und so, denke ich, kann man auch mit alten Menschen arbeiten, die oft fragen: «Lohnt sich das denn noch?» Wie oft habe ich das gehört als junge Ärztin, wenn ich es mit alten Patienten zu tun hatte, gerade im Krankenhaus, in der inneren Medizin, wenn sie wussten, dass sie nicht mehr lange leben würden. «Warum geben Sie sich denn solche Mühe, das lohnt sich doch nicht mehr für mich.» Dabei lohnt sich jeder Tag! Ist es doch die Gegenwart, die zählt. Das Ich erfährt in jeder Übung, in jeder Regung des Willens eine Stärkung seiner Kraft. Ob Sie eine Übung fünfmal machen oder zehnmal, ist ein Unterschied. Zehnmal ist – wenn das die richtige optimale Dosis ist – verstärkte Kraft. Fünfmal wäre dann nur die halbe Kraft. Aber warum lohnt sich das? Was ist eine solche Mobilisierung von Ich-Kraft, wo wochenlang immer wieder an einem Organ, z. B. am Knie, gearbeitet wird? Das ist eine Erkraftung des Willens.

Wir haben es mit dem physischen Leib zu tun und arbeiten mit Druck, Widerstand und Zug, mit Gewicht. Daran erstarkt und stößt der Wille an, mehrfach, immer wieder.

Dann haben wir es mit der ätherischen Ebene zu tun. Der Ätherleib lernt durch Wiederholungen. Hier ist die Aufgabe, die richtige Zahl, das richtige Maß, den richtigen Rhythmus und einen bestimmten gestalteten Zeitablauf herauszufinden, der für die Wiederherstellung einer Funktion nötig ist, dann arbeiten wir eng mit dem Ätherleib zusammen.

Wenn wir Bewegung wieder möglich machen, werden wir Partner des Astralleibes, der der Beweger ist bzw. Bewegung ermöglicht. Wenn wir die Bewegungsimpulse provozieren durch gutes Halten, z. B. mit dem Bobath-Konzept, so kann man sehen, wie durch das Angebot bestimmter Dinge zum Spielen oder durch ein vorsichtiges Festhalten bestimmter Gliedmaßen plötzlich der gesunde Bewegungsimpuls möglich wird. Mit Freude kann eine gesunde Lebensfunktion ausgeführt werden, die durch diese Unterstützung möglich ist. Physischer Leib und Ätherleib werden sozusagen beherrscht durch den Krankengymnasten, und der Astralleib ergreift sein Werkzeug zum ersten Mal richtig.

Aber ohne das Ich wäre das alles nicht möglich, denn wenn der Betreffende nicht will, sich nicht hineinbegibt, den Aufforderungen nicht folgt, dann ist das Ganze nicht erfolgreich. Also müssen wir auch Partner werden des Ich des Patienten, z. B. indem wir ihn immer ansprechen.

R. Steiner hat die Erziehung ein fortgesetztes Taufen genannt. Ich habe mich oft gefragt, was das eigentlich heißt. Dann wurde mir bei einer Hospitation in einer Schulklasse bewusst, wie oft dort die Kinder mit Namen gerufen wurden. Da wurde mir schlagartig klar: das ist es! Bei der Taufe bekommt der Mensch seinen Namen und hat von da an seine Identität. Und immer wenn man den Namen des anderen ruft, ist das eine Selbstbestätigung, und wenn das im Namen eines Höheren geschieht, wie bei der priesterlichen Taufe, so ist das eben «die Taufe». Von dem Priester soll der Lehrer lernen, dass er die Kinder nicht persönlich an sich bindet, sondern immer im Auftrag eines Höheren führt: «Ich zeig dir den Weg zu dir selbst, so wie ich es von einem Höheren lerne.» Dann ist eben die Erziehungsarbeit ein «Beim-Namen-Rufen», wirklich das Ich hereinrufen, im Sinne einer fortgesetzten Taufe.

Wie oft habe ich das bei Krankengymnasten erlebt, die das intuitiv richtig machen. Wie oft sprechen sie freundlich, moderat und beziehungsvoll den Namen des Patienten aus. Wer das bewusst tut oder auch intuitiv, stärkt dadurch das Ich des anderen, ruft es zur Tätigkeit auf. Das wäre für mein Empfinden das kleine Einmaleins einer anthroposophischen Mobilisierung, dass man sich mit allen Wesensgliedern verständigt, versucht, jedem Wesensglied Partner zu sein in der Arbeit. Denn in der Therapie stehen wir ja immer stellvertretend da für das Ich des Patienten, das in seinen Steuerungs- und Aktionsmöglichkeiten eingeschränkt ist. Das Ich des Therapeuten ersetzt vorübergehend das Ich des Kranken, welcher die Wesensglieder nicht mehr genügend zur gesundenden Arbeit am Leib aufrufen kann. Und so ist eigentlich dieser Respekt vor dem Ich des Kranken das ganz Entscheidende. Von dem Aspekt der Schulung des Physiotherapeuten aus betrachtet, bedeutet es, dass er sich immer fragt: Wie bringe ich mich in eine Verfassung, dass ich im Sinne des anderen handeln kann, dessen Ich-Kraft wirklich verstärken kann, dass ich so arbeite, wie es für diesen Menschen jetzt das Beste ist?

Dazu ist es hilfreich, sich mit dem Wesen des Ich zu beschäftigen. Da möchte ich das kleine Buch von Friedrich Rittelmeyer über die «Ich-Bin-Worte» empfehlen. Im Johannesevangelium spricht Christus siebenmal von sich als dem «Ich bin». Zum Beispiel das Brot des Lebens: Wir leben davon, welchen Sinn wir selber unserem Leben geben. Das Ich ist dann seine eigene wandelnde Wegzehrung, es ist die Schlange, die sich in den Schwanz beißt, die sich selber verzehrt und im Verzehren ihrer selbst bewusst wird. Ich kann die schönsten Dinge von außen wissen, was das Ich alles ist. Wenn ich es nicht selbst auf mich anwende, ist es hohl und leer. Zu merken, wie man selbst sich zur Nahrung werden muss, indem man sich selbst Ziel, Richtung und Sinn gibt. Und so hat jedes «Ich-Bin-Wort» eine Botschaft für unsere Selbsterkenntnis, welche Kräfte eigentlich in uns liegen.

Wenn man dann seinen maroden Alltagsmenschen vor der Tür zum Gymnastikraum lässt, der ja meistens in den Krankenhäusern im Keller sich befindet, so ist schon eine Frage, was man jetzt statt dessen mit zum Patienten nimmt. Da ist es besonders wichtig, sich auszurüsten mit Licht und Wärme. Man kann sich überlegen: In welcher Ich-Stimmung gehe ich heute oder in dieser Woche an meine Arbeit? Diese Pflege einer bewussten Ich-Kultur, einer bewussten Erkenntnis dessen, was eigentlich das Ich ist, wäre, denke ich, ein ganz wesentliches Motiv.

Und um diesen christlichen Aspekt noch mit einem zweiten Motiv abzurunden, möchte ich daran anschließen, dass es zum Berufsethos des Physiotherapeuten gehört, dass er eben mit besonderer Freudigkeit am Werk sein muss. Freude ist Ich-Überschuss. Liebe, sagt R. Steiner, ist Schulden bezahlen. Was ich an Liebe aufwende, das hat immer einen Grund. Ich selber bin ein Geschenk der Welt, und wenn ich die Welt lieben lerne, dann habe ich es ihr gedankt. Und da haben wir noch viel zu tun, die Menschen, die Welt so lieben zu lehren, dass sich für die Welt die Veranstaltung Mensch gelohnt hat, indem der Dank zurückströmt zur Welt, zu Gott. Da ist Liebe Ausgleich, Dankbarkeit, ein Zurückstrahlen. Freuen aber ist die Folge aufgewendeter Liebe. Wenn ich liebe, so weckt das Freude bei dem, dem die Liebe gilt, wenn es echte Liebe ist und nicht egoistische Sympathie. Denken

Sie jetzt an den Säugling zurück. Im ersten Jahrsiebt, wo der physische Leib vorzugsweise gebildet wird, ausreift und seine Form veranlagt, sollte das Kind von «heiterer Miene der Erzieher», mit Freude, von Heiterkeit umgeben sein, ja die Freude muss die ganze Umgebung durchziehen, und eine ehrliche, redliche Liebe müsste die Umgebungsgestaltung beherrschen. So fordert es R. Steiner von Eltern und Lehrern. Ein riesiger Anspruch natürlich. Und der physische Leib braucht diese höchste Moralität, weil er Gottes Ebenbild ist und weil darin das Ich wohnen soll. Und dieser Gottesfunke, wenn der sich wohlfühlen soll, muss es auch ein bisschen göttlich zugehen, sonst fühlt er sich fehl am Platz, dann zieht er sich zurück. Deswegen arbeiten der Lehrer und die Mutter mit diesem Freude-Motiv, mit diesem Weihnachtsmotiv. Und wir Ärzte wissen vom Therapeutischen her, wenn wir mit dem Leib zu tun haben, arbeiten wir eben auch mit diesem Freude-Motiv, und wenn wir das nicht schaffen, müssen wir uns krankmelden. Ohne Freude dürfen wir nicht arbeiten.

Im Evangelium wird zweimal in besonderer Weise von der Freude gesprochen. Einmal an Weihnachten bei der Engelsbotschaft und dann vor dem Tod des Christus Jesus.

Bei Johannes im 16. Kapitel (Übersetzung von Emil Bock).

«Noch eine kurze Zeit nur, ihr werdet mich nicht mehr sehen. Und noch einmal eine kurze Zeit, und ihr werdet mich sehen ... Ja, ich sage euch: Ihr werdet weinen und wehklagen, und die Menschen werden sich freuen (das ist natürlich jetzt die Schadenfreude). Ihr werdet traurig sein, aber eure Traurigkeit wird in Freude verwandelt werden. Ein Weib, das gebiert, hat Schmerzen zu leiden, denn ihre Stunde ist gekommen. Hat sie aber das Kind geboren, so gedenkt sie der Drangsal nicht mehr vor lauter Freude, dass ein Mensch in die Welt hereingeboren worden ist. So habt ihr jetzt Schmerz zu leiden. Aber ich will euch wieder sehen, und dann wird euer Herz voll Freude sein, und diese Freude kann euch niemand rauben. An diesem Tag werdet ihr mich nichts zu fragen brauchen. Ja ich sage euch: Was ihr fortan vom Vater erbitten werdet, das wird euch in meinem Namen gegeben. Bisher habt ihr noch nicht in meinem Namen gebeten. Bittet aus dem Herzen, und es wird eurem Herzen gegeben werden, so dass eure Freude Erfüllung finde.»

Luther übersetzt es: «dass eure Freude vollkommen werde».

Dann folgt das Hohepriesterliche Gebet und dann unmittelbar die Gefangennahme. Und man merkt, wir haben es hier mit den tiefsten Menschenrätseln zu tun, mit dem Anfang, der Geburt, und mit dem Menschenziel, dem Tod als dem Weg zum Vater, zum Ursprung. Damit hängt dieser physische Leib zusammen, und ehe er nicht ganz verwandelt ist, ganz durchgeistigt ist, ist das Menschheitsziel nicht erreicht. Dann erst ist Atma entwickelt, ist der Geistesmensch entstanden. So ist der Beruf des Physiotherapeuten ein Beruf, der heute schon mit allem Können an dem physischen Leib arbeitet, d.h. bewusst diesen physischen Leib in die Herrschaft des Ich bringen lernt, um ihn immer besser verwandeln zu können.

Um von der Schulung her noch einmal zurückzukommen auf die Menschenkunde, Kosmologie und Reinkarnation und Karma als die Grundlagen der anthroposophischen Physiotherapie, so ist es wichtig, sich klarzumachen, dass alles, was ich im Willen tue (und da hat ja auch die Betrachtung von Jaap van der Wal immer wieder hingeführt), auch für das nachtodliche Leben Bedeutung hat. Es führt vom diesseitigen zum jenseitigen Bewusstsein des Ich. Alles, was ich mit den Gliedmaßen tue, ob ich eben zehnmal geübt habe oder fünfmal, das entlässt im Sterbeaugenblick einen Willen aus dem Leib, der eben mehr oder weniger geübt hat. Nach dem Tode aber vergeht unser gedankliches Bewusstsein, worauf wir auf der Erde so stolz sind, innerhalb von drei Tagen bereits.

Wir können nur das mitnehmen an Gedanken, was wir durch und durch selbst verstanden haben. Alles angelernte, nur hingeklebte Wissen ist wie weggeblasen. Nur das Eigene nehmen wir als Extrakt mit. Alles aber, was wir getan haben, geht mit uns, ist Realität im nachtodlichen Leben.

Wie ich eine Bewegung gemacht habe, liebevoll, gleichgültig oder hasserfüllt, das gilt nach dem Tod als Realität, denn das war ich. Beim Denken kann ich immer alles noch zurechtdenken, zurechtlügen, schönreden, färben, da weiß ich oft nicht, was wirklich Sache ist. Aber das, was ich tue, das war ich. Da kann ich hinterher nicht sagen, das habe ich nicht gemacht. Wir selber sind diejenigen, wenn es heißt, «Gott sieht alles». Unser Ich sieht wirklich alles, weil es selbst dabei ist. Der Gott in uns sieht alles. Unser höheres Ich muss alles wahrnehmen, was wir tun. Und nach dem Tode erwacht das zur Selbsterkenntnis: das habe ich getan. Und auf dieser Grundlage fassen wir dann die neue geistige Konzeption ins Auge, für die Bildung des Kopfes der nächsten Inkarnation. Ich bin dann so gescheit und so veranlagt, bin so findig und habe die Einfälle, wie es dem entspricht, wie meine Taten waren. Dann kann sich meine Entwicklung auf Erden sinnvoll anschließen an meine realen Taten vom letzten Leben. Und so treffe ich mich mit den anderen zur Zusammenarbeit. Das heißt, die Körpertherapien arbeiten an der Verbesserung der Intelligenz der zukünftigen Menschheit. Dass da mehr Wille, mehr Ichhaftigkeit, mehr Bewusstheit ist. Und da liegt auch etwas im Karma unserer Zeit. Es hat hier in einigen Arbeitsgruppen auch die Frage gelebt, warum die Rückenbeschwerden so zunehmen und überhaupt die Bewegungsstörungen. Wir können dies auch als einen Rettungsschrei der höheren Iche der Menschen auffassen. Unsere materialistische Zivilisation lässt uns überall Platz nehmen, uns bequem lagern, um Zuschauer der Welt zu sein und möglichst wenig selbst zu tun. Dass diese materialistische Bequemlichkeits-Kultur Bewegungsschäden verursacht, damit man dann wenigstens, wenn es weh tut, anfängt, am Willensmenschen zu arbeiten, ist einzusehen. Zugleich ist es die Vorbeugung gegen zu große Denkbequemlichkeiten und Schwächen im nächsten Erdenleben.

Vielleicht hilft die Physiotherapie auch dazu, dass die kommenden Generationen die Möglichkeit haben, sich zu einer neuen Aktivität aufzuschwingen, und die Geisterkenntnisse stärker Eingang finden.

Unsere Zeit ist um. Es sind jetzt einige Motive einer möglichen professionellen Schulung angesprochen worden. Den dritten Schulungsaspekt der Anthroposophie können wir ein andermal betrachten – er betrifft die Tatsache, dass jeder Mensch nicht nur persönlich und beruflich eine Entwicklung durchmacht, sondern auch die Menschheit als Ganzes, von der jeder einzelne Mensch ein mehr oder weniger bewusster Mitgestalter ist.

Da wir jedoch vom Karma etwas einseitig gesprochen haben, möchte ich nicht versäumen, zum Abschluss zu sagen, dass Krankheit da ist – so wie es R. Steiner formuliert – für die Menschen «zum Ausgleich des Karma». Das bedeutet aber nicht, dass es primär das persönliche Karma sein muss, das hier durch Krankheit ausgeglichen wird. Es kann auch ein berufliches oder soziales Karma mit anderen Menschen sein. Viele Menschen sind krank, damit Menschen im Umkreis etwas daran lernen.

Dann aber gibt es auch Krankheiten zum Ausgleich von Menschheitskarma, um der Menschheit willen. Letztlich aber ist jede Krankheit ein Anspannen von Gesundheitskräften, damit man Gesundheitskräfte für ein nächstes Erdenleben zur Verfügung hat. Krankheit ist dazu da, um bewusstere, ichhaftere Gesundheit zu schaffen. Sie ist nicht primär dazu da, damit wir leiden.

Und so möchte ich gerne mit dem Satz aufhören: Das Schicksal ist niemals lebensfeindlich, sondern immer lebensfreundlich. Zumindest können wir lernen, es so zu nehmen.

Michaela Glöckler

Literaturangabe

1) Vgl. das Kapitel «Wesen des Menschen» in Rudolf Steiner: «Theosophie», GA 9, Dornach 1987.
2) Vgl. Rudolf Steiner: «Entsprechungen zwischen Mikrokosmos und Makrokosmos», GA 201.
3) Vgl. Rudolf Steiner: «Kunst im Lichte der Mysterienweisheit». 2. und 4. Vortrag, GA 275.
4) Vgl. Armin Husemann: «Der musikalische Bau des Menschen», Stuttgart 1989.
5) Vgl. Rudolf Steiner: «Heilpädagogischer Kursus», GA 317, Dornach 1967.
6) Vgl. Werner Perrey: «Sternenbilder. Himmelsatlas für das ganze Jahr», Stuttgart.

Tagungsprogramm

Programmübersicht und Arbeitsgruppenberichte
der 1. Öffentlichen Tagung für Physiotherapie am Goetheanum
vom 1. bis 4. Mai 1997

Medizinische Sektion am **GOETHEANUM**
FREIE HOCHSCHULE FÜR GEISTESWISSENSCHAFT
CH–4143 Dornach (Schweiz)

Die Schöpfung ist ein Buch;
Wer's weislich lesen kann,
Dem wird darin gar fein
Der Schöpfer kundgetan.

Angelus Silesius

Liebe Mitarbeiter der Arbeitstage für Physiotherapie,

willkommen in der Medizinischen Sektion am Goetheanum!

Es ist erfreulich, dass wir gerade jetzt, wo die Gesundheitspolitik der Länder zunehmend daraufhin orientiert ist, die manuellen und physiotherapeutischen Therapieformen zugunsten der apparativen Medizin finanziell einzuschränken und infrage zu stellen, die Möglichkeit ergriffen haben, uns in Form einer Arbeitszusammenkunft auf den Stellenwert und Beitrag der Physiotherapie innerhalb der medizinischen Versorgung zu besinnen. Ich hoffe, dass es uns gelingen wird, die Möglichkeiten der anthroposophischen Menschenkunde und Therapie für diesen Arbeitsbereich deutlich zu machen, und dass Sie durch Begegnungen und fachlichen Austausch untereinander mit neuen Anregungen zum Wohl Ihrer Patienten wieder an Ihren Arbeitsort heimkehren werden.

Mit herzlichem Gruß
Dr. med. Michaela Glöckler

Anthroposophische Physiotherapie

1. Arbeitstagung für Physiotherapeuten, Krankengymnasten, Masseure, Medizinische Bademeister und Bewegungstherapeuten
vom 1. bis 4. Mai 1997
«Der physische Leib – Entwicklungsergebnis und Aufgabe am Beispiel von Genese, Bau und Funktion der Schulter- und Beckenregion»

Donnerstag, 1. Mai 1997	Freitag, 2. Mai 1997 / Samstag, 3. Mai 1997	Sonntag, 4. Mai 1997
	08.30–9.15 Bewegung (Bothmer-Gymnastik, Loheland-Gymnastik, Eurythmie)	08.30 – 09.30 Arbeitsgruppen
	PAUSE	PAUSE
	10.00–12.30 Vortrag mit Gespräch «Dynamische Morphologie – die Entfaltung der menschlichen Gestalt» – Embryo zwischen Himmel und Erde – *Dr. med. Jaap van der Wal (anatomischer Embryologe)*	10.15–11.15 Plenum: Rückblick – Vorblick Anregungen 11.30–12.30 Schulungsmotive für den Physiotherapeuten *Dr. med. Michaela Glöckler*
	12.30–15.00 MITTAGS-PAUSE + Freie Aktivitäten	12.30 Ende der Tagung
	15.00–18.00 Arbeitsgruppen	
	18.00–20.00 ABENDPAUSE	
19.00 Begrüßung 19.30 Anthroposophische Physiotherapie Grundlagen und Perspektiven *Dr. med. Michaela Glöckler*	20.00–21.00 Fortsetzung der Morgenvorträge Eurythmischer Ausklang: Die 12 Stimmungen	

Literaturangabe zur Vorbereitung: Rudolf Steiner «Entsprechungen zwischen Mikrokosmos und Makrokosmos»
GA 201, 1. und 9. Vortrag

Für die Medizinische Sektion — *Michaela Glöckler*
Für den Initiativkreis Physiotherapie — *Christa Maier*

Arbeitsgruppen

1. Erkenntnisgrundlagen der Bewegung: Durch übendes Erleben und Betrachten von Schultergürtel- und Beckenbewegungen wollen wir einen methodischen Weg zu den Raum- und Zeitqualitäten dieser Körperregionen finden. *Alexander und Fromuthe Eckhart, tätig in der Physiotherapie Klinik Oeschelbronn, und Bert van der Hart, Bewegungslehrer und Physiotherapeut, Rotterdam,* begrenzt auf 30 Teilnehmer.
2. Wie kann Bewegung heilend wirken? Ausgehend von einer Patientenvorstellung mit Problemen am Schulter- und/oder Beckengürtel wollen wir gemeinsam Aspekte für die Erweiterung der Bewegungstherapie durch die Geisteswissenschaft erarbeiten. Mit praktischen Übungen. *Unda Niedermann (Physiotherapeutin in Wengen CH) und Margarethe Voegele (Dozentin der Loheland-Gymnastik D), Roswitha Willmann (Gymnastiklehrerin, Bingenheim D),* begrenzt auf 20 Teilnehmer.
3. Bewegung als Prozess der Wahrnehmung: Der Bewegungsmensch ist sowohl für den Physiotherapeuten als auch für den Patienten Ansatz für eine Therapie. Durch Bewegung bietet der Mensch sich den schöpferischen Kräften des eigenen Willens an, die einerseits aus dem menschlichen Inneren, andrerseits aus der Umwelt heraus wirken. Die Bewegung des Menschen vollzieht sich an der Wahrnehmung dieser Kräfte. In der Bewegung wird das Ich des Menschen sichtbar und wahrnehmbar. Aus dieser Thematik möchten wir sowohl theoretisch als auch praktisch arbeiten. Empfehlenswert zur Vorbereitung der 10. Vortrag aus der «Allgemeinen Menschenkunde» von Rudolf Steiner. Bewegungsarbeitskreis «Quo vadis»: *Frank Sloot; Ine Tiel, Hannie Bakker, Valentine Cornelius, Gert Siebes, Anneke*

Jansen – Physiotherapeuten in Holland, begrenzt auf 30 Teilnehmer.

4. Arbeitsgruppe Rhythmische Massage nach Dr. med. Ita Wegman: Gesichtspunkte zu Behandlungen bei Erkrankungen des oberen und unteren Rückens und deren Folgen im Sinne von Binden und Lösen. Mit Demonstration. *Irmgard Marbach (Boll D),* begrenzte Anzahl Teilnehmer.
5. Arbeitsgruppe der Rhythmischen Massage: Entwicklung von Griffqualitäten und deren bewusste Handhabung in Theorie und Praxis. Diese Griffqualitäten, die wir darstellen, entsprechen in Form und Inhalt den Prinzipien des viergliedrigen Menschenbildes sowie dessen funktioneller Dreigliedrigkeit. Für in Rhythmischer Massage Ausgebildete. *Co Gelaudie und Anneke Welsink (Physiotherapeuten, tätig in der Ausbildung der Anthroposophischen Physiotherapie in den Niederlanden),* begrenzte Anzahl Teilnehmer.
6. Die Formung des Menschen aus dem Tierkreis. Wir beschäftigen uns mit den Beziehungen der Körperregionen zum Tierkreis, im Speziellen mit «Zwillinge» und «Waage». Mit Patientenbeispielen. Literatur: Rudolf Steiner: «Anthroposophie als Kosmosophie 2», GA 208, 15. und 16. Vortrag. Rudolf Steiner: «Der Mensch im Lichte von Okkultismus, Theosophie und Philosophie», GA 137, 6. Vortrag. *Joukje Ghijssen, Mane-Jose Gijsberts, Henny Lambooy, Physiotherapeuten in Holland, Christa Maier, tätig mit der Rhythmischen Massage, Dornach CH,* begrenzt auf 30 Teilnehmer.
7. Der bewegungstherapeutische Ansatz der Behandlung in der Schulterregion wird anhand von eigenen Behandlungsberichten und praktischen Übungen betrachtet. Es soll versucht werden, eine Brücke zu schlagen zwischen Physiotherapie und Heileurythmie. Die drei Arbeitstreffen werden als Einheit betrachtet. *Die Kursleiterin Christine Runge ist Physiotherapeutin und hat im Dezember 1995 ihre Ausbildung als Heileurythmistin abgeschlossen, tätig in Kanada. Darko Sacic, Arzt, Lahnhöhe D,* begrenzt auf 30 Teilnehmer.
8. Das Öldispersionsbad nach W. Junge mit der Darstellung der Theorie und der praktischen Ausführung. *Avonne Niessen, Franziska Junge, Masseurinnen und med. Bademeisterinnen,* begrenzt auf 20 Teilnehmer.

9. Anthroposophische Hydrotherapie. Einführung und Austausch der Erfahrungen mit den Rhythmischen Bewegungsbädern nach Dr. med. Ita Wegman. Mit praktischen Übungen und Demonstration. *Chris Vree, Inneke Zwart, Hans van Herwaarde, Physiotherapeutinnen in Bergen (NL),* begrenzte Teilnehmerzahl.
10. Brandungsbad nach Lieske – Usbeck und Bienenwachsauflagen. *Hubertus Hewel, Dirk Otto, Masseure und med. Bademeister, Frau Dr. Gerretsen, Ärztin in der Ita Wegman Klinik,* begrenzt auf 10 Teilnehmer.
11. Einführung in die Anthroposophie für Physiotherapeuten. *Michaela Glöckler, Ärztin, Leiterin der Medizinischen Sektion, Dornach.*

Zu den Arbeitsgruppenberichten

Mit viel Freude, Spannung und intensiver Vorbereitung des Initiativkreises erwarteten wir ca. 260 Physiotherapeuten aus aller Herren Länder: Belgien, Deutschland, England, Finnland, Frankreich, Holland, Italien, Kanada, Norwegen, Österreich, Rumänien, Russland, Schweden, Schweiz, Spanien und Südafrika.

In elf Arbeitsgruppen stellten wir das Gedankengut der anthroposophischen Menschenkunde für diese Therapie praxisbezogen dar. Es waren dies die Rhythmische Massage nach Dr. Ita Wegman, die Rhythmischen Bäder nach Dr. Ita Wegman und die verschiedensten bewegungstherapeutischen Ansätze. Das Tagungsthema «Der physische Leib – Entwicklungsergebnis und Aufgabe, am Beispiel von Genese, Bau und Funktion der Schulter- und Beckenregion» begrenzte die Weite der Möglichkeiten auf eine Polarität des Oben und Unten.

Frau Dr. M. Glöckler, Leiterin der Medizinischen Sektion am Goetheanum, eröffnete die Fachtagung. Sie gab zu Beginn und Ende der Tagung je einen Vortrag aus ärztlicher Sicht unter dem Thema «Anthroposophische Physiotherapie – Grundlagen und Perspektiven» und «Schulungsmotive für den Physiotherapeuten».

Herr Dr. Jaap van der Wal begleitete die Tagung mit seinem Thema «Dynamische Morphologie – die Entfaltung der menschlichen Gestalt – Embryo zwischen Himmel und Erde». Darinnen zeigte er, auf dem Boden der Geisteswissenschaft Rudolf Steiners, dass die Tatsachen der Embryologieforschung das Wirken der kosmischen Kräfte des Tierkreises beim Aufbau der menschlichen Gestalt belegen können und somit, durch Anthroposophie, eine Bestätigung alten Weisheitsgutes der Menschheit möglich wird.

In zwei Eurythmie-Aufführungen konnten durch diese Bewegungskunst die Bildeimpulse der zwölf Tierkreiskräfte, die nach anthroposophischer Lehre unserem physischen Leib zugrunde liegen, praktisch veranschaulicht werden.

Zusätzlich gab es morgens zur Einführung ins Thema und zur gemeinschaftlichen Begegnung verschiedene Kurse zum Thema Bewegung – wie Bothmer-Gymnastik, Loheland-Gymnastik, Eurythmie und Sprachgestaltung. Alle großen Vorträge fanden in dem «Schreinerei-Gebäude» statt.

Die elf Arbeitsgruppen verteilten sich auf das Goetheanumgelände, den Sonnenhof und die Physiotherapieabteilung in der Ita Wegman Klinik.

Hubertus Hewel, Ita Wegman Klinik

Die vier rhythmischen Bäder nach Dr. med. Ita Wegman

Aus dem Bericht einer Tagungsteilnehmerin:
Im Rahmen der ersten Physiotherapietagung am Goetheanum fand in den Räumlichkeiten der Ita Wegman Klinik der Kurs für die *Rhythmischen Bäder nach Dr. med. Ita Wegman* statt. Dabei waren acht Teilnehmer unter der Leitung von *Chris Vree* aus Bergen (Holland).

Die Demonstrationen waren umrahmt von Gesprächen «rund um das Wasser» in Bezug auf die Natur und das Verhältnis zum Menschen bzw. vom «inneren Weg» des Therapeutseins und -werdens.

Von den vier Rhythmischen Bädern:

- Rhythmisches Lemniskatenbad
- Auf- bzw. absteigendes Rhythmisches Wellenbad
- Rhythmisches Reibebad
- Rhythmisches Bürstenbad

durften wir die drei ersten miterleben.

Beim ersten Bad findet keine eigentliche körperliche Berührung statt, sondern die im Wasser verursachten Strömungen und Bewegungen werden nur durch das Wasser selbst auf den Patienten übertragen. Für die beiden nächsten Bäder werden Sisalhandschuhe gebraucht und der Patient mit Abstrichen bzw. massageartigen Bewegungen berührt. Beim Bürstenbad geschieht dies mit Bürsten. Sowohl die für den Patienten angemessene Ausgangstemperatur als auch eine besonnene Führung der »Griffqualität« des bewegten Wassers spielen eine bedeutende Rolle im Prozess der Anregung bzw. Beruhigung des Organismus. Es werden verschiedene Reize gesetzt durch die Wassertemperatur, das Wasser selbst, eventuelle Zusätze und Bewegungsqualitäten, die im Wasser mit dem Menschen geschehen. Diese werden vom Organismus beantwortet zum Beispiel durch eine Atemregulation, eine Reizantwort von den inneren Organen oder eine Kreislaufreaktion durch diese Hautstimulation. Zusätzlich findet eine innerliche Reizverarbeitung in der Nachruhe statt, sowohl geistig-seelischer Natur als auch im physiologischen Bereich – z. B. wahrnehmbar im vermehrten Harndrang, Lösen von Ödemen oder Kopfdruck, einem Leichtegefühl und Lichtempfinden und vielem anderen mehr. Allein durchs Zuschauen oder eigenes Badeerleben und natürlich auch im Gespräch wurde nicht nur unser Interesse an dieser Therapieform geweckt, sondern es wurde uns auch bewusst, wie viele Geheimnisse diese Rhythmischen Bäder noch bergen.

Hubertus Hewel, Ita Wegman Klinik

Phänomenologische Sammlung zum Thema Bewegung

Das moderne, analytische Bewusstsein der heutigen Zeit sieht in der menschlichen Bewegung (laut Definition Pschyrembel) überwiegend eine Wirkung der mechanischen Gesetzmäßigkeiten des Bewegungsapparates des Menschen, das ist eine Lageveränderung eines Körperteiles des Menschen im Raum, innerhalb einer bestimmten Zeit. Dies ist aus anthroposophischer Sicht eine mechanistische Reduktion des Bewegungsbegriffes, die der lebendigen Erfahrung des geschulten Physiotherapeuten keine Stütze bietet, weder im Erleben des komplexen Arbeitsalltags noch in der Therapie.

Festzustellen gilt, dass schon die Art und Weise, wie eine menschliche Bewegung zustande kommt, sich weitgehend der unmittelbaren Wahrnehmung entzieht und deshalb rein nach biomechanischen Gesichtspunkten, dem materialistischen Weltbild der heutigen Medizin entsprechend, ausgelegt wird. Unserer Meinung nach liegen so viele naturwissenschaftliche Einzelergebnisse für das Vorhandensein eines Seelisch-Geistigen als Verursacher jeder Bewegung vor, dass wir eine Begriffserweiterung für die Physiotherapie nach dieser Richtung hin brauchen. Unserer Meinung nach sind die geisteswissenschaftlichen Begriffe der Anthroposophie in der Lage, die in der Praxis gemachten Erfahrungen und Phänomene lebensgerecht zu erhellen.

Die Frage hat sich uns immer wieder aus der Praxis heraus ergeben, ob die heute so deutliche Zunahme von seelisch-geistigen Problemen bei Patienten, vom einfachen Mangel an Unterscheidungsvermögen bis hin zu der vielfach vorhandenen Antriebslosigkeit und Willensschwäche, nicht letztendlich mit Haltungsproblemen und Erkrankungen des Bewegungsapparates korrelieren. Daraus ergibt sich auch die Frage, ob ein mehr mechanisches Verständnis von Bewegung und dem entsprechenden Weltbild nicht schon a priori mit daraus resultierenden Beschwerden zusammenhängen. Die Erfahrung am Patienten zeigt, dass die Beweglichkeit des Leibes verbessert werden kann durch die Arbeit an der inneren Seelenhaltung.

Dies führte uns zu Fragen wie: «Gibt es eine andere, eine neue Art, die Bewegung wahrzunehmen und zu verstehen, und welche Fähigkeiten muss der Therapeut ausbilden, um eine menschliche Bewegung über das analytische Verständnis hinaus zu erfassen? Was ist eine schöne, harmonische Bewegung? Mit was hängt diese Erfahrung zusammen oder durch was wird sie hervorgerufen? Wirken da nicht andere Kräfte, als sie in unserem analytischen Weltbild Platz haben? Hat die Bewegung nicht, wie noch die alten Griechen glaubten, ihren Ursprung in den Planetenbewegungen des Kosmos?»

Wir bemerkten in unserer Arbeitsgruppe beim Studium der Phänomene, dass wir ein inneres Bild von gesunder Bewegung haben. Wir halten innerlich unbewusst ein harmonisch gesundes Bild der Bewegung an die Wahrnehmung heran und sehen somit den Unterschied zwischen innerem Bild und äußerer Wahrnehmung. Dieses innere Bild können wir auch Urbild der Bewegung nennen, welches jeder Bewegung innewohnt. Diese innere Wahrnehmung des Bewegungsurbildes setzt dann der Therapeut in Beziehung zur Wahrnehmung an der äußeren Bewegung, die dann entweder kongruent oder inkongruent ist, und wir erleben dies dann als harmonisch oder disharmonisch. (Über Wahrnehmung und Begriff siehe auch das Buch «Philosophie der Freiheit» von Rudolf Steiner.) Daher ist es so wichtig, die Bewegung zuerst am gesunden Menschen erst einmal wahrzunehmen.

Die daran einzeln wahrgenommenen Aspekte haben alle einen Teil des Urbildes in sich, auch wenn sie unterschiedlich ausgestattet oder differenziert sind. Sie sind sozusagen äußerlich wahrnehmbare Teile des geistig dahinterstehenden Urbildes oder der entsprechenden Idee. So wie wir im alltäglichen Leben eine Idee (Vorsatz) fassen und sie Schritt für Schritt in die äußere Erlebbarkeit bringen, sozusagen Gestalt werden lassen, so steht hinter allem Äußeren ein Ideenbereich oder geistiger Urbildbereich, der es uns erst ermöglicht, die Sinneserscheinungen zu deuten. Wenn wir nun zu solchen Ideen oder Urbildern kommen wollen, so müssen wir in die Sinneswelt hinausgehen und diese gut beobachten, das Beobachtete innerlich festhalten und miteinander in Beziehung bringen, um die Idee zu finden. Wir gehen also den Weg von den vielen einzelnen Ausgestaltungen zu der einen Idee hin.

Diesen Weg haben wir in Bezug auf die Bewegung bei unserer Arbeitsgruppe versucht zu beschreiten und möchten ihn hier versuchen darzustellen:

Wir wählten uns jeweils eine Bewegung aus dem Schultergürtelbereich und eine aus dem Beckengürtelbereich aus. Nachdem zum Kennenlernen die Gruppenleiter die beiden Bewegungen vorgemacht hatten und die Teilnehmer diese etwas geübt hatten, teilten wir uns gegenseitig die Erlebnisse mit diesen Übungen mit. Diese Erlebnisse wurden wie eine Bestandsaufnahme, ohne Deutung oder Urteil gesammelt. Als nächster Schritt folgte: Die Gruppe wurde in zwei Teile geteilt: Gruppe A und Gruppe B. Gruppe A machte die Schultergürtelbewegung und Gruppe B beobachtete Gruppe A. Dann schaute Gruppe B, ob es unterschiedliche Ausführungen der gleichen Übung gab, und ordnete danach die Teilnehmer der Gruppe A. Diese machten in der neuen Aufstellung ihre Übung nochmals.

Danach nannte Gruppe B ihre Kriterien, nach denen sie die Gruppe A geordnet hatte.

Kriterien waren: Größe der Bewegung – Höhe – Breite und Dynamik der Bewegung – Formbetonung oder Betonung des inneren Ausdrucks.

Nun wurden Beweger und Beobachter ausgewechselt und Gruppe B machte die Beckengürtelbewegung, während Gruppe A sie beobachtete. Gruppe A schaute nach unterschiedlichen Ausführungen und ordnete Gruppe B danach. Diese wiederholte in der neuen Ordnung die Beckengürtelbewegungen. Gruppe A nannte ihre Kriterien dann der Ordnung nach: *Schrittgröße – Standfestigkeit – Raumorientierung.* Die Kriterien wurden schriftlich festgehalten und nach Übung geordnet. Wichtig für die Kriterien war, dass sie ganz aus der Beobachtung stammten und nichts von persönlichem Gefallen oder gedanklichen Erklärungen hineinspielte.

Dann konnte die Frage folgen, was diese Kriterien bzw. die Beobachtungen, die ja zu den Ordnungskriterien geführt haben, über die jeweilige ganze Übung und im Vergleich zur anderen Übung aussagen. Haben sie einen Bezug zum Charakter der Übung?

Gegenüberstellung der Kriterien:

Schultergürtel	Beckengürtel
Dynamik	Standfestigkeit
innerer Ausdruck	Raumorientierung
Höhe und Breite	Schrittgröße

oben – unten / außen – innen / hinten–vorne

Durch das Formulieren des Beobachteten entstand aus den vielen subjektiven Beobachtungen ein gemeinsam gefundenes Objektives:

Die Schultergürtelbewegung zeigte eine große Vielfältigkeit, die sich frei in die verschiedenen Raumesrichtungen, oben – unten, rechts – links und etwas vorne – hinten, ausbreiten konnte, bis hin zu einem seelischen Ausdruck, z. B. der Freude oder inneren Hingabe oder sogar der Devotion. Die Beckengürtelbewegung hingegen war ganz auf die Raumesrichtung bezogen, mit einer deutlichen Beziehung auf die Erde und das Hinten – Vorne, was in jedem Schritt liegt. Die freie Beweglichkeit der Arme und Hände, die wir so vielfältig gebrauchen können, dass alle Kulturleistungen durch sie geschaffen werden, und die spontaner Ausdruck unserer seelischen Empfindungen sind (Gestik, Umarmen), konnte als eine Realität empfunden werden. Ebenso die Schwere und Erdverbundenheit der Beine und Füße, die uns ermöglichen, unseren Weg durch das Leben zu gehen, in immer neuer Verbindung mit der Erde, konnte als etwas Urgesetzmäßiges erlebt werden. Dieser Weg, der über das Tun und Wahrnehmen ging, führte uns von den verschiedenen Bewegungen hin zu einer mehr allgemeinen Bewegungsgesetzmäßigkeit. Diese Gesetzmäßigkeit konnten wir gemeinsam nachvollziehen.

Bert van der Hart, Alexander Eckhart, Fromuthe Eckhart

Die frühkindliche Bewegungsentwicklung und ihre Beziehung zur Gebärde der Tierkreisbilder – Ein Versuch

Rudolf Steiner: Der Mensch in seinem Zusammenhang mit dem Kosmos VIII: *Anthroposophie als Kosmosophie.* Zweiter Teil: Die Gestaltung des Menschen als Ergebnis kosmischer Wirkungen. 15. Vortrag. Dornach, 28. Oktober 1921. GA 208. Dornach 1992.

Widder

«Und indem er (der Mensch) sein Haupt durch die Geburt hereinträgt aus der geistigen Welt in das physische Dasein, kann er, indem er eingeschlossen ist in seinen Leib, in einer gewissen Weise auf sein eigentliches Wesen, auf sein inneres geistig-seelisches Wesen zurückblicken, kann er zurückblicken auf eine Zeit, in der er nicht in einen solchen Leib eingeschlossen war. Wir haben vielleicht am besten ein Bild von dem, was ich hier meine, wenn wir uns vor Augen stellen, wie der Mensch in einer gewissen Weise zu seinen Erkenntnissen kommt, indem er in sich gewissermaßen zurückblickt. Es ist ja ein In-sich-Zurückblicken, wenn wir, sagen wir, Zahlenlehre, Geometrie treiben. Wir erkennen die Gesetzmäßigkeit der Geometrie einfach dadurch, dass wir Mensch sind, dass wir die räumliche Gesetzmäßigkeit

aus uns selber hervorholen können. Aber wir wissen auf der anderen Seite: Diese Gesetzmäßigkeit erfüllt das ganze Universum. ... Und wir wollen uns deshalb seine (des Menschen) erste Zuordnung zu dem Universum so vorstellen, dass wir sagen: Es ist ein Hereinfassen des Universums, eine Art Zurückblicken auf das Universum. Indem man auf sich selber zurückschaut, findet man das Universum.» S. 64 f. *(Widderkräfte)*

Unsere Frage war daraufhin: Kann man die Widderkräfte im Menschen so verstehen, dass sie eine Beziehung haben zur Form des menschlichen Körpers, so wie sie nach der Geburt sichtbar ist; und kann sie uns zu räumlichen Gesetzmäßigkeiten in und um uns führen, als Ergebnis desjenigen, was unser geistig-seelisches Wesen zwischen Tod und neuer Geburt erlebt hat?

Nachdem wir diese Frage bewegt hatten, gingen wir weiter zu dem Rudolf-Steiner-Zitat über die Kräfte des Sternzeichens Stier.

Stier

«Wir kommen schon ein Stück weiter, wenn wir als Zweites ins Auge fassen, wie der Mensch dann das, was er von außen aufnimmt, in sich rege macht. ... Der Mensch sieht nicht nur in sich zurück, um das Universum in sich wieder zu finden, sondern er sieht um sich herum. Er sieht eine Umwelt. Wir können also sagen: Es ist nicht mehr bloß ein Hereinfassen des Universums, sondern ein Blicken in den Umkreis des Universums und ein Hereinnehmen der Beweglichkeit des Universums ... Wenn das Kind sich regt, indem es das Universum innerlich nachmacht, lebt es in dem Äußeren.» S. 65 *(Stierkräfte)*

Bei diesem zweiten Schritt handelt es sich also um ein Hereinnehmen der Beweglichkeit des Universums, ein Innerlich-beweglich-Werden. In diesem Sich-Regen macht das Kind das Universum innerlich nach. Wenn man das Sich-Regen eines Neugeborenen oder eines kleinen Kindes anschaut, dann sieht man darinnen eine hereingenommene Beweglichkeit des Universums. In Universitätskliniken in Holland, Italien und Österreich ist die Beobachtung dieser spontanen Säuglingsbewegungen ein wichtiger Teil der motorischen Untersuchung. Diesen ‹General Movements› liegen keine äußeren Anregungen zugrunde, sie breiten sich über den ganzen Körper aus, bei der Geburt stärker in Armen und Beinen, nach einigen Wochen stärker am Kopf. Es scheint uns, wenn diese Bewegungsimpulse nicht ordentlich in das Kind hereinkommen, dann sind die Bewegungen ohne Fluss, man beobachtet dann immer die gleichen, stereotypen Bewegungsabläufe, und die drei Raumesrichtungen werden gar nicht richtig in der Bewegung ausgeschöpft. Die Schulmedizin sieht zwar ein, dass Beweglichkeit hereingenommen, also erlernt wird, beschäftigt sich aber, unserer Meinung nach, nicht mit dem Ursprung dieser Bewegungen, das heißt dem Urbild der Bewegung.

Wir näherten uns der nächsten Betrachtung durch den Text zu dem Sternzeichen Zwillinge.

Zwillinge

«Wie wird der Mensch innerlich? Wie erfasst er sich selbst?

Sie brauchen bloß einmal sinnig mit Ihrer rechten Hand Ihre linke zu umfassen. Sie brauchen sich bloß selber anzugreifen, dann bleiben Sie ganz in Ihrem Inneren. Sie verrichten mit der rechten Hand eine Tätigkeit, aber das, was Sie dadurch anfassen, das sind Sie selber. So wie Sie sonst einen äußeren Gegenstand beim Herumtasten anfassen, so fassen Sie ja sich selber an. Alles Gewahrwerden des Ich, der Innerlichkeit, beruht im Grunde genommen auf diesem Sich-selber-Anfassen. Wir tun das dann auch in abgeleiteter Weise mit den Augen. Indem wir irgendeinen Punkt ins Auge fassen, kreuzen sich die rechte und die linke Augenachse, so wie sich die rechte Hand über die linke legt. Und das Tier hat deshalb weniger Innerlichkeit, weil es eigentlich in viel geringerem Maße das vollzieht, dass es sich selber betastet. Wir können also sagen als Drittes: das Sich-selber-Erfahren oder -Betasten. – Wir sind eigentlich in der Außenwelt und erfassen uns selber. Wir sind noch nicht innerhalb unserer Haut. …

Greift man sich an, so kommt man außer sich selber zu sich. … S. 65 f.

Und wenn Sie die Zwillinge sehen, so haben Sie wirklich den rechten und linken Menschen, nur – es ist überall ein Mensch, aber es ist nie anders abgebildet, als indem die rechte Hand des rechten Menschen, die linke Hand des linken Menschen sich umspannen, sich übergreifen, und auf diese Gebärde kommt es wiederum an. Das ist das Sich-Betasten, Sich-Fühlen. Es ist nur eben rechter und linker Mensch als selbständiger Mensch angeführt, weil ja der Mensch gewissermaßen noch außer sich ist, seinen vorgeburtlichen Menschen noch in sich hereinnimmt durch das Sich-selbst-Betasten.» S. 73 *(Zwillingskräfte)*

Wo finden wir diese Gebärde in der Bewegungsentwicklung des Kindes wieder? Wenn ein Säugling etwa drei Monate alt ist und die rechte und linke Hand sich finden: die Hand-zu-Hand-Koordination. Die Zwillingsgebärde findet man in der Bewegungsentwicklung ab etwa dem dritten Monat. Danach kann man beobachten, dass die linke und rechte Seite keine ‹selbständige› Seiten mehr sind (Überschreiten der Mittellinie). Wenn man das Thema weiterführt, kommt man zum Krebs.

Krebs

«Aber jetzt fassen wir gewissermaßen die Grenze ins Auge zwischen dem Äußeren und dem Inneren. Wir deuten diesen Vorgang an: Bewegen wir die Hand, die als rechte die linke erfasst, auf- und abwärts, so beschreiben wir eine Fläche. Diese Fläche ist an uns selber überall. Da schließen wir durch unsere Körperbedeckung unser Inneres ab. Wir sagen also viertens: Sich umschließen. Wenn Sie sich lebhaft einfühlen in Ihre Form, insofern die Haut diese Form bildet, so haben Sie dieses Sich-Umschließen. S. 66 *... Das Abschließen, das Sich-Umschließen: Krebs.»* S. 73 *(Krebskräfte)*

Auch dieses Sich-Umschließen ist als nächster Schritt in der motorischen Entwicklung zu finden. Zwischen dem dritten und sechsten Monat bewegen sich die Hände des Säuglings auf- und abwärts, im vierten und fünften Monat erreichen die Hände die Knie, im sechsten haben sie die Füße gefunden. Es entsteht durch die Fähigkeit, die Mittellinie zu überschreiten, dieses «Sich-Umschließen», «ein abgeschlossenes Inneres» zu haben.

Diese ersten vier Tierkreisgebärden beschreibt Rudolf Steiner als ein: Formen des Menschen aus dem Universum.

Die nächsten vier Tierkreisgebärden fasst er als Formen des

Menschen vom Inneren **zusammen.** Er spricht dann vom Sternzeichen Löwe.

Löwe

»Im fünften müssen wir dasjenige suchen, was nun schon innerlich ist, was uns ausfüllt, was uns durchwellt und durchwebt. Wir können sagen fünftens: Das Ausfüllende, das uns durchwellt und durchwebt. S. 67 ... *Der Löwe stellt ja an sich selber dadurch, dass bei ihm das Herz besonders ausgebildet ist, die Sache dar als Herztier. Den Löwen können wir geradezu als Herztier auffassen. Er stellt also eigenschaftlich dasjenige dar, was da als das fünfte Glied ins Auge gefasst werden soll.* S. 74 ... *In der Mitte hat man dann das, was zwischendrinnen ist, das Ausfüllende, dasjenige also, was im Menschen wirkt als ausfüllendes Blut. Nun, wie kann man denn am besten das ausfüllende Blut symbolisieren? Man wird vielleicht jenes Tier nehmen, bei dem die Herztätigkeit am allerintensivsten ist: den Löwen.»* S. 71 *(Löwenkräfte)*

Was geschieht in der Innerlichkeit des Herzens? Rudolf Steiner spricht von durchwellen und durchweben, da klingt das Rhythmische an, und bei demjenigen, was ausfüllt, was innerlich ist, der Blutpol. Eine Eigenschaft des Herzens ist es, dass in diesem Rhythmus ein Moment der Ruhe da ist, in dem das Blut fast stillsteht. Eine Ruhe ist da, getragen von diesem innerlichen Rhythmus. Diese innerliche Ruhe kann man auch bei Säuglingen wiederfinden.

Man kann am gesunden Säugling beobachten, wie die Eindrücke von außen in dieser inneren Ruhe empfangen werden und wie er mit demjenigen, was er durch diese Eindrücke in sein Inneres aufnehmen und inkarnieren kann, später der Welt wieder entgegentritt.

Jungfrau

«Indem wir nun – dadurch, dass wir nicht nur gewissermaßen eine Haut haben, sondern die Haut auch ausgefüllt ist – so in uns selber hereingekommen sind, beginnt auch schon das, was nun die Form auflöst, was die Form wiederum zurückbildet; was den Menschen nicht nur innerlich erfüllt, sondern ihn so macht ... wie

eine Frucht, wenn sie reif wird. Verfolgen wir die Frucht bis zu dem Punkte, wo sie gerade eben an der Kippe steht, reif zu werden; überspringt sie diese Kippe, dann dorrt sie ab, dann beginnt sie abzudorren. Wir dürfen also hier sechstens sagen: Reifung. S. 67 *... Das Reifwerden – man braucht nur den Acker anzuschauen, auf dem der Weizen oder das Korn reif wird; die Ähre stellt gerade den Zustand dar, wo das Fruchtende in das Reifende hineingeht: es ist die Jungfrau mit der Ähre. Die Ähre ist die Hauptsache dabei.* S. 71 *... Bei der Reifung steht die Jungfrau mit der Ähre, und auf diese Ähre kommt es an, auf diesen Zustand des gerade ins Dürre Hineingehens des Fruchtenden.»* S. 74 *(Jungfraukräfte)*

Man bemerkt, zurückdenkend an die Löwengebärde, dass wir in einer ganz anderen Welt angekommen sind. Die Löwekräfte lösen das Ausfüllen, Wellen und Weben aus, die rhythmisch strömende Welt zwischen Außen und Innen. Ganz anders die Jungfraukräfte, das Bild der mit der Ähre verbundenen Jungfrau symbolisiert die Reifung, welche mit Licht und Wärme verbunden ist. Die Löwegebärde ist eine etwas dumpfere Geste, verbunden mit der Welt des Wässrigen. Die Jungfraugebärde mit ihrem Thema Reifung ist eine weitere Stufe, eine Steigerung. Die Reifung des Nervensystems hängt eng damit zusammen, durch die uns unsere Wahrnehmungen und die Motive unserer Handlungen zu Bewusstsein kommen.

Waage

«Dann aber stellen Sie sich einmal vor diese Reifung. Wir beginnen gewissermaßen, indem wir reif werden, innerlich wieder zu zerfallen. Wir hören schon ein bisschen auf, Mensch zu werden. Wir sind Mensch, aber wir zerfallen innerlich, wir werden gewissermaßen innerlich Staub. Wir werden mineralisch. Wir ordnen uns damit wieder in die Außenwelt ein. Wir sind mit dem Ausfüllenden ganz im Inneren. Dann, indem wir innerlich zerstäuben, ordnen wir uns wiederum in das Mineralische ein. Wir werden ein gewissermaßen schwerer Körper. Wir können also siebentens sagen: Einordnung in die anorganische Welt.

Ich habe einmal beschrieben, wie der Mensch eigentlich, wenn wir ihn wiegen, wenn er herumgeht, wie er da wie ein Mineral sich so verhält. Wir kommen da an bei diesem Sich-Einordnen in die äußeren Naturkräfte. ... – denken Sie nur einmal, indem Sie gehen, ordnen Sie sich selber in die äußeren Naturkräfte ein; wenn Sie nicht ordentlich gehen, fallen Sie um –, es ist also eigentlich das Erste, was man hat beim Einordnen, ein Suchen des Gleichgewichtes. S. 67 *... Und wenn wir das ins Auge fassen, wo der Mensch sich wiederum hineingliedert in die Außenwelt, also Gleichgewicht sucht: Waage.* S. 71 *...Und die Waage ist eben das Gleichgewichtsuchen.»* S. 74 *(Waagekräfte)*

Die Waagegebärde beschreibt, wie wir suchen müssen nach einem Verhältnis zwischen Schwere und Leichte, zwischen Erde und Kosmos, wenn wir uns in die äußere Welt einordnen wollen. In der Bewegungsentwicklung lernen dies die Kinder, wenn sie gerade stehen können, sich mit der Schwerkraft auseinandersetzen, sich aufrichten, sitzen, gehen, laufen, springen, hüpfen und so weiter, also die Kopf- und Körperbalance erlernen.

Die Pädiatrie lehrt uns ja, wie individuell die Kinder diese Entwicklung machen, und die Kinderphysiotherapie sollte zeigen, dass die entsprechende Therapie ebenso individuell gehandhabt werden sollte.

Skorpion

«Da kommen wir dazu, dass wir uns nicht mehr bloß einordnen in die äußere Welt, sondern dass wir die äußere Welt aufnehmen. Wir atmen, wir essen, wir nehmen die äußere Welt herein. Früher haben wir nur das in uns aufgeschlossen, was wir innerlich schon hatten. Das ist im Wesentlichen dieses Sich-Aufschließen. Dann ist es ein Leben im Inneren. Aber wir nehmen das Äußere ins Innere auf. Nun, wenn man zu diesem Punkt kommt, muss man vor allen Dingen sich ganz klar darüber sein, dass alles, was der Mensch von außen aufnimmt, etwas ist wie eine Art von nicht in den Menschen Hereingehörendem.

Über dieses Aufnehmen von irgendetwas von außen macht sich ja eigentlich die Welt unrichtige Vorstellungen. Im Grunde genommen ist alles, was wir essen, ein bisschen giftig. Das Leben besteht nämlich darin, dass wir Nahrung aufnehmen und eigent-

lich nicht vollständig mit uns eins werden lassen, sondern uns dagegen wehren, und in diesem Sich-Wehren, in diesem Abwehren besteht eigentlich das Leben. Nur sind diejenigen Nahrungsmittel, die wir eben als Nahrungsmittel aufnehmen, so wenig giftig, dass wir uns aufrechterhalten gegen sie. Wenn wir ein richtiges Gift aufnehmen, so zerstört es uns, dann können wir uns nicht dagegen wehren. Wir können also sagen: Indem die Außenwelt in uns eindringt, dringt eine Art von Giftstachel in uns ein. Man muss da prägnante Ausdrücke wählen, aber man hat sie ja aus der heutigen Sprache und aus der heutigen Erkenntnis heraus nicht. S. 67 f. ... *Wir sind hier geschritten durch das Formen des Menschen von innen, wobei wir schon angekommen sind bei dem, wo sich das Innere formt, indem es sich gegen das Äußere wehrt.* S. 68 ... *Und wo er den Giftstachel fühlt, wo er fühlt, wie alles etwas giftig ist: Skorpion.»* S. 71 *(Skorpionkräfte)*

Die Skorpiongebärde sieht man also dort, wo sich das Innere formt, indem es sich gegen das Äußere wehrt: Formung durch die Auseinandersetzung. Wir versuchen uns das ganze Leben hindurch aufrechtzuerhalten gegen diese wiederholten «Einschläge» von außen, dies weckt Neues in uns, neue Kräfte, die wir innerlich in dieser Form vorher noch nicht hatten.

Am Ende unserer Arbeitsgruppe hatten wir das Gefühl, erste Schritte in dies weite Gebiet der Verbindung des Menschen mit den Tierkreiskräften, in Bezug zur kindlichen Entwicklung, getan zu haben.

Marie-Jose Gijsberts

Die Formung des Menschen aus dem Tierkreis

Ausführungen zum Tierkreis durch *Joukje Ghysen, Henny Kerkhof-Lambooy, Marie-Jose Gijsberts und Christa Maier*

Bei der Erarbeitung der Thematik um den Tierkreis wurden wir uns in der Arbeitsgruppe einig, dass jeder von uns einen Beitrag leistet, der dem Fortgang entspricht, den wir selbst im Laufe der Zusammenarbeit oder einzeln durchlaufen haben.

Am 8. Juni 1912 (GA 137) spricht Rudolf Steiner in Kristiania (Oslo) von einer ganz besonderen Dreigliederung des Menschen im Zusammenhang mit dem Tierkreis, von einem Mysterium Magnum. Darinnen ist dargestellt, dass jeweils drei Gruppen von Tierkreisbildern zusammengehören im Hinblick auf die Dreigliederung des Körpers.

Davon gehören zu einem «oberen Menschen» die:

1.	Aufrechtlage	Widder
2.	Richtung nach vorn	Stier
3.	Symmetrie	Zwillinge
4.	Oberarme	Schütze
5.	Ellenbogen	Steinbock
6.	Unterarme	Wassermann
7.	Hände	Fische

Zu einem «mittleren Menschen» gehören:

1.	Kopf und Füße	Zwillinge
2.	Brustumhüllung	Krebs
3.	Inneres, Herz	Löwe
4.	Bestimmung durch das zweite Innere	Jungfrau
5.	Gleichgewichtslage	Waage
6.	Reproduktionsorgane	Skorpion
7.	Oberschenkel	Schütze

Und der «untere Mensch» (er wird in der Richtung von unten nach oben beschrieben):

7.	Füße	Fische
6.	Unterschenkel	Wassermann
5.	Knie	Steinbock
4.	Oberschenkel	Schütze
3.	Reproduktionsorgane	Skorpion
2.	Gleichgewichtslage	Waage
1.	Nieren, Sonnengeflecht	Jungfrau

Diese «drei Menschen» sind zugleich ein Mensch – und dieser wiederum kann in diese drei gegliedert werden. Rudolf Steiner deutet darauf hin, dass sich darin ein großes Geheimnis verbirgt, eben das «Mysterium Magnum», von dem die 3 mal 7 (wie oben angeführt) ein Teil sind. Es empfiehlt sich, den sehr anregenden Text selbst nachzulesen, da er helfen kann, unsere Vorstellungen beweglicher zu machen.

Da uns bei unserem Tagungsthema besonders die Schulter- und Beckenregion interessiert hat, kam in der Vorbereitung die Frage nach den *Übergängen* innerhalb der oben erwähnten Dreiheit auf, also:

a) Vom oberen zum mittleren Menschen
Es findet ein Übergang statt, der einmal «Symmetrie» (als Zwillinge) heißt und dann «Kopf und Füße, Zwillinge» genannt wird. Unter «Symmetrie, Zwillinge» könnten wir den Schultergürtel verstehen, von den «Kopf und Füße, Zwillinge» wollen wir jetzt nur den «Kopf Zwilling» betrachten. Wo findet der Übergang statt? Es handelt sich ja bei den beiden Zwillingspaaren um sehr ungleiche, und die Frage bleibt zunächst bestehen, ob es überhaupt einen Übergang gibt, an dem beide teilhaben.

b) Vom mittleren zum unteren Menschen
Betrachten wir diesen etwas näher, so sind wir überrascht, wie viel *gleichartige* Übergänge, ja direkt Überlappungen da zu finden sind:

Beim unteren Menschen		Beim mittleren Menschen
4. Oberschenkel	Schütze	7. Oberschenkel
3. Reproduktionsorgane	Skorpion	6. Reproduktionsorgane
2. Gleichgewichtslage	Waage	5. Gleichgewichtslage
1. Nieren, Sonnengeflecht	Jungfrau	4. Bestimmung des zweiten Inneren

Um vorhandene Übergänge nochmals deutlich zu machen, hatten wir uns diese «drei Menschen» anhand der Zeichnungen der Tierkreissymbole vors Auge geführt.

Um Missverständnisse zu vermeiden, möchte ich hier betonen, dass lediglich bei dem Übergang (b) des mittleren zum unteren Menschen überhaupt von einer Überlappung in *qualitativem* Sinn die Rede sein kann, nämlich bei Waage / Skorpion / Schütze.

Sowohl bei der «Jungfrau» des mittleren Menschen (4. Bestimmung durch das zweite Innere) als auch bei der «Jungfrau» des unteren Menschen (1. Nieren, Sonnengeflecht) handelt es sich um qualitativ Verschiedenes. Das ist ebenso der Fall bei a), wo die Zwillinge des oberen Menschen (3. Symmetrie) qualitativ etwas anderes repräsentieren als die Zwillinge des mittleren Menschen (1. Kopf und Füße).

Ist nun der Übergang vom oberen zum mittleren Menschen (a) als eine Art *Sprung* denkbar, so lässt sich erstaunlicherweise vom mittleren zum unteren Menschen (b) sogar ein ganzer Bereich einer gemeinsamen Körperregion von beidem finden. Der befindet sich, wie schon gesagt, in Waage, Skorpion und Schütze.

Beim Betrachten der einleitend referierten Dreiheit in der Einheit konnte auffallen, dass die Stärke des oberen Menschen, der aus Kopf und Armen besteht, mehr im Erkennen liegt und damit auch den Zugang zu Geistigem hat. Dazu erweckt er den Eindruck von etwas Vogelartigem, dem eine Rechts-links-Symmetrie eigen ist sowie ein Bezug im Raum vor allem nach vorn.

Der untere Mensch wirkt demgegenüber (mit Beinen, Reproduktionsorganen, Gleichgewichtslage, Nieren und Sonnengeflecht) «bodenständig» oder «erdzugewandt». Seine Stärke besteht in Willensbetätigungen. Dieser untere Mensch lebt ganz ausgesprochen in den drei Raumesrichtungen: oben – unten, rechts – links, vorn – hinten.

Nun beim mittleren Menschen, der ja der komplizierteste von allen dreien ist, kommt zu den drei Raumesrichtungen des unteren Menschen noch etwas hinzu, das wie eine weitere Dimension gewertet werden kann, nämlich das Außen – Innen (2. Brustumhüllung, 3. Inneres, Herz und 4. Bestimmung durch das zweite Innere). So weit zur Theorie des Ganzen.

Nach diesen Betrachtungen sahen wir uns zwei Beispiele aus dem täglichen Umgang mit Patienten auf diese Gesichtspunkte hin an.

Patientenbeispiele:

In der Praxis gibt es immer wieder Fälle, bei denen Beschwerden, die zunächst im Nacken-Schulterbereich auftreten, nach einiger Zeit solchen im Kreuz-Beckengebiet weichen bzw. umgekehrt. Zum Beispiel:

A: Frau O., knapp 45-jährig, von zarter Statur, Rundrücken

(aber mit physiologischer Lordose im Lendenwirbelbereich), ist Puppenspielerin. Die Anstrengung, Marionetten von oben her lange halten zu müssen oder Handspielpuppen von unten nach oben zu heben, hat bei ihr zu schmerzhaften Verspannungen der Schulter-Nackenmuskulatur mit Myogelosen im oberen Trapeziusrand geführt.

Die Behandlungen mit Rhythmischer Massage werden von ihr als wohltuend entspannend empfunden, die Schmerzen haben daraufhin deutlich nachgelassen. Dann geht die Patientin auf Tournee. Danach kommt sie mit Kreuzschmerzen zur Behandlung, die Nacken-Schulterpartie ist schmerzfrei.

B: Frau P., 40-jährig, ist klein und rundlich. Sie hat kürzlich ihren Lebenspartner verloren und leidet sehr darunter. Sie kommt mit Kreuzschmerzen. Obwohl sie alle Ratschläge zum «Sich-Warmhalten» und «wie man sich richtig bückt» etc. bereitwillig befolgt, braucht es einige Zeit, bis die Schmerzen verschwunden sind. Nach ihren Ferien kommt sie mit Nackenbeschwerden wieder zur Behandlung. Der Lumbalbereich bleibt schmerzfrei.

An den oben beschriebenen Patientenbeispielen kann Folgendes klar werden: Der mittlere Mensch hat seine Stärke in der Innerlichkeit. Diese kann ihm Mühe machen, den richtigen Übergang nach außen zu finden. «Außen» bedeutet auch die Übergänge einmal nach oben zum geistigen, zum erkennenden Menschen, zum anderen nach unten zu dem, der sich mit den Erdbedingungen auseinanderzusetzen hat. Eigentlich möchte sich der mittlere Mensch mit seiner «Löwen- und Jungfraunatur» nur um seine innere Welt kümmern, doch es fällt ihm die Vermittlerrolle in der oben dargestellten Dreiheit zu. Diese verlangt, dass er sich nicht abschließt, sondern eher die Aufgabe hat, die Beziehungen zu pflegen. So kann dieses «Hüpfen» von Beschwerden von oben nach unten (respektive umgekehrt) unter Auslassung der innerlichen Bezirke (Krebs, Löwe, Jungfrau) verstanden werden:

Durch große Belastungen seelischer oder körperlicher Art konzentrieren sich Beschwerden nicht da, wo die Stärke ist, sondern jeweils im Übergang, an denen sich die Schwachstellen zeigen. Gewissermaßen unter Umgehung der inneren Stärke schlägt die Belastung an den Übergängen voll durch. Dies sollte an den oben beschriebenen Patienten stellvertretend für viele deutlich werden.

Das Phänomen dieser Art Beschwerden wurde in der Arbeitsgruppe von den Teilnehmern durch eigene Erfahrungen mit Patienten lebhaft diskutiert.

Christa Maier

Wie kann Bewegung heilend wirken?

Zu Beginn der «Stunden» brachte uns *Margarethe Voegele* mit Loheland-Gymnastik in Bewegung, um daran die Qualitäten der Aufrichte, der Bein- und Schulterbewegungen erlebbar werden zu lassen. Sie leitete die Bewegungsabläufe durch bildhafte Vorstellungen ein. Das differenzierte Üben mit den Rhythmen wirkte sich dann besonders auf die Qualität des Zulassens in der Bewegung aus. Auf die Schulung der Aufmerksamkeit und auf das Erleben der inneren Ruhe, beim Erfassen des Nachklanges der Übungen, hat sie großen Wert gelegt. Diese Einführung zum Thema Bewegung ergänzte die Gruppenarbeit, in der wir im Gespräch und anhand der Übungen, am Behandlungsbeispiel einer Patientin mit Periarthritis, durch vier einfache physiotherapeutische Übungen die Gesichtspunkte zu dieser Behandlung gemeinsam angeschaut haben.

Wir wählten ganz einfache Übungen, die in Kleingruppen nachvollzogen wurden, um sich die verschiedenen Qualitäten zu erarbeiten.

In der Gesprächsarbeit haben uns folgende Fragen beschäftigt: Wie werden die vier Wesensglieder des Menschen, wie sie die Anthroposophie vermittelt, konkret in den Übungen jetzt angesprochen? Wie nehme ich die Antwort auf die Bewegung wahr? Welche Wirkung geht von einem rhythmisch geführten Kreis aus und was bewirkt eine Lemniskate? Wie ist der Patient über die Leibessinne angesprochen und welche Qualität liegt in einer einfachen Bewegung?

Wir konnten mit Freude erleben, welch reiche Ernte uns diese Fragen bescherten, aber auch, wie wichtig für die Ernte die vorherige «Saat» unserer Fragen war. Es bleiben uns noch viele spannende Fragen offen und wir freuen uns schon auf die nächste Tagung.

Unda Niedermann

Hydrotherapie, Rhythmische Bewegungsbäder nach Dr. med. Ita Wegman

Das Ziel dieser Gruppe war es, einige Bäder zu demonstrieren und darüber in einen Erfahrungsaustausch zu kommen. Sodann wollten wir im Anschluss an das Tagungsthema die Frage stellen, ob und welche Unterschiede da sind bei Erkrankungen im Beckengürtel- und Schultergürtelbereich.

Da die Teilnehmer noch wenig Erfahrung im Umgang mit diesen Rhythmischen Bädern hatten, konzentrierten wir uns mehr auf die Praxis. Wir zeigten das «Verlebendigen» des Wassers und demonstrierten *das Rhythmische Lemniskaten-, Wellen- und Reibebad nach Dr. med. Ita Wegman.* Dies war sehr gut möglich und es ging rege zu; während jemand bereits in der Nachruhepackung lag, übten die anderen schon am nächsten Probanden. Die eigenen Erfahrungen der drei «Opfer», unmittelbar nach dem Bad und am Tag darauf, waren die wichtigsten Beiträge in diesen Tagen. Es war auffallend und überraschend, wie viel eingebracht wurde. Die Wirksamkeit dieser Bäder stand dadurch ganz klar im Raum. Zum Beispiel wurde nach dem *Rhythmischen Lemniskatenbad nach Dr. med. Ita Wegman* eine deutliche Durchwärmung und Atmungsvertiefung vom Badenden angegeben. Im Anschluss an das *Rhythmische Wellenbad nach Dr. med. Ita Wegman* war schon am gleichen Tag bis hin zum nächsten eine Entspannung der gesamten Muskulatur sowie eine Entstauungswirkung in den Unterschenkeln spürbar geblieben.

Im Gespräch vorher, nachher und zwischendurch waren noch viele Möglichkeiten dieser Badetherapie angesprochen worden und einiges zu den Eigenheiten des Mediums Wasser an die Oberfläche gekommen. So die Fragen über die Wasserqualität, wie man diese unterstützen kann, die Rückwirkung der verwendeten Substanzen auf die Umwelt – die Spannbreite reichte vom Putzmittel bis zum Heilmittel. So weit wie möglich haben wir die Indikationen für die Bäder besprochen, wie man die verschiedenen Bäder aufbauen und in der Intensität variieren kann.

Dies war jetzt die erste Anregung, wir hoffen, dass es in der nahen Zukunft zu weiteren Übungen, Erfahrungsaustausch und Vertiefung der Bädertherapie kommen wird.

Hubertus Hewel und Chris Vree

Versuch eines Brückenschlages zwischen Physiotherapie und Heileurythmie

Der bewegungstherapeutische Ansatz der Behandlung in der Schulterregion wird anhand von eigenen Behandlungsberichten und praktischen Übungen betrachtet.

Kursleitung: *Darko Sacic, Heileurythmist und Arzt, Christine S. Runge, Physiotherapeutin und Heileurythmistin.*

Die 24 Teilnehmer in dieser Arbeitsgruppe kamen aus den Fachgebieten: Krankengymnastik (überwiegend), Loheland- und Bothmer-Gymnastik und Heileurythmie. Im einführenden Gruppengespräch kristallisierten sich drei wesentliche Interessenpunkte der Teilnehmer heraus:

- Das Bedürfnis, ein besseres Verhältnis zwischen Physiotherapeuten und Heileurythmisten zu schaffen,
- die Suche nach dem Verständnis für die Heileurythmie,
- Möglichkeiten einer Heileurythmie-Ausbildung für Physiotherapeuten.

Zur Einleitung der täglichen Gesprächsrunden wurden gemeinsam heileurythmische Lautfolgen erübt, welche sich für die Gruppenleiter in ihrer Arbeit mit Patienten als erfolgreich erwiesen hatten. Diese eurythmische Einleitung wurde zwischen den beiden Kursleitern abgewechselt, um eine breitere Gesprächsgrundlage zu ermöglichen.

Ein reger Gesprächsaustausch erfolgte im Anschluss, um sich dem Thema «Bewegungseinschränkung im Schultergürtelbereich» von den verschiedensten bewegungstherapeutischen Ansätzen her zu nähern. Besonders bei der Betrachtung der Behandlung individueller Patientenbefunde wurden methodische Fragen erörtert und mit dem heileurythmischen Ansatz verglichen, um einem Verständnis dieser Behandlungsmethode näherzukommen.

In dieser Suche traten u.a. folgende Fragen in den Vordergrund:

- Wie können wir Bewegung anthroposophisch betrachten?
- Wie kann eine heileurythmische Bewegung physiologisch verstanden werden?
- Ist für solches Verständnis das Erarbeiten einer Erneue-

rung physiotherapeutischer Fachsprache auf geisteswissenschaftlich-medizinischer Grundlage nötig?

Dieser Versuch einer Differenzierung der heileurythmischen Behandlungsweise mit anderen heilgymnastischen bzw. krankengymnastischen Ansätzen wurde so zum Aufruf zu weiterer Erforschung.

Am Ende der Zusammenkünfte gab es regen Adressenaustausch, um an begonnenen Themen weiter zu arbeiten. Das erhoffte Ziel, ein Forum des Austausches zu schaffen, ist durchaus erreicht worden. Der Ansatz zu einem Brückenschlag zwischen Physiotherapie und Heileurythmie ist von den Teilnehmern in lebhafter Arbeit gemacht worden.

Christine S. Runge

Rhythmische Massage nach Dr. med. Ita Wegman

Von der Tagung wurde als Aufgabe gegeben: «Erkrankungen des oberen und unteren Rückens» bzw. «Schultergürtel und Beckengebiet». Unsere Gruppe versuchte das Krankheitsbild und die Folgezustände dieser Erkrankungen darzustellen, um daraus die Behandlungen unter dem Gesichtspunkt von Binden und Lösen ableiten zu können.

Bei einer Umfrage ergab es sich, dass einige Teilnehmer die Rhythmische Massage nicht kannten. Um eine Grundlage zum Verständnis dieser Therapie zu erhalten, wurde kurz auf die Bedeutung der verschiedenen Griffqualitäten und deren Wirkungen hingewiesen. Dazu war es notwendig, den Zusammenhang der Elemente mit den Wesensgliedern des lebendigen menschlichen Organismus darzustellen. Daran anschließend wurde in Kürze ein Bild der Wesensglieder im funktionellen dreigliedrigen Organismus gegeben, was das Zentrale bei der Behandlung mit Rhythmischer Massage ist.

Der Mensch erlebt sich als denkender, fühlender und wollender Mensch. Jedes hat ein Zentrum, wirkt aber in den ganzen Organismus sich darlebend im Nerven-Sinnesmenschen, im Rhythmischen Menschen und im Stoffwechselmenschen. Ohne Erarbeiten dieser Grundlagen ist eine Behandlung mit Rhythmischer Massage nicht möglich, da es sich dabei nicht nur um den

Ablauf von gewissen Griffen, Formen und deren Technik handelt. Das soll nun kurz dargestellt werden:

Bei den Griffqualitäten kommen am meisten das Streichen, Kneten, Walken und die Friktion zur Anwendung.

Beim Streichen folgt die locker entspannte Hand der Form des Körpers. Die Muskelgruppen bilden dabei die Leitlinien, und diese werden in ihrem Verlauf folgend (bei den Extremitäten in Herzrichtung) mit gutem Kontakt der Mittelhand rhythmisch an- und abschwellend behandelt. Das Streichen hat Bezug zum Flüssigkeitsorganismus und kann den Lymphstrom bis zu 60 % beschleunigen. Es ist wohl verständlich, dass diese starke Strömungsanregung nicht für alle Patienten angebracht ist. Es muss immer das richtige Maß Anwendung finden und hat in gewissen Fällen ganz zu unterbleiben. Daraus ergibt sich, dass schon diese einfache Form bewusst und individuell gehandhabt werden muss.

Das Kneten folgt in der Grundform den Leitlinien des Streichens, wirkt auf den Flüssigkeitsorganismus wie ein Wind auf dem Wasser, der sanft oder auch stark sein kann. Wichtig ist dabei, dass mit dem Flüssigkeitsorganismus ununterbrochen Kontakt behalten wird. Das kann mit einer Hand und dem Zweihandkneten geschehen. Bei dem Einhandkneten bildet die Mittelhand eine Art Saugnapf, muss in das Gewebe ohne Druck eintauchen, es dann saugend durchtasten, gleich dem eurythmischen «L» und wieder zurückgebend eintauchen und weiterreichen. Beim Zweihandkneten ist wichtig, was zwischen den Händen geschieht. Die kreisenden Bewegungen suchen den Mittelpunkt und dürfen nur so groß sein, wie das Gewebe mitgenommen werden kann. Das geschieht auch rhythmisch atmend, an- und abschwellend, wobei eine Hand die Strömungsrichtung zu führen hat. Bei beiden Knetformen darf der Kontakt zum Flüssigkeitsorganismus nicht unterbrochen werden. Zum Verständnis wurde dies anschließend demonstriert, da die lebendigen Formen nur auf diese Art erlebbar werden können.

Das Walken hat die Aufgabe des «Durchluftens». Bei der Extremität ist man bestrebt, den Muskelschlauch vom Knochen zu lösen. Dies hat mit beiden Händen in Phasenverschiebung zu erfolgen, wie eine Art luftiges, stark ansaugendes Kneten.

Die Friktion ist eine örtliche, punktuelle Anwendung, die

nicht in die Strömung geht. Es ist eine Art Aufweckung, darunter fällt auch das Tapotement.

Beim physischen Leib haben wir es mit einer Vierheit zu tun. In dem sichtbaren Leib wirken Kräfte, die wir nicht mit den Augen wahrnehmen können, die aber für Gesundheit und Krankheit entscheidend sind. Daher bezeichnet man diese Kräfte als unsichtbar, übersinnlich – im Gegensatz zu dem für uns sichtbaren, mit den Sinnen wahrnehmbaren Leib. Aber die Wirkungen dieser unsichtbaren Kräfte sind am physischen Leib wahrnehmbar. Diese höheren Prinzipien wirken durch die Elemente Wasser, Luft und Wärme – sie sind Medien für Leben, Seele und Geist. Die Charaktereigenschaften der Elemente zu studieren, forderte *Margarethe Hauschka* für die Therapeuten.

Dass wir leben, verdanken wir dem ersten höheren Prinzip, das den «Wasserorganismus» durchlebt, denn ohne Wasser ist kein Leben möglich. Daher wird diese Kraft mit *Lebensleib* oder *Bildekräfteleib* bezeichnet, auch *Ätherleib*, da wir es mit Feinstofflichem zu tun haben.

Das nächsthöhere Prinzip wirkt durch das Element «Luft», wodurch wir beseelte Wesen geworden sind. Über die Atmung verbindet sich der *Seelenleib, Astralleib,* mit dem physischen Leib. Durch das *«Ich»* geschieht die Durchgeistigung, die gebunden ist an die Wärme.

Kurz soll auf die Bedeutung der Tatsache hingewiesen werden, wie die höheren Kräfte durch die Elemente wirken: Der Mensch ist aus dem Geistigen herunter organisiert. Das Ich ist die Einheit, die alles umschließt. Das Element Wärme kann alle anderen Elemente durchdringen, kennt keine Grenzen.

Das Seelisch-Astralische ist auf Polarität organisiert – wie Ein- und Ausatmung, was sich in allen seelischen Eigenschaften ausdrückt. Diese Zweiheit mit allen dazugehörenden Phänomenen kommt durch die beiden Grundkräfte Sympathie und Antipathie am besten zum Ausdruck.

Der Bildekräfteleib, Ätherleib, gehört der Dreiheit an, gleicht die Funktionen zwischen den Polen aus. Durch Berücksichtigung dieser Tatsache des ätherischen Leibes ist der Begriff der *funktionellen Dreigliederung des menschlichen Organismus* gegeben worden.

Der physische Leib ist der im Physischen wirkenden Kraft im

Raum, der Vierheit, zugeordnet. Wir orientieren uns auf der Erde nach den vier Raumesrichtungen: Norden, Osten, Süden, Westen.

Physischer Leib, Ätherleib, Astralleib und Ich bilden durch das Zusammenspiel den lebendigen Menschen, so wie er vor uns steht. Diese vier Kräfte werden Wesensglieder des menschlichen Organismus genannt.

Der physische Leib lebt in der Schwere, der Lebens- oder Ätherleib in der Leichte, im Auftrieb. Aufgabe ist es unter anderem, dass die Rhythmische Massage den physischen Leib mit den Lebenskräften zu durchdringen versucht.

Dann kann der physische Leib aus der Schwere gehoben werden. Die Folge ist, dass die höheren Wesensglieder besser in das Körpergeschehen eintauchen können und der Kreislauf der Schwere enthoben wird. Aus diesem Grunde hat die Rhythmische Massage mehr Saugcharakter und arbeitet nicht in der Schwere, muss aber in die Prozesse eintauchen. Das ist im Anfang schwer verständlich, muss aber erarbeitet werden.

Für die Behandlungen haben wir den Gesichtspunkt von Binden und Lösen gewählt. Dazu eine kurze Einleitung, um dieses Geschehen innerlich mitvollziehen zu können: Bei den Wesensgliedern sind immer zwei enger miteinander verbunden: Physischer Leib und Ätherleib, Astralleib und Ich. Man bezeichnet sie auch als Tag- und Nachtprozesse oder die bewussten und unbewussten Willenszustände. Im Wachzustand sind Astralleib und Ich mit dem physischen Leib und Ätherleib verbunden. Nachts lösen sich Astralleib und Ich heraus, wir können dann keine bewussten Handlungen vollbringen. Für ein gutes Miteinanderspielen und Ineinanderspielen dieser Funktionen sorgt die Mitte, das Rhythmische System. Die Rhythmische Massage möchte das Rhythmische System, welches auch die Eigenheilkräfte beinhaltet, stärken. Das zu starke Gebundensein der höheren Wesensglieder muss gelockert, gelöst werden, und die zu starke Lockerheit von Astralleib und Ich muss mehr gebunden werden. Es handelt sich dann um eine zu starke Einseitigkeit, die Ausgleich finden muss.

Bei Behandlungen sprechen wir von Aufbau- und Abbaukräften, wie Rudolf Steiner dies einige Male für die Bedeutung der Massage geschildert hat. Das Zentrum dieser beiden Kräfte liegt für den Aufbau in der Milz, für den Abbau im Gehirn. Bei der Massage gilt es diese Realität zu verwirklichen; davon ist die Bedeutung der Massage abhängig.

Nun zum Thema Rücken

Der Rücken als Ganzes hat eine Sonderstellung, er dient der menschlichen Aufrichtekraft und verbindet die sonst getrennten Skelettteile. Über den Rücken kann man den ganzen Menschen erfassen. Im oberen Rücken ist die Wurzel für die obere, im unteren Rücken die Wurzel für die untere Extremität. Durch das Polaritätsgesetz des Astralleibes ist nicht nur ein Pol alleine zu betrachten und zu behandeln, auch wenn die Beschwerden nur im unteren oder oberen Bereich auftreten. Wenn auch das Thema zu Erkrankungen des oberen und unteren Rückens gegeben wurde, es muss in jedem Fall der Rücken als Ganzes betrachtet und mitbehandelt werden. Doch jetzt wird nur das Spezielle zum Grundthema dargestellt, auch wenn der mittlere Rücken nie ausgelassen werden darf. Er ist ein großes Thema für sich, besonders in unserer heutigen Zeit. Zunächst etwas zum Gebiet des oberen Rückens:

Es gibt wohl heutzutage keinen Menschen, der keine Stauungen, Muskelverspannungen o. Ä. im Nackengebiet hat. Das kann Folgen für die Arme und für das Kopfgebiet haben. Auch kommt es vor, dass bei einer Undurchlässigkeit im Nackengebiet die Gestaltungskräfte vom Kopf nicht richtig in den Körper eintauchen können, so dass auch Folgeerscheinungen im Stoffwechselgebiet auftreten. Es sind zwei Strömungen im oberen Gebiet zu beachten. Vom Kopf aus gehen die Form- und Gestaltungskräfte in den Körper, von den Armen aus geht eine Strömung zur Schulterblattgegend in den Rücken hinein. Damit kann man die Aufbaukräfte, die unbewussten Willenszustände anregen. Dies wird durchgeführt bei Patienten mit Appetitlosigkeit, wo der nach innen gehende Stoffwechsel, die Verarbeitung der Nahrungsaufnahme gestört ist. Zum Abschluss der Behandlung sind eine Milz- und eine Lebereinreibung angezeigt.

Bei diesen Behandlungen ist es wichtig, dass die Hand des Behandlers keine festen Knetungen durchführt. Es sollen ja nicht die Wachprozesse angeregt werden, denn diese Menschen sind zu wach im oberen Bereich und oft sehr unruhig. Daher muss die

Hand des Masseurs weich und warm mit gutem Kontakt arbeiten, damit die nach innen gehende Tätigkeit im unteren Menschen angeregt wird.

Sind dagegen Stauungen im Nackengebiet, so dass die Gestaltungskräfte nicht richtig in den Körper eintauchen können, muss zunächst das Nackengebiet gelockert werden, um dann gut gestaltete Wadengriffe folgen zu lassen. Im oberen Bereich wird erst lösend gearbeitet, um dann den Wesensgliedern mit guten, kräftigen Abstrichen eine Richtung zu geben, dass ein besseres Inkarnieren bis in die Füße folgen kann. Dazu sind spezielle Griffqualitäten anzuwenden.

Heute haben wir es u.a. öfters mit einem Schleudertrauma der Halswirbelsäule durch die vielen Autounfälle zu tun. Es gibt leichtere und schwerere Fälle. Zunächst gilt es den Inkarnationsprozess zu fördern durch eine spezielle Wadenbehandlung. Der Rücken braucht eine leichte, atmende Belebung mit folgenden guten Abstrichen. Allmählich muss das Schultergebiet auch behandelt werden, um dann in das ganze Nackengebiet überzugehen. In schweren Fällen kann dies manchmal erst nach längerer Zeit geschehen, je nachdem ob der Patient mit Rhythmischer Massage behandelt wurde oder nicht. Man beendet diese Massagen immer mit speziellen Griffen an Waden und Füßen.

Die Periarthritis des Schultergelenkes gehört auch mit zu den Erkrankungen des oberen Rückens. Meist klagen die Patienten über sehr starke Schmerzen im Schultergelenk. Im Verlauf der Krankheit kommt es auch zu Bewegungsstörungen. Da wo der Schmerz ist, handelt es sich um ein zu starkes Bewusstsein, was durch die Massage nicht vermehrt werden darf. Daher beginnt man im Sinne des Polaritätsgesetzes des Astralleibes mit örtlich kräftigen und warmsaugenden Knetungen an der gekreuzten unteren Gliedmaße. Wenn es sich um die rechte Schulter handelt, geschieht dies am linken Unterschenkel. Erst langsam kann man zum unteren Rücken und zur erkrankten Stelle sich hinarbeiten, aber immer im Sinne von einer Ableitung. Später, oder wenn der Patient erst nach Abklingen des Akutstadiums kommt, geht man über zum erkrankten Schultergelenk, was zunächst weich und lösend geschehen muss. Selbstverständlich wird nicht nur die erkrankte Seite behandelt. Es konnten nur einige Griffe aus Zeitmangel demonstriert werden. Es gibt keine Grundregel für die

Behandlung, da man sich immer nach dem Befinden des Patienten zu richten hat. Aber kaum eine Massagebehandlung ist so differenziert und individuell wie die der Periarthritis.

Diese kurzen Hinweise für die Behandlungen des oberen Rückens genügen, um sich einen Einblick in die Verschiedenheiten der Erkrankungen und deren Folgen zu verschaffen. Eine Besserung bei all den geschilderten Fällen ist nur durch Einbeziehung der oberen Wirbelsäule möglich.

Es wurde ein Beispiel aus der Praxis gegeben: Eine Patientin, ca. 40 Jahre alt, kam wegen Rückenbeschwerden zur Massage. Da die Stauungen in der Halswirbelsäule in der Tiefe tastbar waren, nicht im äußeren Muskelgewebe, wurde gleich besonderer Wert auf diese Gegend gelegt und entsprechend behandelt mit Abstrichen in die Arme hinein. Als sie zum zweiten Mal kam, erzählte sie strahlend, dass sie zum ersten Mal nach langer Zeit mit der rechten Hand die Zähne putzen und sich kämmen konnte. Sie hatte nichts von diesen Störungen berichtet. So ist das ein Beispiel, dass ohne Armbehandlung die Besserung vom Wurzelgebiet aus erfolgte. Es könnten viele Beispiele verschiedenster Art gegeben werden, doch dazu würde die Zeit nicht ausreichen.

Es folgten anschließend einige Betrachtungen zur Erkrankung des unteren Rückens: Hier sollen auch nur kurze Hinweise gegeben werden. In der Praxis haben wir es sehr häufig mit einem *Lumbago* oder einer *Ischias-Erkrankung* zu tun. Diese beiden Krankheitsbilder werden total verschieden behandelt: Bei einem Lumbago steht die Kreuzbehandlung im Mittelpunkt im Sinne von warmen, saugenden und lösenden Griffen mit einer leichten Aufwärtsströmung. Nach Möglichkeit wird auch das ganze Gesäß mitbehandelt, ebenso der Bauch mit Senkungsaufstrich, um die Leichtekräfte des Ätherischen anzuregen. Am Schluss, wenn vom Arzt verordnet, ist eine Lebereinreibung angebracht.

Bei der Ischias-Behandlung geschieht das Entgegengesetzte. Keine Behandlung zu Beginn in der Wurzelgegend, um nicht noch mehr Bewusstsein dahin zu bringen. Als Erstes muss wieder in der gekreuzten Gliedmaße mit Entlastungsgriffen am Oberarm begonnen werden, um das zu starke Bewusstsein im unteren Gebiet heraufzuholen. Erst später, nach Nachlassen der akuten Schmerzen, kann mit leichten Griffen allmählich zur Wurzel hin gearbeitet werden. Doch wann und wie das durchgeführt wird, hängt vom Krankheitsbild und dem Zustand des Patienten ab. Auch hierbei können Senkungsaufstriche von Anfang an große Erleichterung bringen. Zum Schluss der Behandlung wird eine Lebereinreibung durchgeführt. Für Akutfälle gilt die Grundregel, dass die Massage die ersten drei Tage täglich durchgeführt werden kann, aber nur wenige Minuten dauern darf.

Um ein Bild für die Grundformen der Rhythmischen Massage zu erhalten, wurden ganz kurz einige Formen am Rücken dargestellt. Zum Abschluss wurde die Bitte geäußert, dass jeder eine Aufbaumassage an den Armen versuchen möchte. Dabei wurde es klar, wie wenig Bewusstsein und Wahrnehmung in den Händen ist, obwohl der Masseur ja dauernd damit arbeitet. Bei der Rhythmischen Massage muss jeder Griff so sein, dass zu jeder Zeit alle Variationen möglich sind. Die Hand muss wahrnehmen lernen, um immer für den Patienten das richtige Maß zu finden. Das richtige Maß kann nur das Ich finden, daher müssen alle Bewegungen, wie bei der Eurythmie, aus dem Oberarm erfolgen. Kein Finger, kein Handgelenk und kein Unterarm dürfen eigenwillige Bewegungen machen, alles muss vom «Ich» aus beherrscht werden. Dieses zu erlernen ist auch ein Prozess, wie alles Prozessuale in Prozessen verläuft.

Es ist zu hoffen, dass die Teilnehmer – wenigstens ein Teil von ihnen – einen Einblick in die Vielfältigkeit und in das Wesen der Rhythmischen Massage erhalten haben. Sie auszuführen setzt voraus, dass der Therapeut Verständnis für die menschenkundlichen Grundlagen der geisteswissenschaftlichen Menschenkunde haben muss, um bei den Patienten die Heilkräfte anregen zu können. Das heißt, dass die Funktionen, die der Organismus nicht mehr richtig ausführen kann, aktiv angeregt werden. In goldenen Lettern steht über den Behandlungen: Passivität in Aktivität verwandeln.

Zum Schluss sei darauf hingewiesen, dass Dr. med. Ita Wegman diese Massageart inauguriert hat. Daher heißt sie: Rhythmische Massage nach Dr. med. Ita Wegman.

Irmgard Marbach

Anmerkungen

1 Eigentlich gibt es keine ‹befruchtete Eizelle›. Sobald Samenzellenkern und Eizellenkern verschmelzen, ändert sich das System in eine sog. Zygote, d. h. einen (einzelligen) menschlichen Körper, in einen Organismus! Organismen sind Ganzheit, Zellen sind Teile einer Ganzheit. Eine ‹befruchtete Eizelle› gibt es im Prinzip nicht!

2 Man darf es auch wie ein Phänomen (goetheanistisches Phänomen) der Steigerung betrachten. Wie Licht und Dunkel, so meinte Goethe, sich ‹steigern› können in den Farben.

3 Offiziell werden Plazenta und Hüllen auch betrachtet wie etwas ‹Zugefügtes›, d. h. ‹Secundinae› oder ‹Adnexen› (Anhänge).

4 Verzeihen Sie, dass ich nicht umhinkann, neue Wortschöpfungen anzuwenden, doch der Phänomenologe braucht manchmal neue Worte, um zu charakterisieren.

5 Wenn in diesen Vorträgen auf ‹Hartmann› verwiesen wird, sind die Zitate entnommen aus: O. J. Hartmann, *Dynamische Morphologie, Embryonalentwicklung und Konstitutionslehre als Grundlagen der praktischen Medizin*, Vittorio Klostermann, Frankfurt/M. 1959.

6 In der medizinischen Terminologie heißt das: Synzytiotrophoblast, ein verschmelzendes Gewebe.

7 Hinter und Vorder sind in der regulären Embryologie nicht akzeptierte Terminologien. Dort werden heutzutage aber auch die Begriffe Ekto- und Ento- abgelehnt («Es handelt sich jetzt noch nicht um Außen und Innen, das kommt erst später.») und sind ersetzt worden von Epiblast und Hypoblast.

8 Es wird ja auch übersetzt mit ‹That thou art› oder ‹Du bist mir›.

9 Es bleibt schwierig, das auf Deutsch auszudrücken. Spielt sich vielleicht das Dasein ab in einer Atmung zwischen Hier-Sein und Dort-Sein, und lebt der zwei Wochen alte Embryo noch mehr in einem Dort-Sein?

10 Die Chorionhöhle wird in diesen Schemas angedeutet mit M!

11 T. Schwenk, *Das sensible Chaos*, Verlag Freies Geistesleben, Stuttgart 1976.

12 Hier wird die Idee vorbereitet, dass auch die drei sogenannten Keimblätter nicht bloß anatomisch-topographische Körperprinzipien sind, sondern auch physiologische Funktions-Dimensionen vertreten und schließlich auch als pyscho-somatische Prinzipien verstanden werden können mit der Gebärde als gemeinsames Prinzip für diese drei Ebenen.

13 Ich bin mir bewusst, dass ich jetzt nicht genau die Nomenklatur der ‹regulären› Embryologie anwende. Für das hier verfolgte Prinzip der

dynamisch-morphologischen Betrachtungen spielt das keine wichtige Rolle.

14 Kann es sein, dass die Gliedmaßen auf uns hinzukommen, wie die Zukunft uns zufällt und auf uns hinzukommt?

15 In Holland haben nur die Tiere einen Kopf, d. h. beim Menschen spricht man im Unterschied dazu immer von dem ‹hoofd› (Haupt). Im Sprachgebrauch haben in Deutschland aber die Menschen auch anstelle des Hauptes einen Kopf. In Holland hat nur das Pferd ein Haupt (‹hoofd›), die anderen Tiere haben einen ‹kop› (Kopf).

16 Um Irrtümer zu vermeiden, sei klar gesagt, dass ich im Sinne der Dreigliederung innerhalb der Oben-Unten-Polarität von drei Extremitäten oder Extremitätenpaaren reden darf, d. h. vom Unterkiefer (zwei miteinander verschmolzene Hälften), den Armen und den Beinen. Die Zahl 5 wird hier aus der Schul-Physiotherapie entlehnt, in der es heißt: ‹Es gibt vier Extremitäten plus eine, d. h. die Wirbelsäule.› Wie behindert ist oder fühlt sich doch ein Mensch, der Bewegungsschwierigkeiten in diesem Bereich hat.

17 L. F. C. Mees, *Das menschliche Skelett – Form und Metamorphose,* Verlag Urachhaus, Stuttgart 1988.

18 L. F. C. Mees, *Das menschliche Skelett – Form und Metamorphose,* Verlag Urachhaus, Stuttgart 1988.

19 Dieses und das nächste Zitat sind entnommen aus: Louis Bolk, *Gehirn und Kultur,* Scheltema und Holkema, Amsterdam 1932.

20 Richard Dawkins, *The selfish Gene,* Oxford University Press 1988.

21 Kinn heißt in der Anatomie *processus mentalis* oder ‹Geistesfortsatz› (*Mens* ist lateinisch für Geist)!

22 J. Verhulst: *Der Erstgeborene, eine interne Publikation für Waldorfschulen,* 1992–1995.

23 Mit großem Dank und Anerkennung an Frau Margarethe Voegele für die Bearbeitung des Textes.

Zu guter Letzt

Die erste Auflage dieses Buches erschien im Zusammenhang mit der ersten internationalen Tagung für anthroposophische Physiotherapie, die 1997 am Goetheanum stattfand.

Im Jahre der Neuerscheinung dieses Buches findet die zehnte Tagung statt, zum ersten Mal unter dem neuen Namen: «Internationale Fachtagung für anthroposophische Körpertherapie».

Seit der ersten internationalen Tagung für Physiotherapie hat sich innerhalb der Landschaft der anthroposophischen Therapien viel entwickelt und verändert.

Daraus ergab sich mit der Zeit die Notwendigkeit, den Namen anzupassen: «Anthroposophische Körpertherapie ABT» (**A**nthroposophical **B**ody **T**herapy).

Diesem Prozess liegt zugrunde, dass die eigentliche Physiotherapie einen Teilbereich darstellt, der als Begriff und als Berufsbezeichnung nicht ausreichend der (Methoden-)Vielfalt der Anthroposophischen Körpertherapie gerecht wird, die diesem Fachbereich zugehörig ist.

Anthroposophische Körpertherapie beinhaltet eine Vielzahl an unterschiedlichen therapeutischen Methoden, die mittels Bewegung oder Berührung direkt am Leiblichen des Menschen ansetzen.

Die Erweiterung von etablierten medizinisch-therapeutischen Konzepten auf Grundlage anthroposophischer Menschenerkenntnis sowie das Ausarbeiten von therapeutischen Impulsen, die auf Rudolf Steiner und Dr. med. Ita Wegman zurückzuführen sind, bilden die gemeinsame Grundlage. Ausgeübt wird sie insbesondere von Physiotherapeuten, medizinischen Masseuren und Bademeistern, Heilpraktikern und Ärzten.

Als Dachorganisation für all die unterschiedlichen Impulse und Methoden wurde 2011 die «International Association for Anthroposophic Body Therapy – IAABT» gegründet.

Ihr Sinn und Zweck ist es, eine Informationsplattform zu sein für alle körpertherapeutischen Methoden, die auf Grundlage der Geisteswissenschaft Rudolf Steiners arbeiten.

Die IAABT hat sich zur Aufgabe gemacht, die verschiedenen therapeutischen Impulse und Methoden in ihrer Entwicklung zu fördern und deren Integration in die Landschaft der allgemein bekannten und anerkannten Therapien zu unterstützen.

Übergeordnete Seiten sind die beiden folgenden:

- Medizinische Sektion am Goetheanum:
  www.medsektion-goetheanum.org
- Internationale Gesellschaft für Anthroposophische Körpertherapie / IAABT:
  www.iaabt-medsektion.net